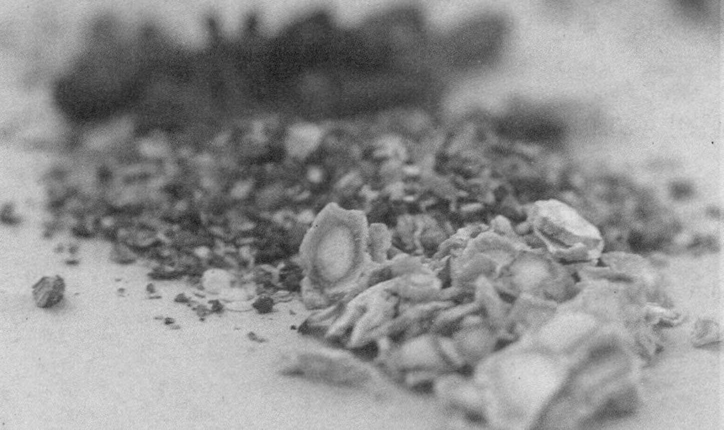

中药材和饮片处方用名规范

主编 孙 霈

编委 孟广义 毛克臣 王 佐 李培江 王景红 宫朝玲 高荣林 崔庆利 田雪峰

审核 王永炎 高学敏 钱忠直 田德禄 庞 鹤 于振宣 翁维良 翟胜利 谢 鸣

人民卫生出版社

·北 京·

图书在版编目（CIP）数据

中药材和饮片处方用名规范 / 孙霈主编 . —北京：人民卫生出版社，2020.10

ISBN 978-7-117-29590-1

Ⅰ. ①中… Ⅱ. ①孙… Ⅲ. ①中药材 – 处方 – 名词术语 – 规范②饮片 – 处方 – 名词术语 – 规范 Ⅳ. ①R282.7-65 ②R283.3-65

中国版本图书馆 CIP 数据核字（2020）第 180994 号

人卫智网	**www.ipmph.com**	**医学教育、学术、考试、健康，购书智慧智能综合服务平台**
人卫官网	**www.pmph.com**	**人卫官方资讯发布平台**

中药材和饮片处方用名规范

Zhongyaocai he Yinpian Chufangyongming Guifan

主　　编：孙　霈
出版发行：人民卫生出版社（中继线 010-59780011）
地　　址：北京市朝阳区潘家园南里 19 号
邮　　编：100021
E - mail：pmph @ pmph.com
购书热线：010-59787592　010-59787584　010-65264830
印　　刷：三河市博文印刷有限公司
经　　销：新华书店
开　　本：787 × 1092　1/16　　**印张：**18
字　　数：404 千字
版　　次：2020 年 10 月第 1 版
印　　次：2020 年 11 月第 1 次印刷
标准书号：ISBN 978-7-117-29590-1
定　　价：69.00 元
打击盗版举报电话：010-59787491　E-mail：WQ @ pmph.com
质量问题联系电话：010-59787234　E-mail：zhiliang @ pmph.com

编写说明

1. 本规范中药材的基原以2020年版《中华人民共和国药典》为准，药典中未记载的内容以2006年第二版《中药大辞典》为据，参考2007年版《新编中药志》确定。

2. 编排方式：同一基原不同部位或在炮制过程中直接生成的药材均列在同一个基原药材名下，以增强临床医生对同一基原药材的系统性认识。

3. 中药材和饮片的正名以2020年版《中华人民共和国药典》为准，药典中未收载的品种以2006年第二版《中药大辞典》为据，参考2007年版《新编中药志》和1999年版《中药炮制学》（叶定江、张世臣主编）确定。个别古今存在争议，目前尚无合适名称的中药材和饮片，本规范依据其基原物名称和中药命名的通行原则，给予仅供处方使用的新命名，如：柴黄姜、南荜澄茄、鹅管钟乳石等。

4. 中药材和饮片的异名、别名中的绝大部分今后在处方中不再使用，少数允许使用的异名以2020年版《中华人民共和国药典》为准，药典中未列入的参考2006年第二版《中药大辞典》和2007年版《新编中药志》确定。异名列入括号内，放在正名之后，选取原则是：①目前已在使用的基原中的植物、动物学名；②古今医生仍在广泛使用且无歧义的异名。

5. 中药材和饮片中无歧义且广泛使用的缩写名适当保留。

6. 本着安全和疗效好的原则，参考1999年版《中药炮制学》（叶定江、张世臣主编）和2011年版《北京市中药饮片调剂规程》等，确定中药材和饮片的处方用名和炮制品用名之间在调剂时的对应或意指关系。正规用名在前，对应或意指用名放入括号内在后，在备注中说明原由，使临床医生都知晓中药房的调剂品种及规定。

7 本规范在生品用名、炮制品用名、产地要求用名、品种要求用名、特殊要求用名中均保留了大量不常用或目前尚无法保证供应的中药材和饮片名，这主要基于三点考虑：①目前某些地区和某些医师尚使用这些品种；②从临床某种需求

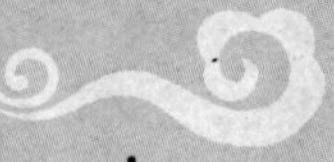

和研究考虑有宽泛收录的必要;③能体现同一基原下各药物间的系统性。

8. 考虑到手写处方仍普遍存在的现状及中医处方书写习惯等因素,本规范保留了部分经常使用且无歧义的并开药用名。

"中药材和饮片处方用名规范"项目编委会

2020 年 6 月

前言

“中药材和饮片处方用名规范”是国家中医药管理局中医药标准化项目之一，由国家中医药管理局原人事与政策法规监督司委托北京中医药大学东直门医院作为项目牵头单位组织编制完成。

参加本项目编制工作的协作单位有：北京中医药大学、中国中医科学院、北京中医药大学东方医院、中国中医科学院西苑医院、中国中医科学院广安门医院、中日友好医院、首都医科大学附属北京中医医院、北京同仁堂股份有限公司。

本项目的审核单位有：国家药典委员会，全国科学技术名词审定委员会中医药学术名词审定委员会，中华中医药学会内科分会、药房管理分会、中药炮制分会等。

“中药材和饮片处方用名规范”项目编委会

2020年6月

品名目次

药材和饮片

一　画

一

一枝黄花……………………………… 1

二　画

丁　八　人　儿　九　刀

丁香……………………………… 1
丁公藤……………………………… 1
八角茴香……………………………… 2
人参……………………………… 2
儿茶……………………………… 3
九里香……………………………… 3
九香虫……………………………… 3
九节菖蒲……………………………… 4
刀豆……………………………… 4

三　画

三　干　土　大　万　山　千　川
广　女　小　飞　马

三七……………………………… 4
三棱……………………………… 5
三白草……………………………… 5
三颗针……………………………… 5
干漆……………………………… 6
土大黄……………………………… 6
土木香……………………………… 6
土贝母……………………………… 6
土牛膝……………………………… 7
土麦冬……………………………… 7
土荆皮……………………………… 7
土茯苓……………………………… 8
土藿香……………………………… 8
土鳖虫……………………………… 8
大枣……………………………… 9
大黄……………………………… 9
大蒜……………………………… 9
大蓟……………………………… 10
大血藤……………………………… 10
大青盐……………………………… 10
大叶紫珠……………………………… 11
万年青……………………………… 11
山药……………………………… 11

山柰…………………………………12
山楂…………………………………12
山羊角………………………………12
山麦冬………………………………13
山豆根………………………………13
山茱萸………………………………13
山银花………………………………14
山绿茶………………………………14
山慈菇………………………………14
山香圆叶……………………………14
千斤拔………………………………15
千年健………………………………15
千里光………………………………15
千金子………………………………15
川芎…………………………………16
川乌…………………………………16
川木香………………………………17
川木通………………………………17
川贝母………………………………17
川牛膝………………………………18
川射干………………………………18
川楝子………………………………18
广枣…………………………………19
广防己………………………………19
广藿香………………………………19
广东紫珠……………………………20
广金钱草……………………………20
女贞子………………………………20
小蓟…………………………………21
小叶莲………………………………21
小驳骨………………………………21
小茴香………………………………22
小通草………………………………22
飞扬草………………………………22
马宝…………………………………23
马勃…………………………………23
马尾连………………………………23
马齿苋………………………………24
马钱子………………………………24
马兜铃………………………………24
马蔺子………………………………25
马鞭草………………………………25

四画

王 天 云 木 五 太 车 瓦
牛 毛 升 化 月 丹 乌 凤
火 巴 水

王不留行……………………………25
天冬…………………………………26
天麻…………………………………26
天仙子………………………………26
天竺黄………………………………27
天南星………………………………27
天葵子………………………………27
天山雪莲……………………………28
天然冰片……………………………28
云芝…………………………………28
木瓜…………………………………29
木香…………………………………29
木贼…………………………………29
木通…………………………………30
木防己………………………………30
木棉花………………………………30

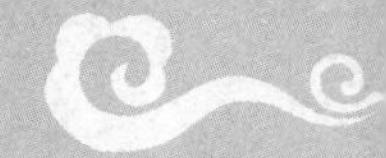

木槿皮…………………………31
木蝴蝶…………………………31
木鳖子…………………………31
木芙蓉叶………………………32
五爪龙…………………………32
五加皮…………………………32
五谷虫…………………………32
五灵脂…………………………33
五味子…………………………33
五倍子…………………………33
五指毛桃………………………34
太子参…………………………34
车前子…………………………34
瓦松……………………………35
瓦楞子…………………………35
牛黄……………………………36
牛膝……………………………36
牛鞭……………………………36
牛蒡子…………………………37
毛冬青…………………………38
毛诃子…………………………38
升麻……………………………38
化橘红…………………………38
月季花…………………………39
丹参……………………………39
乌药……………………………39
乌梅……………………………40
乌梢蛇…………………………40
凤尾草…………………………40
火麻仁…………………………41
巴豆……………………………41
巴戟天…………………………41
水蛭……………………………42
水飞蓟…………………………42
水牛角…………………………42
水红花子………………………42

五　画

玉　功　甘　艾　石　布　龙　平
北　叶　四　生　仙　白　瓜　冬
玄　半　汉　丝

玉竹……………………………43
玉米须…………………………43
功劳木…………………………43
甘松……………………………44
甘草……………………………44
甘遂……………………………44
艾叶……………………………45
艾片……………………………45
石韦……………………………45
石斛……………………………46
石膏……………………………46
石见穿…………………………46
石吊兰…………………………47
石决明…………………………47
石南藤…………………………47
石菖蒲…………………………48
石楠叶…………………………48
石榴皮…………………………48
布渣叶…………………………49
龙齿……………………………49
龙骨……………………………49
龙胆……………………………49

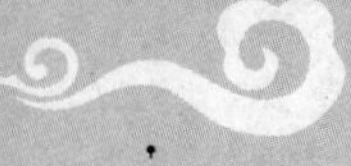

龙葵…… 50
龙眼肉…… 50
龙脷叶…… 50
平贝母…… 51
北豆根…… 51
北沙参…… 51
北败酱…… 51
北刘寄奴…… 52
北洋金花…… 52
叶下珠…… 53
四季青…… 53
生姜…… 53
仙茅…… 53
仙人掌…… 54
仙鹤草…… 54
白及…… 54
白术…… 54
白芍…… 55
白芷…… 55
白英…… 56
白矾…… 56
白果…… 56
白前…… 57
白蔹…… 57
白薇…… 57
白马骨…… 58
白石英…… 58
白头翁…… 58
白附子…… 58
白茅根…… 59
白硇砂…… 59
白屈菜…… 60
白降丹…… 60
白药子…… 60
白扁豆…… 60
白鲜皮…… 61
白花菜子…… 61
白花蛇舌草…… 61
瓜蒌…… 62
瓜子金…… 62
冬瓜皮…… 62
冬凌草…… 63
冬葵果…… 63
冬虫夏草…… 63
玄参…… 63
半夏…… 64
半边莲…… 64
半枝莲…… 64
半夏曲…… 65
汉中防己…… 65
丝瓜络…… 65

六　画

老　地　芒　亚　西　百　夹　当
虫　肉　朱　竹　伏　延　华　自
伊　血　全　合　决　冰　关　灯
安　寻　阳　防　红

老鹳草…… 66
地龙…… 66
地黄…… 66
地榆…… 67
地耳草…… 67
地枫皮…… 67

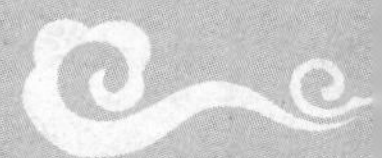

地肤子……68
地骨皮……68
地锦草……68
芒硝……69
亚乎奴……69
亚麻子……69
西瓜皮……69
西红花……70
西河柳……70
西洋参……70
百合……71
百部……71
百草霜……71
百药煎……72
夹竹桃……72
当归……72
当药……72
虫白蜡……73
肉桂……73
肉苁蓉……74
肉豆蔻……74
朱砂……74
朱砂根……75
竹茹……75
竹节参……76
竹叶柴胡……76
伏龙肝……76
延胡索……76
华山参……77
自然铜……77
伊贝母……77
血竭……78
全蝎……78
合欢皮……78
决明子……79
冰片……79
冰糖……79
冰凉花……80
关木通……80
关白附……80
关黄柏……80
灯心草……81
灯盏细辛……81
安息香……81
寻骨风……82
阳起石……82
防己……82
防风……83
红曲……83
红花……83
红芪……83
红粉……84
红大戟……84
红升丹……84
红豆蔻……85
红药子……85
红娘子……85
红景天……86
红花龙胆……86

七　画

麦　远　赤　芜　芫　芸　花　芥
苍　芡　苎　芦　苏　杜　杠　巫
豆　扶　两　连　吴　牡　何　伸

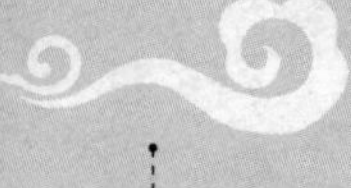

皂 佛 余 谷 龟 辛 羌 沙
没 沉 诃 补 灵 阿 陈 鸡

麦冬…………………………86
麦芽…………………………87
麦饭石………………………87
远志…………………………88
赤芍…………………………88
赤小豆………………………88
赤石脂………………………89
芫荑…………………………89
芫花…………………………89
芫荽子………………………90
芸香草………………………90
花椒…………………………90
花蕊石………………………90
芥子…………………………91
苍术…………………………91
苍耳子………………………92
芡实…………………………92
苎麻根………………………92
芦荟…………………………93
芦根…………………………93
苏木…………………………93
苏合香………………………94
杜仲…………………………94
杠板归………………………94
巫山淫羊藿…………………95
豆蔻…………………………95
扶芳藤………………………95
两头尖………………………96
两面针………………………96
连翘…………………………96
连钱草………………………97
吴茱萸………………………97
牡蛎…………………………97
牡丹皮………………………98
牡荆叶………………………98
何首乌………………………98
伸筋草………………………99
皂矾…………………………99
皂角刺………………………99
佛手…………………………100
余甘子………………………100
谷芽…………………………100
谷精草………………………101
龟甲…………………………101
辛夷…………………………101
羌活…………………………102
沙棘…………………………102
沙苑子………………………102
没药…………………………103
没食子………………………103
沉香…………………………103
诃子…………………………104
补骨脂………………………104
灵芝…………………………104
阿胶…………………………105
阿魏…………………………105
陈皮…………………………105
陈葫芦瓢……………………106
鸡内金………………………106
鸡血藤………………………107
鸡骨草………………………107

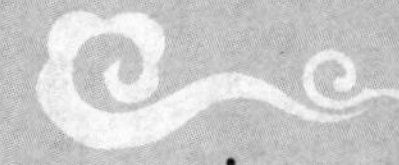

鸡冠花…………………………… 107

八 画

青 玫 苦 苘 茄 枇 板 松
刺 郁 虎 肾 昆 明 岩 罗
败 知 垂 委 使 侧 佩 金
乳 肿 鱼 狗 饴 京 夜 闹
卷 炉 泽 建 降 细 贯

青果…………………………… 108
青萍…………………………… 108
青蒿…………………………… 108
青黛…………………………… 109
青风藤………………………… 109
青叶胆………………………… 109
青葙子………………………… 110
青礞石………………………… 110
玫瑰花………………………… 110
苦木…………………………… 111
苦参…………………………… 111
苦丁茶………………………… 111
苦石莲………………………… 112
苦玄参………………………… 112
苦地丁………………………… 112
苦竹叶………………………… 112
苦杏仁………………………… 113
苦楝子………………………… 113
苘麻子………………………… 114
茄根…………………………… 114
枇杷叶………………………… 114
板蓝根………………………… 115
松花粉………………………… 115
刺五加………………………… 115
刺猬皮………………………… 116
郁金…………………………… 116
郁李仁………………………… 117
虎杖…………………………… 117
虎刺…………………………… 117
虎耳草………………………… 118
肾炎草………………………… 118
昆布…………………………… 118
昆明山海棠…………………… 118
明党参………………………… 119
岩白菜………………………… 119
罗汉果………………………… 119
罗布麻叶……………………… 120
败酱…………………………… 120
知母…………………………… 120
垂盆草………………………… 121
委陵菜………………………… 121
使君子………………………… 121
侧柏叶………………………… 121
佩兰…………………………… 122
金果榄………………………… 122
金沸草………………………… 122
金荞麦………………………… 123
金莲花………………………… 123
金钱草………………………… 123
金铁锁………………………… 123
金银花………………………… 124
金樱子………………………… 124
金礞石………………………… 124
金龙胆草……………………… 125
金钱白花蛇…………………… 125

乳香………………………………125
肿节风……………………………126
鱼脑石……………………………126
鱼腥草……………………………127
狗脊………………………………127
狗脊贯众…………………………127
饴糖………………………………128
京大戟……………………………128
夜明砂……………………………128
闹羊花……………………………129
卷柏………………………………129
炉甘石……………………………129
泽兰………………………………129
泽泻………………………………130
泽漆………………………………130
建曲………………………………131
降香………………………………131
细辛………………………………131
贯叶金丝桃………………………131

九　画

玳　珍　珊　荆　茜　荚　荜　草
茵　茯　茶　荠　胡　荔　南　相
枳　栀　枸　柳　柿　威　砒　厚
砂　牵　轻　鸦　韭　虻　蚂　哈
骨　钟　钩　香　重　鬼　禹　胆
胖　独　急　前　洪　洋　穿　祖
神　络　绞

玳瑁………………………………132
玳玳花……………………………132
珍珠………………………………132
珊瑚………………………………133
珊瑚鹅管石………………………133
荆芥………………………………133
茜草………………………………134
荚果蕨贯众………………………134
荜茇………………………………134
荜澄茄……………………………134
草乌………………………………135
草果………………………………135
草豆蔻……………………………136
茵陈………………………………136
茯苓………………………………136
茶叶………………………………137
荠菜………………………………137
胡椒………………………………138
胡芦巴……………………………138
胡黄连……………………………138
胡颓子……………………………139
荔枝草……………………………139
荔枝核……………………………139
南瓜子……………………………140
南沙参……………………………140
南鹤虱……………………………140
南五味子…………………………141
南刘寄奴…………………………141
南荜澄茄…………………………141
南板蓝根…………………………142
相思子……………………………142
枳壳………………………………142
枳实………………………………143
枳椇子……………………………143
栀子………………………………144

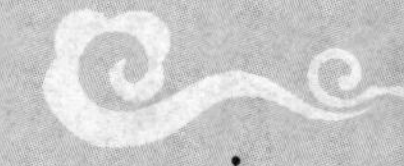

枸杞子…………………………… 144
枸骨叶…………………………… 144
柳枝……………………………… 145
柿蒂……………………………… 145
威灵仙…………………………… 145
砒石……………………………… 146
厚朴……………………………… 146
砂仁……………………………… 147
牵牛子…………………………… 147
轻粉……………………………… 147
鸦胆子…………………………… 148
韭菜子…………………………… 148
虻虫……………………………… 148
蚂蚁……………………………… 149
哈蟆油…………………………… 149
骨碎补…………………………… 149
钟乳石…………………………… 150
钩藤……………………………… 150
香附……………………………… 150
香橼……………………………… 151
香薷……………………………… 151
香加皮…………………………… 151
香排草…………………………… 152
重楼……………………………… 152
鬼针草…………………………… 152
鬼箭羽…………………………… 153
禹余粮…………………………… 153
禹州漏芦………………………… 153
胆矾……………………………… 154
胖大海…………………………… 154
独活……………………………… 154
独一味…………………………… 154
急性子…………………………… 155
前胡……………………………… 155
洪连……………………………… 155
洋金花…………………………… 156
穿山龙…………………………… 156
穿山甲…………………………… 156
穿心莲…………………………… 157
祖师麻…………………………… 157
神曲……………………………… 157
络石藤…………………………… 158
绞股蓝…………………………… 158

十 画

秦 珠 莱 莲 莪 莴 桔 桃

核 桉 夏 柴 党 鸭 钻 铁

铃 铅 积 透 臭 射 徐 狼

凌 高 羖 拳 粉 益 浙 娑

消 海 浮 通 桑

秦艽……………………………… 158
秦皮……………………………… 158
珠子参…………………………… 159
莱菔子…………………………… 159
莲子……………………………… 159
莪术……………………………… 160
莴苣子…………………………… 160
桔梗……………………………… 161
桃仁……………………………… 161
核桃仁…………………………… 162
核桃楸皮………………………… 162
桉叶……………………………… 163
夏天无…………………………… 163

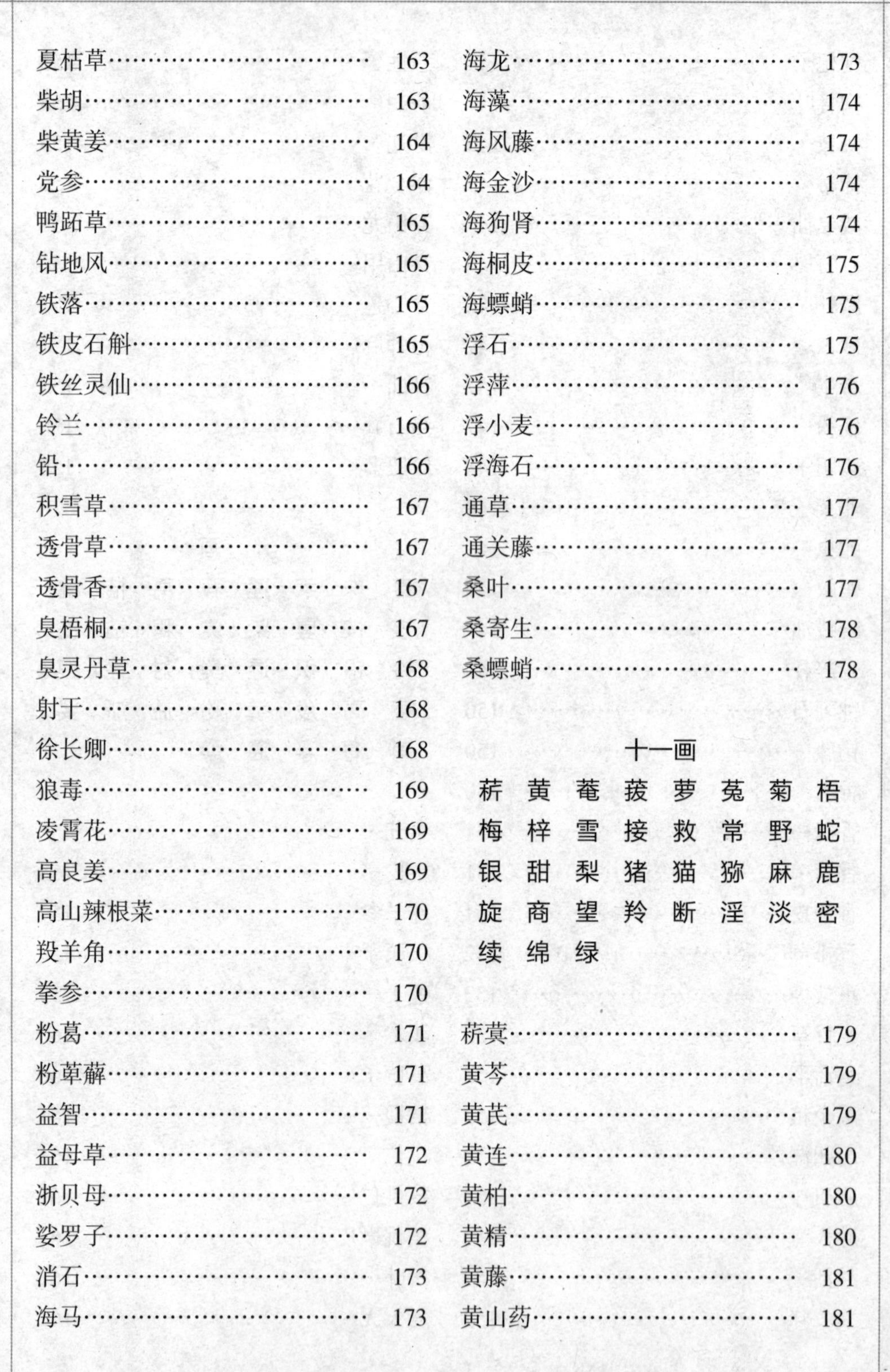

夏枯草…………………… 163
柴胡…………………… 163
柴黄姜…………………… 164
党参…………………… 164
鸭跖草…………………… 165
钻地风…………………… 165
铁落…………………… 165
铁皮石斛…………………… 165
铁丝灵仙…………………… 166
铃兰…………………… 166
铅…………………… 166
积雪草…………………… 167
透骨草…………………… 167
透骨香…………………… 167
臭梧桐…………………… 167
臭灵丹草…………………… 168
射干…………………… 168
徐长卿…………………… 168
狼毒…………………… 169
凌霄花…………………… 169
高良姜…………………… 169
高山辣根菜…………………… 170
羖羊角…………………… 170
拳参…………………… 170
粉葛…………………… 171
粉萆薢…………………… 171
益智…………………… 171
益母草…………………… 172
浙贝母…………………… 172
娑罗子…………………… 172
消石…………………… 173
海马…………………… 173
海龙…………………… 173
海藻…………………… 174
海风藤…………………… 174
海金沙…………………… 174
海狗肾…………………… 174
海桐皮…………………… 175
海螵蛸…………………… 175
浮石…………………… 175
浮萍…………………… 176
浮小麦…………………… 176
浮海石…………………… 176
通草…………………… 177
通关藤…………………… 177
桑叶…………………… 177
桑寄生…………………… 178
桑螵蛸…………………… 178

十一画

菥 黄 菴 菝 萝 菟 菊 梧
梅 梓 雪 接 救 常 野 蛇
银 甜 梨 猪 猫 猕 麻 鹿
旋 商 望 羚 断 淫 淡 密
续 绵 绿

菥蓂…………………… 179
黄芩…………………… 179
黄芪…………………… 179
黄连…………………… 180
黄柏…………………… 180
黄精…………………… 180
黄藤…………………… 181
黄山药…………………… 181

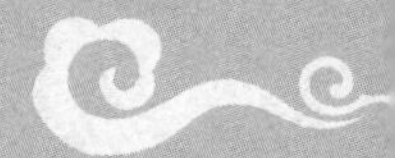

黄荆子…………………………………… 181
黄药子…………………………………… 182
黄蜀葵花………………………………… 182
黄花铁线莲……………………………… 182
菴闾子…………………………………… 183
菝葜……………………………………… 183
萝藦……………………………………… 183
萝芙木…………………………………… 184
菟丝子…………………………………… 184
菊苣……………………………………… 184
菊花……………………………………… 185
梧桐子…………………………………… 185
梅花冰片………………………………… 185
梓白皮…………………………………… 186
雪莲花…………………………………… 186
接骨木…………………………………… 186
救必应…………………………………… 187
常山……………………………………… 187
野山楂…………………………………… 187
野马追…………………………………… 188
野木瓜…………………………………… 188
野菊花…………………………………… 188
蛇胆……………………………………… 189
蛇莓……………………………………… 189
蛇蜕……………………………………… 189
蛇床子…………………………………… 190
银柴胡…………………………………… 190
甜瓜子…………………………………… 190
梨皮……………………………………… 191
猪苓……………………………………… 191
猪胆粉…………………………………… 191
猫爪草…………………………………… 192
猕猴桃根………………………………… 192
猕猴梨根………………………………… 192
麻黄……………………………………… 193
鹿角……………………………………… 193
鹿衔草…………………………………… 194
旋覆花…………………………………… 194
商陆……………………………………… 194
望月砂…………………………………… 195
羚羊角…………………………………… 195
断血流…………………………………… 195
淫羊藿…………………………………… 196
淡竹叶…………………………………… 196
淡豆豉…………………………………… 196
淡花当药………………………………… 197
密蒙花…………………………………… 197
续断……………………………………… 198
绵萆薢…………………………………… 198
绵马贯众………………………………… 198
绿豆……………………………………… 199

十二画

琥 斑 款 葛 葎 葱 葶 萱
萹 楮 棉 棕 酢 硬 硫 雄
紫 蛤 黑 锁 筋 鹅 番 猴
湖 滑 寒

琥珀……………………………………… 199
斑蝥……………………………………… 199
款冬花…………………………………… 200
葛根……………………………………… 200
葎草……………………………………… 200
葱白……………………………………… 201

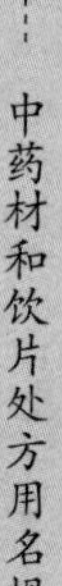

葶苈子…………………………201
萱草根…………………………201
萹蓄…………………………202
楮实子…………………………202
棉花子…………………………202
棕榈…………………………203
酢浆草…………………………203
硬紫草…………………………203
硫黄…………………………204
雄黄…………………………204
紫贝…………………………204
紫草…………………………204
紫菀…………………………205
紫檀…………………………205
紫石英…………………………205
紫苏叶…………………………206
紫杜鹃…………………………206
紫河车…………………………206
紫荆皮…………………………207
紫草茸…………………………207
紫珠叶…………………………207
紫梢花…………………………208
紫硇砂…………………………208
紫薇花…………………………208
紫花地丁…………………………209
紫花前胡…………………………209
紫萁贯众…………………………209
蛤壳…………………………210
蛤蚧…………………………210
黑芝麻…………………………210
黑种草子…………………………211
锁阳…………………………211
筋骨草…………………………211
鹅不食草…………………………211
番泻叶…………………………212
番石榴叶…………………………212
猴枣…………………………212
湖北贝母…………………………212
滑石…………………………213
寒水石…………………………213

十三画

瑞 蓍 蓝 墓 蓖 蒺 蒲 椿
槐 硼 雷 路 蜈 蜂 蛲 锦
矮 鼠 腹 慈 满 滇

瑞香花…………………………214
瑞香狼毒…………………………214
蓍草…………………………214
蓝布正…………………………215
墓头回…………………………215
蓖麻子…………………………215
蒺藜…………………………216
蒲黄…………………………216
蒲公英…………………………216
椿皮…………………………217
椿白皮…………………………217
槐花…………………………218
硼砂…………………………218
雷丸…………………………218
雷公藤…………………………219
路路通…………………………219
蜈蚣…………………………219
蜂房…………………………220

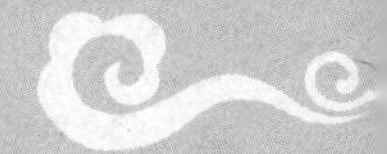

蜂胶…………………………………… 220
蜂蜡…………………………………… 220
蜣螂…………………………………… 221
锦灯笼………………………………… 221
矮地茶………………………………… 221
鼠妇…………………………………… 222
腹水草………………………………… 222
慈姑…………………………………… 222
满山红………………………………… 222
滇鸡血藤……………………………… 223

十四画

蔷 蔓 蓼 榧 榼 槟 榕 酸
磁 豨 雌 蜻 蜘 蝉 罂 辣
漆 漏 熊

蔷薇花………………………………… 223
蔓荆子………………………………… 223
蓼大青叶……………………………… 224
榧子…………………………………… 224
榼藤子………………………………… 224
槟榔…………………………………… 225
榕树须………………………………… 225
酸枣仁………………………………… 225
磁石…………………………………… 226
豨莶草………………………………… 226
雌黄…………………………………… 226
蜻蜓…………………………………… 227
蜘蛛…………………………………… 227
蜘蛛香………………………………… 227
蝉蜕…………………………………… 227
罂粟壳………………………………… 228
辣椒…………………………………… 228
漆姑草………………………………… 228
漏芦…………………………………… 229
熊胆…………………………………… 229

十五画

赭 蕤 蕲 樱 槲 暴 蝼 墨
稻 僵 鲤 鲫 鹤 缬

赭石…………………………………… 229
蕤仁…………………………………… 230
蕲蛇…………………………………… 230
樱桃核………………………………… 230
槲寄生………………………………… 231
暴马子皮……………………………… 231
蝼蛄…………………………………… 231
墨旱莲………………………………… 232
稻芽…………………………………… 232
僵蚕…………………………………… 232
鲤鱼…………………………………… 233
鲫鱼…………………………………… 233
鹤虱…………………………………… 234
缬草…………………………………… 234

十六画

燕 薤 薏 薄 颠 薜 壁

燕窝…………………………………… 234
薤白…………………………………… 235
薏苡仁………………………………… 235
薄荷…………………………………… 235
颠茄草………………………………… 236

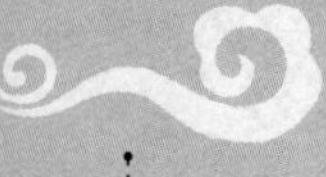

薜荔……………………………… 236
壁虎……………………………… 236

十七画
藏 藁 檀 蟋 爵 糠 翼

藏菖蒲…………………………… 237
藁本……………………………… 237
檀香……………………………… 237
蟋蟀……………………………… 238
爵床……………………………… 238
糠谷老…………………………… 238
翼首草…………………………… 239

十八画
藜 藤 覆 瞿 蟛 翻

藜芦……………………………… 239
藤黄……………………………… 239
覆盆子…………………………… 240
瞿麦……………………………… 240
蟛蜞菊…………………………… 240
翻白草…………………………… 240

十九画
蟾 鳖

蟾酥……………………………… 241
鳖甲……………………………… 241

二十画以上
鳝 獾 糯 麝

鳝鱼血…………………………… 242
獾油……………………………… 242
糯稻根…………………………… 242
麝香……………………………… 243

中药名索引……………………… 244

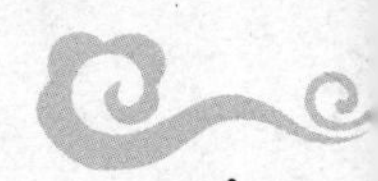

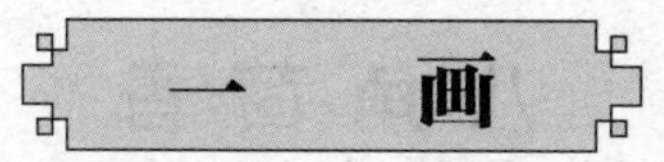

一 画

一枝黄花

Yizhihuanghua

为菊科一枝黄花属多年生草本植物一枝黄花 *Solidago decurrens* Lour. 的全草，此为正品。

本植物的根（一枝黄花根）还单供药用。

【生品用名】一枝黄花、一枝黄花根。

【特殊要求用名】鲜一枝黄花、一枝黄花鲜根。

【备注】一枝黄花、一枝黄花根入汤剂不宜久煎。

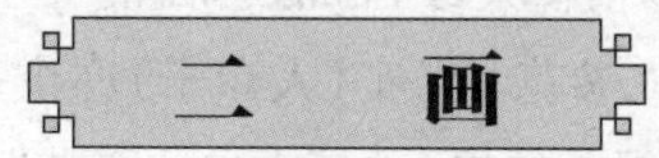

二 画

丁 香

Dingxiang

为桃金娘科丁子香属常绿乔木植物丁香 *Eugenia caryophyllata* Thunb. 的干燥花蕾，此为正品。

本植物的根（丁香根）、树皮（丁香树皮）、树枝（丁香枝）、近成熟果实（母丁香）、花蕾的蒸馏液（丁香露）及其挥发油（丁香油）亦供药用。

【生品用名】丁香（公丁香）、丁香根、丁香树皮、丁香枝、母丁香。

【炮制品用名】丁香末、丁香树皮末、母丁香末、丁香油、丁香露。

【备注】丁香、母丁香畏郁金。

丁公藤

Dinggongteng

为旋花科丁公藤属攀缘木质藤本植物丁公藤 *Erycibe obtusifolia* Benth. 或光叶丁公藤 *Erycibe schmidtii* Craib 的干燥藤茎，此为正品。

【生品用名】丁公藤。

【备注】丁公藤有小毒，有强烈的发汗作用，临床需注意用量，虚弱者慎服；孕妇禁服。

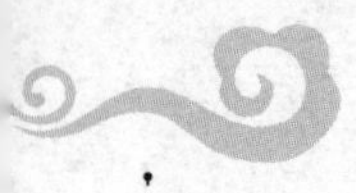

八角茴香

Bajiaohuixiang

为木兰科八角属常绿乔木植物八角茴香 *Illicium verum* Hook. f. 的干燥成熟果实，此为正品。

【生品用名】八角茴香（大茴香）。

【炮制品用名】八角茴香末、炒八角茴香、炒八角茴香末、盐八角茴香、盐八角茴香末。

【常用并开药用名】大小茴香（八角茴香、盐小茴香）。

【备注】并开药应注明各多少克。

人　参

Renshen

为五加科人参属多年生草本植物人参 *Panax ginseng* C. A. Mey. 的根和根茎，此为正品。

本植物的叶（人参叶）、花（人参花）、果实（人参子）亦供药用。本植物的根茎（人参芦）、根茎上的不定根（人参条）、去除根茎的根（去芦人参）、细支根与须根（人参须）还单供药用。

人参野生者称"野山参"或"山参"，人工播种在山林野生状态下自然生长成材者称"林下参"，将幼小的野山参移植于田间或将幼小的栽培参移植于山野而生长成材者称"移山参"，纯人工栽培者称"园参"或"秧参"，产于吉林者称"吉林人参"，产于辽宁者称"辽人参"，产于朝鲜半岛者有"朝鲜白参"（高丽参）、"朝鲜红参"及"别直参"，产于日本的栽培参称"东洋参"，近些年上市的商品尚有"新开河参""长白山参"等。鲜品称"水参"或"人参水子"。全根商品有"全须生晒参"、"白人参"（轻糖制品）、"掐皮参"（针扎、水焯、浸糖使皮与内部分离，再用竹刀掐皮成点状）、"汤通参"（水焯后的干燥品）。主根商品有"糖参"（重糖制品）、"生晒参"、"白干参"（无皮无须根的干品）、"白抄参"（水焯后的干品）、"大力参"（沸水焯后的干品）、"普通红参"（支根较短的蒸制品）、"边条红参"（支根较长的蒸制品，亦简称"边条参"）、"石柱参"（无芦的较高等级主根红参制品）。支根商品有"皮尾参"（无须根的干品）、"白直须"（晒干品）、"红直须"（蒸制后的干品）、"糖直须"（沸水焯，浸糖后的干燥制品）。留有须根的细支根商品有"人参须"、"白参须"（轻糖制品）、"红参须"（蒸制后的干品）。须根商品有"白弯须"（晒干品）、"红弯须"（蒸制后的干品）、"糖弯须"（糖制后的干品）。根茎的炮制品有"红参芦""糖参芦"。浸过糖参的糖汁浓缩成块称"参糖"。蒸制红参渗出的液汁与碎参须同煮熬成的褐色膏状物称"参膏"。

【生品用名】人参（生晒参）、去芦人参、全须生晒参、人参条、白干参、皮尾参、人参须、白直参须、白弯参须、人参芦、人参叶、人参花、人参子。

【炮制品用名】生晒参片、生晒参末、红参（普通红参）、红参片、红参末、边条红参（边条参）、石柱参、红参须、红直参须、红弯参须、白人参、白抄参、大力参、掐皮参、汤通参、糖参（白糖参）、糖直参须、糖弯参须、白参须、红参芦、糖参芦、红糖制人参花、参糖、参膏。

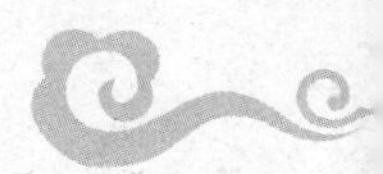

【产地要求用名】吉林人参、辽人参、生晒山参（野山参、山参）、全须生晒山参、林下参、移山参、移山参水子、园参（秧参）、园参水子、新开河参、长白山参、朝鲜红参、别直参、朝鲜白参（朝鲜人参、高丽参）、东洋红参、东洋白参（东洋参）。

【特殊要求用名】水参（鲜人参、人参水子）。

【备注】人参、红参入煎剂必要时可单煎或另煎兑入。人参系列药材反藜芦，畏五灵脂，不宜与茶同服。以往许多地区处方中"人参""高丽参""东洋参"用名在调剂时付给相应的红参品种，今后一律付给相应的生干品种，因为2020年版《中华人民共和国药典》将人参（生干品）和红参（蒸制品）分列为两条收载，在调剂时应遵守这一用名规定。

儿 茶

Ercha

为豆科金合欢属落叶小乔木植物儿茶 *Acacia catechu*（L. f.）Willd. 去皮后的枝、干经水煎、浓缩制成的干燥煎膏，此为正品。

【炮制品用名】儿茶（孩儿茶）、儿茶末。

【特殊要求用名】老儿茶、新儿茶。

【备注】通常认为色黑褐、表面有胶质样光泽、不焦不碎的老儿茶品质较色棕褐、少光泽、质脆易碎的新儿茶为佳。

九 里 香

Jiulixiang

为芸香科九里香属常绿灌木或乔木植物九里香 *Murraya exotica* L. 或千里香 *Murraya paniculata*（L.）Jack 的叶和带叶嫩枝，此为正品。

上述两种植物的花（九里香花）、根（九里香根）亦供药用。叶（九里香叶）还单供药用。

【生品用名】九里香、九里香花、九里香叶、九里香根。

【炮制品用名】九里香末、九里香根末。

【特殊要求用名】九里香鲜叶、九里香鲜根。

九 香 虫

Jiuxiangchong

为蝽科九香虫属昆虫九香虫 *Aspongopus chinensis* Dallas 的全虫，此为正品。

【生品用名】九香虫。

【炮制品用名】炒九香虫（制九香虫）。

【特殊要求用名】活九香虫。

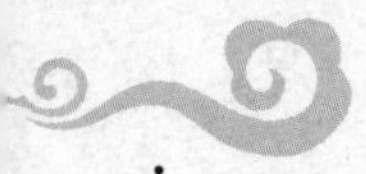

九节菖蒲
Jiujiechangpu

为毛茛科银莲花属多年生草本植物阿尔泰银莲花 *Anemone altaica* Fisch. ex C. A. Mey 的根茎,此为正品。

【生品用名】九节菖蒲。

【炮制品用名】九节菖蒲末、九节菖蒲汁。

【特殊要求用名】鲜九节菖蒲。

【备注】九节菖蒲与石菖蒲现今药材来源已不同,石菖蒲参见五画该条。

刀　豆
Daodou

为豆科刀豆属一年生缠绕草质藤本植物刀豆 *Canavalia gladiata*(Jacq.)DC. 的成熟种子,此为正品。

本植物的带子果荚(刀豆荚)、果壳(刀豆壳)、根(刀豆根)亦供药用。

【生品用名】刀豆(刀豆子)、刀豆壳、刀豆荚、刀豆根。

【炮制品用名】刀豆粉、盐刀豆、烧刀豆末、焙刀豆末、刀豆汁、烧刀豆壳末、焙刀豆壳末。

【特殊要求用名】鲜刀豆子、老刀豆子、鲜刀豆荚、鲜刀豆根。

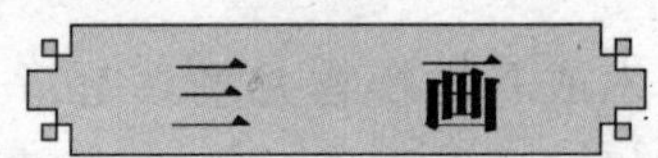

三　画

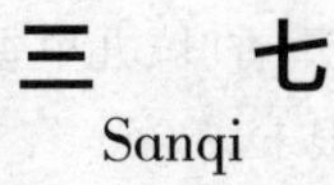

三　七
Sanqi

为五加科人参属多年生草本植物三七 *Panax notoginseng*(Burk.)F. H. Chen 的干燥根和根茎,此为正品。其中主根习称“三七头子”,根茎(芦头)习称“三七剪口”,粗支根习称“三七筋条”,细小支根和须根习称“三七绒根”。

本植物的花(三七花)、叶(三七叶)亦供药用。

【生品用名】三七(三七块)、三七花、三七叶。

【炮制品用名】三七粉、三七片、熟三七片、熟三七粉、三七叶末。

【产地要求用名】文三七。

【特殊要求用名】春三七、冬三七、三七头子、三七剪口、三七筋条、三七绒根、鲜三七花、

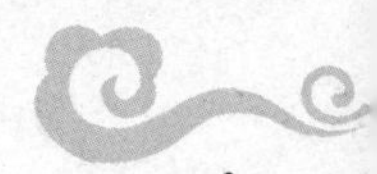

鲜三七叶。

【备注】文三七产于云南省文山县。开花前采挖的三七称“春三七”，根饱满，质较好；种子成熟后采挖的称“冬三七”，根较松泡，质较差。孕妇慎服三七。熟三七片通常用蒸制品切片，熟三七粉通常用食油炸制品研粉。以往许多地区处方中“三七粉”用名在调剂时付给熟三七粉，今后应按 2020 年版《中华人民共和国药典》所载付给生品药粉。

三 棱
Sanleng

为黑三棱科黑三棱属多年生草本植物黑三棱 *Sparganium stoloniferum* Buch.-Ham. 的干燥块茎，此为正名。

【生品用名】三棱。

【炮制品用名】三棱末、麸炒三棱、麸炒三棱末、醋三棱（炙三棱）、酒麸制三棱、煨三棱。

【备注】孕妇禁服三棱。三棱畏芒硝、玄明粉。

三 白 草
Sanbaicao

为三白草科三白草属多年生湿生草本植物三白草 *Saururus chinensis*（Lour.）Baill. 的地上部分，此为正品。

本植物的根茎（三白草根）亦供药用。叶（三白草叶）还单供药用。

【生品用名】三白草、三白草叶、三白草根。

【炮制品用名】三白草汁、三白草根末、三白草根汁。

【特殊要求用名】鲜三白草、三白草鲜叶、鲜三白草根。

三 颗 针
Sankezhen

为小檗科小檗属灌木植物拟獴猪刺 *Berberis soulieana* Schneid.（别名：猫刺小檗）、小黄连刺 *Berberis wilsonae* Hemsl.、细叶小檗 *Berberis poiretii* Schneid.、匙叶小檗 *Berberis vernae* Schneid. 等同属数种植物的根，此为正品。

上述植物的茎（三颗针茎）、茎内皮（三颗针茎皮）、全株（三颗针全株）亦供药用。根皮（三颗针根皮）还单供药用。

【生品用名】三颗针、三颗针茎、三颗针茎皮、三颗针根皮、三颗针全株。

【炮制品用名】三颗针末、三颗针茎皮末、三颗针根皮末。

【特殊要求用名】鲜三颗针、鲜三颗针茎。

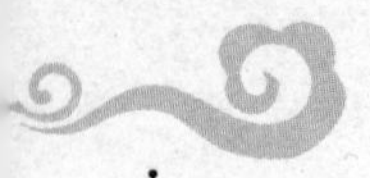

干漆

Ganqi

为漆树科漆树属落叶乔木植物漆树 *Toxicodendron vernicifluum* (Stokes) F. A. Barkl. 的树脂加工后的干燥品，此为正品。

本植物的根（漆树根）、树皮或根皮（漆树皮）、心材（漆树木心）、叶（漆叶）、种子（漆子）、树脂液体（生漆）亦供药用。

【生品用名】生干漆、生漆、漆树根、漆树皮、漆树木心、漆叶、漆子（漆树子）。

【炮制品用名】生干漆末、干漆炭（干漆、煅干漆）、干漆炭末（干漆末）、炒干漆、炒干漆末、漆叶汁、漆子末。

【特殊要求用名】鲜漆树根、鲜漆树皮、鲜漆叶。

【备注】生漆、干漆有毒，煅炭、炒制后可降低其毒性和刺激性，注意用量，孕妇、体虚无瘀和对漆过敏者禁用。漆子、漆树根亦有毒，注意用量。

土大黄

Tudahuang

为蓼科酸模属多年生草本植物钝叶酸模 *Rumex obtusifolius* L. 的根，此为正品。

本植物的叶（土大黄叶）亦供药用。

【生品用名】土大黄、土大黄叶。

【炮制品用名】土大黄末、土大黄汁、土大黄叶汁。

【特殊要求用名】鲜土大黄、土大黄鲜叶。

土木香

Tumuxiang

为菊科旋覆花属多年生草本植物土木香 *Inula helenium* L. 的根，此为正品。

【生品用名】土木香。

【炮制品用名】土木香末。

【特殊要求用名】鲜土木香。

土贝母

Tubeimu

为葫芦科假贝母属多年生攀缘性蔓生草本植物土贝母 *Bolbostemma paniculatum* (Maxim.)

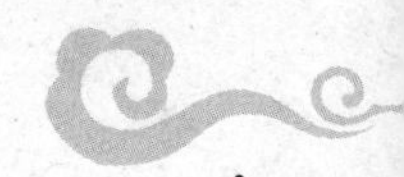

Franquet 的干燥块茎，此为正品。

【炮制品用名】土贝母、土贝母末。

【备注】商品土贝母在产地已经净制、掰开、煮或蒸透、干燥等工序炮制，故已非生品。

土 牛 膝

Tuniuxi

为苋科牛膝属多年生草本植物柳叶牛膝 *Achyranthes longifolia*（Makino）Makino、粗毛牛膝 *Achyranthes aspera* L. 或钝叶土牛膝 *Achyranthes aspera* L. var. *indica* L. 的根和根茎，此为正品。

其中粗毛牛膝的全草（倒扣草）亦供药用。

【生品用名】土牛膝、倒扣草。

【炮制品用名】土牛膝末、土牛膝汁、倒扣草末。

【特殊要求用名】鲜土牛膝、鲜倒扣草。

【备注】土牛膝、倒扣草有抗生育作用，孕妇禁服。同属植物牛膝的野生种部分地区作土牛膝使用，因与牛膝基源的科、属、种相同，故列入“牛膝”中，详见四画该条。

土 麦 冬

Tumaidong

为百合科土麦冬属多年生草本植物山麦冬 *Liriope spicata*（Thunb.）Lour. 或阔叶山麦冬 *Liriope platyphylla* Wang et Tang 的干燥块根，此为正品。

【生品用名】土麦冬。

土 荆 皮

Tujingpi

为松科金钱松属乔木植物金钱松 *Pseudolarix amabilis*（Nelson）Rehd. 的干燥根皮或近根树皮，此为正品。

本植物的枝叶（金钱松叶）亦供药用。

【生品用名】土荆皮（土槿皮）、金钱松叶。

【炮制品用名】土荆皮末。

【特殊要求用名】鲜金钱松叶。

【备注】土荆皮有毒，只供外用，不宜内服。

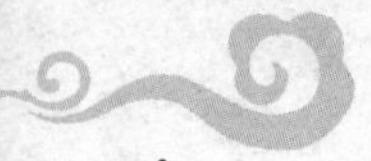

土茯苓

Tufuling

为百合科菝葜属攀缘状灌木植物光叶菝葜 *Smilax glabra* Roxb. 的根茎，此为正品。

【生品用名】土茯苓。

【炮制品用名】土茯苓末。

【特殊要求用名】鲜土茯苓。

【备注】土茯苓忌犯铁器，服时忌茶。

土藿香

Tuhuoxiang

为唇形科藿香属一年或多年生草本植物藿香 *Agastache rugosa*（Fisch. et Mey.）O. Kuntze. 的地上部分，此为正品。

本植物的叶（土藿香叶）、茎（土藿香梗）、茎叶蒸馏所得的芳香水（土藿香露）还单供药用。

【生品用名】土藿香、土藿香叶、土藿香梗。

【炮制品用名】土藿香末、土藿香叶末、土藿香梗末、土藿香露。

【特殊要求用名】鲜土藿香、鲜土藿香叶、鲜土藿香梗。

【备注】以往临床中"藿香"的道地药材为唇形科刺蕊草属一年生草本植物广藿香的地上部分，现处方用名为"广藿香"，详见三画该条。据 2002 年版《新编中药志》考证，古代多数史、志、本草书籍所载的"藿香"与今之"广藿香"相符。本处所载的同科藿香属植物藿香以往在临床中常作代用品使用，现处方用名为"土藿香"。2020 年版《中华人民共和国药典》中只收载了"广藿香"，这一点请医师在开据处方时注意。

土鳖虫

Tubiechong

为鳖蠊科地鳖属昆虫地鳖 *Eupolyphaga sinensis* Walker 或冀地鳖属昆虫冀地鳖 *Steleophaga plancyi*（Boleny）的雌性全虫，此为正品。前者习称"苏土元"，后者习称"汉土元"。

【生品用名】土鳖虫（䗪虫、土元）。

【炮制品用名】土鳖虫末、清炒土鳖虫（炒土鳖虫）、酒土鳖虫、酥制土鳖虫。

【品种要求用名】苏土元、汉土元。

【特殊要求用名】活土鳖虫。

【备注】土鳖虫有小毒，临床须注意用量。孕妇禁服。

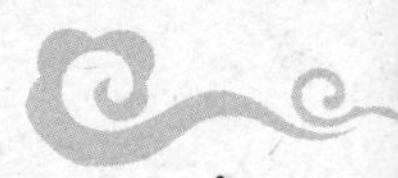

大　枣

Dazao

为鼠李科枣属落叶灌木或小乔木植物枣 *Ziziphus jujuba* Mill. 的成熟果实，此为正品。

本植物的树叶（枣树叶）、树皮（枣树皮）、根（枣树根）亦供药用。去核果肉（大枣肉）、果核（枣核）还单供药用。

【生品用名】 大枣、大枣肉、枣核、枣树叶（枣叶）、枣树皮、枣树根。

【炮制品用名】 炒大枣、蒸大枣、大枣炭、大枣烧灰末、枣核烧灰末、枣树皮末、焦枣树皮末。

【产地要求用名】 北枣核、南枣核。

【特殊要求用名】 鲜大枣、小红枣、鲜枣树叶、鲜枣树根、陈枣核。

大　黄

Dahuang

为蓼科大黄属多年生高大草本植物掌叶大黄 *Rheum palmatum* L.、唐古特大黄 *Rheum tanguticum* Maxim. ex balf. 或药用大黄 *Rheum officinale* Baill. 的干燥根和根茎，此为正品。前者习称“西大黄”“北大黄”，中者习称“西大黄”“北大黄”“鸡爪大黄”，后者习称“南大黄”“川大黄”“雅大黄”。

上述植物的地上茎或嫩苗（大黄茎）亦供药用。

【生品用名】 大黄（生大黄、生军）、大黄茎。

【炮制品用名】 大黄粉、酒大黄（酒军）、熟大黄（熟军）、醋大黄、蜜大黄、制大黄、焦大黄、大黄炭。

【产地要求用名】 南大黄、川大黄、西大黄、北大黄。

【品种要求用名】 鸡爪大黄、雅大黄。

【特殊要求用名】 锦纹大黄、鲜大黄茎。

【备注】 孕妇慎服大黄。大黄入汤剂若用于泻下通便宜后下。“制大黄”为用车前草和侧柏叶炮制的大黄。

大　蒜

Dasuan

为百合科葱属越年生草本植物大蒜 *Allium sativum* L. 的鳞茎，此为正品。

本植物的鲜叶（青蒜）、花茎（蒜梗）亦供药用。

【生品用名】 大蒜、青蒜、蒜梗。

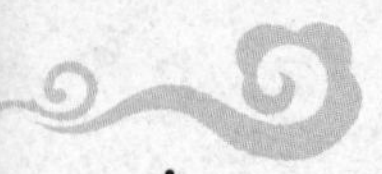

【炮制品用名】大蒜泥、大蒜汁、煨大蒜、大蒜切片、蒜梗烧灰末。

【特殊要求用名】紫皮大蒜、独头大蒜、鲜蒜梗。

大　蓟

Daji

为菊科蓟属多年生宿根草本植物蓟 *Cirsium japonicum* Fisch. ex DC. 的地上部分，此为正品。

本植物的根（大蓟根）亦供药用。

【生品用名】大蓟、大蓟根。

【炮制品用名】大蓟末、大蓟炭、炒大蓟、醋大蓟、大蓟汁、大蓟根末。

【特殊要求用名】鲜大蓟、鲜大蓟根。

【常用并开药用名】大小蓟（大蓟、小蓟）、大小蓟炭（大蓟炭、小蓟炭）。

【备注】并开药应注明各多少克。

大 血 藤

Daxueteng

为木通科大血藤属落叶木质藤本植物大血藤 *Sargentodoxa cuneata*（Oliv.）Rehd. et Wils. 的藤茎，此为正品。

本植物的根（大血藤根）亦供药用。

【生品用名】大血藤、大血藤根。

【炮制品用名】大血藤末、大血藤根末。

【特殊要求用名】鲜大血藤。

【备注】因大血藤和昆明鸡血藤均有“红藤”异名，为避免歧义，今后不要在处方中使用“红藤”药名。

大 青 盐

Daqingyan

为卤化物类石盐族湖盐结晶体，晶体结构属等轴晶系，主含氯化钠（NaCl），此为正品。

【生品用名】大青盐。

【炮制品用名】大青盐末、炒大青盐。

【备注】水肿者慎服大青盐。

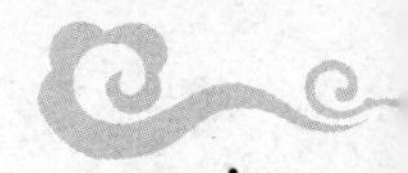

大叶紫珠
Dayezizhu

为马鞭草科紫珠属灌木植物大叶紫珠 *Callicarpa macrophylla* Vahl 的叶或带叶嫩枝，此为正品。

本植物的根（大叶紫珠根）亦供药用。叶（大叶紫珠叶）还单供药用。

【生品用名】大叶紫珠、大叶紫珠叶、大叶紫珠根。

【炮制品用名】大叶紫珠末、大叶紫珠叶末、大叶紫珠根末。

【特殊要求用名】鲜大叶紫珠、大叶紫珠鲜叶、大叶紫珠鲜根。

万年青
Wannianqing

为百合科万年青属多年生常绿草本植物万年青 *Rohdea japonica*（Thunb.）Roth 的根和根茎，此为正品。

本植物的花（万年青花）、叶（万年青叶）亦供药用。

【生品用名】万年青（万年青根）、万年青花、万年青叶。

【炮制品用名】万年青末、万年青汁、万年青叶汁。

【特殊要求用名】鲜万年青、老万年青、鲜万年青叶、老万年青叶。

【备注】万年青有毒，所含强心苷有积蓄作用，注意用量，不宜久服，孕妇禁服。

山药
Shanyao

为薯蓣科薯蓣属缠绕草质藤本植物薯蓣 *Dioscorea opposita* Thunb. 的根茎，此为正品。其中粗加工品习称“毛山药”，精加工品搓揉成柱状、晒干打光者习称“光山药”。

本植物的茎叶（山药藤）、叶腋间的珠芽（零余子）亦供药用。

【生品用名】山药（薯蓣）、山药藤、零余子。

【炮制品用名】山药粉、炒山药、炒山药粉、土炒山药、麸炒山药、麸炒山药粉、米炒山药、蜜麸炒山药、山药汁。

【产地要求用名】怀山药。

【特殊要求用名】毛山药、光山药、鲜山药、鲜山药藤、鲜零余子。

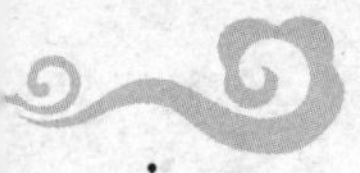

山　奈

Shannai

为姜科山柰属多年生宿根草本植物山柰 *Kaempferia galanga* L. 的根茎，此为正品。

本植物叶（山柰叶）亦供药用。

【生品用名】 山柰、山柰叶。

【炮制品用名】 山柰末、面煨山柰。

【特殊要求用名】 鲜山柰。

山　楂

Shanzha

为蔷薇科山楂属落叶乔木植物山里红 *Crataegus pinnatifida* Bge. var. *major* N. E. Br. 或山楂 *Crataegus pinnatifida* Bge. 的成熟果实，此为正品。二者习称“北山楂”。

上述植物的叶（山楂叶）、花（山楂花）、根（山楂根）、木材（山楂木）、果实经加工后的糕点成品（山楂糕）亦供药用。种子（山楂核）、去核果肉（山楂肉）还单供药用。

【生品用名】 生山楂、生山楂肉、山楂核、山楂叶、山楂花、山楂根、山楂木。

【炮制品用名】 生山楂末、炒山楂（山楂、北山楂）、炒山楂末（山楂末）、炒山楂肉（山楂肉）、焦山楂、山楂炭、蜜山楂、土炒山楂、红糖制山楂、山楂糕、山楂核末、炒山楂核末、山楂核烧末。

【特殊要求用名】 鲜山楂、鲜山楂根。

【常用并开药用名】 生三仙（生山楂、生神曲、生麦芽）、焦三仙（焦山楂、焦神曲、焦麦芽）、三仙或炒三仙（炒山楂、炒麦芽、麸炒神曲）、焦四仙（焦山楂、焦神曲、焦麦芽、焦槟榔）。

【备注】 并开药应注明各多少克。山楂生品酸性较强，炒制后酸性减弱可减少对胃的刺激性。同属植物野山楂，习称“南山楂”，详见十一画“野山楂”条。

山 羊 角

Shanyangjiao

为牛科山羚属动物青羊 *Naemorhedus goral* Hardwicke 或山羊属动物北山羊 *Capra ibex* Linnaeus 的角，此为正品。

上述两种动物及盘羊属动物盘羊 *Oris ammon* Linnaeus 的鲜肉（山羊肉）、血（山羊血）、脂肪（山羊油）、青羊和北山羊的肝（山羊肝）、青羊的胆（青羊胆）、新鲜胆汁（青羊胆汁）、盘羊的角（盘羊角）亦供药用。

【生品用名】 山羊角、盘羊角、山羊肉、山羊血、山羊油、山羊肝、青羊胆、青羊胆汁。

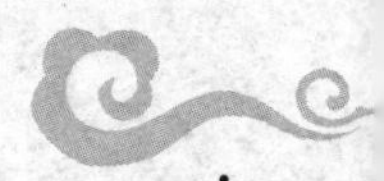

【炮制品用名】山羊角粉、焦山羊角末、山羊角烧末、盘羊角末、山羊血末、焙山羊肝末、青羊胆末、青羊胆汁膏。

【品种要求用名】青羊角、北山羊角、青羊血、青羊肝、北山羊肝。

【特殊要求用名】鲜山羊血、鲜山羊肝。

山 麦 冬

Shanmaidong

为百合科山麦冬属多年生草本植物湖北麦冬 *Liriope spicata*（Thunb.）Lour. var. *prolifera* Y. T. Ma 或短葶山麦冬 *Liriope muscari*（Decne.）Baily 的干燥肉质块根，此为正品。

【生品用名】山麦冬。

【品种要求用名】湖北山麦冬、短葶山麦冬。

山 豆 根

Shandougen

为豆科槐属直立或平卧小灌木植物越南槐 *Sophora tonkinensis* Gagnep. 的根和根茎，此为正品。

【生品用名】山豆根（广豆根）。

【炮制品用名】山豆根末。

【特殊要求用名】鲜山豆根。

【备注】山豆根有毒，注意用量。

山 茱 萸

Shanzhuyu

为山茱萸科山茱萸属落叶灌木或小乔木植物山茱萸 *Cornus officinalis* Sieb. et Zucc. 的干燥成熟去核果肉，此为正品。

【生品用名】生山茱萸（生山萸肉）。

【炮制品用名】生山茱萸末、酒山茱萸（山茱萸、山萸肉、炙山萸肉）、酒山茱萸末（山茱萸末）、蒸山茱萸。

【产地要求用名】杭山茱萸。

【备注】山茱萸酒制可增强补益肝肾的功能，故临床最为常用。

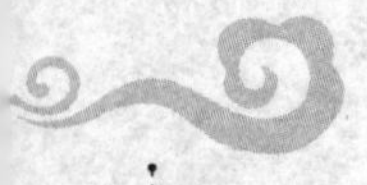

山 银 花
Shanyinhua

为忍冬科忍冬属藤本植物灰毡毛忍冬 *Lonicera macranthoides* Hand.-Mazz.、红腺忍冬 *Lonicera hypoglauca* Miq.、华南忍冬 *Lonicera confusa* DC. 或黄褐毛忍冬 *Lonicera fulvotomentosa* Hsu et S. C. Cheng 的花蕾或带初开的花,此为正品。

上述植物的果实(山银花子)、藤茎(山忍冬藤)亦供药用。

【生品用名】山银花、山银花子、山忍冬藤。

【炮制品用名】炒山银花、山银花炭、山银花汁、山忍冬藤末。

【特殊要求用名】鲜山银花、鲜山忍冬藤。

山 绿 茶
Shanlücha

为冬青科冬青属常绿小乔木植物海南冬青 *Ilex hainanensis* Merr. 的叶,此为正品。

【生品用名】山绿茶。

【炮制品用名】山绿茶末。

【特殊要求用名】鲜山绿茶。

山 慈 菇
Shancigu

为兰科杜鹃兰属陆生草本植物杜鹃兰 *Cremastra appendiculata*(D. Don)Makino 或独蒜兰属陆生草本植物独蒜兰 *Pleione bulbocodioides*(Franch.)Rolfe、云南独蒜兰 *Pleione yunnanensis* Rolfe 的假鳞茎,此为正品。前者习称"毛慈菇",后二者习称"冰球子"。

上述植物的叶(山慈菇叶)、茎叶(山慈菇茎叶)、花(山慈菇花)亦供药用。

【生品用名】山慈菇花、山慈菇叶、山慈菇茎叶。

【炮制品用名】山慈菇、山慈菇末、山慈菇花末。

【品种要求用名】毛山慈菇、山慈菇冰球子。

【特殊要求用名】鲜山慈菇、鲜山慈菇叶、鲜山慈菇茎叶。

【备注】商品山慈菇在产地已经净制、煮或蒸透、干燥等工序炮制,故已非生品。

山 香 圆 叶
Shanxiangyuanye

为省沽油科山香圆属落叶灌木植物山香圆 *Turpinia argute* Seem. 的叶,此为正品。

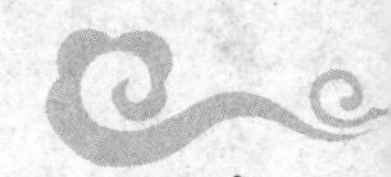

本植物的根（山香圆根）亦供药用。

【生品用名】山香圆叶、山香圆根。

【炮制品用名】山香圆叶末。

【特殊要求用名】山香圆鲜叶、山香圆鲜根。

千 斤 拔
Qianjinba

为豆科千斤拔属直立或平卧半灌木植物蔓性千斤拔 *Flemingia prostrata* Roxb. 的根，此为正品。

【生品用名】千斤拔。

【炮制品用名】千斤拔末。

【特殊要求用名】鲜千斤拔。

千 年 健
Qiannianjian

为天南星科千年健属多年生草本植物千年健 *Homalomena occulta*（Lour.）Schott 的干燥根茎，此为正品。

【生品用名】千年健。

【炮制品用名】千年健末。

【产地要求用名】广西千年健。

千 里 光
Qianliguang

为菊科千里光属多年生攀缘草本植物千里光 *Senecio scandens* Buch.-Ham. 的地上部分，此为正品。

本植物的全草（千里光全草）亦供药用。

【生品用名】千里光、千里光全草。

【炮制品用名】千里光末、千里光汁。

【特殊要求用名】鲜千里光、鲜千里光全草。

千 金 子
Qianjinzi

为大戟科大戟属二年生草本植物续随子 *Euphorbia lathyris* L. 的成熟种子，此为正品。

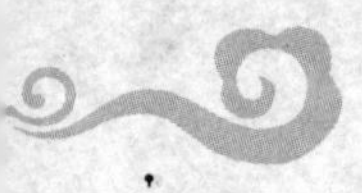

本植物的叶（续随子叶），茎中白色乳汁（续随子茎中白汁）亦供药用。种仁（千金子仁）还单供药用。

【生品用名】千金子（续随子）、千金子仁、续随子叶、续随子茎中白汁。

【炮制品用名】千金子末、千金子霜、炒千金子、炒千金子末、千金子仁末、续随子叶汁。

【特殊要求用名】鲜千金子、鲜千金子仁、鲜续随子叶。

【备注】千金子及其炮制品均有毒，注意用量，生品多外用，内服宜慎。孕妇及体弱便溏者忌服。

川　芎
Chuanxiong

为伞形科藁本属多年生草本植物川芎 *Ligusticum chuanxiong* Hort. 的干燥根茎，此为正品。

本植物的幼嫩茎叶（蘼芜）亦供药用。

【生品用名】川芎、蘼芜。

【炮制品用名】川芎末、酒川芎（制川芎）、炒川芎、麸炒川芎。

【特殊要求用名】鲜蘼芜。

川　乌
Chuanwu

为毛茛科乌头属多年生草本植物乌头 *Aconitum carmichaelii* Debx. 的干燥母根，此为正品。

本植物形长的块根（天雄）、子根（附子）、子根之小者或生于附子旁的小颗子根（侧子）、子根的琐细者（漏篮子）、母根或子根上的尖角（乌头附子尖）亦供药用。

川乌的炮制方法多样，2020 年版《中华人民共和国药典》收载的是不加辅料的煮制或蒸制法。其余尚有烘、焙、煨、炮、油煎等法，所用辅料有盐、酒、醋、土、蜜、童便、甘草、黑豆、生姜、皂角、银花、白矾等，难以尽数。因常为川乌产地加工炮制，目前尚无法一一定名。故处方用名统称“制川乌”。

附子的生品商品为产地采挖出的乌头子根（习称“泥附子”）经食用胆巴和食盐浸泡后晾晒干制的“盐附子”。盐附子经清水漂尽盐分，加入甘草、黑豆煮透后的干燥切片称“淡附片”。泥附子经食用胆巴浸泡、煮透、漂洗、切片、染色、蒸制、烘干或晒干的熟品称“黑顺片”。“泥附子”经食用胆巴浸泡、煮透、剥去外皮、切片、漂洗、蒸透、晾晒并以硫磺熏后晒干的熟品称“白附片”。净附片用净河砂炒制的炮制品称“炮附片”。

【生品用名】生川乌、生天雄、生附子（盐附子）、生附子侧子、生附子漏篮子、生乌头附子尖。

【炮制品用名】生川乌末、制川乌（川乌、川乌头）、制川乌末（川乌末）、生天雄末、制天雄（天雄）、制天雄末（天雄末）、生附子末（盐附子末）、熟附子［黑顺片（黑附片）、白附片、黄附

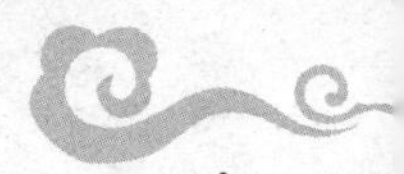

片、淡附片、附子、附片、制附子、炮附片]、熟附子末(附子末)、生附子侧子末、制附子侧子(附子侧子)、制附子侧子末(附子侧子末)、生附子漏篮子末、制附子漏篮子(附子漏篮子)、制附子漏篮子末(附子漏篮子末)、生乌头附子尖末、制乌头附子尖(乌头附子尖)、制乌头附子尖末(乌头附子尖末)。

【特殊要求用名】生野川乌、生野川乌末、制野川乌(野川乌)、制野川乌末(野川乌末)。

【常用并开药用名】川草乌(制川乌、制草乌)。

【备注】并开药应注明各多少克。上述药材均有毒,注意用量,孕妇禁用,与贝母类、半夏类、白蔹、白及、瓜蒌类药材相反。川乌生品多外用,内服宜慎。川乌类药材炮制后毒性降低,但入煎剂时仍宜先煎、久煎。以往我国南部地区以乌头的栽培品作川乌用,以乌头的野生品作草乌用,因2020年版《中华人民共和国药典》规定草乌的基原为同属植物北乌头的块根,故今后乌头的野生品处方用名改为"野川乌"。草乌参见九画该条。

川木香
Chuanmuxiang

为菊科川木香属多年生草本植物川木香 *Vladimiria souliei*(Franch.)Ling 或灰毛川木香 *Vladimiria souliei*(Franch.)Ling var. *cinerea* Ling 的干燥根,此为正品。

【生品用名】川木香。

【炮制品用名】川木香末、煨川木香、煨川木香末。

【备注】川木香入煎时宜后下。

川木通
Chuanmutong

为毛茛科铁线莲属木质藤本植物小木通 *Clematis armandii* Franch. 或绣球藤 *Clematis montana* Buch. -Ham. 的干燥藤茎,此为正品。

【生品用名】川木通。

【炮制品用名】川木通末。

川贝母
Chuanbeimu

为百合科贝母属多年生草本植物川贝母 *Fritillaria cirrhosa* D. Don、暗紫贝母 *Fritillaria unibracteata* Hsiao et K. C. Hsia、甘肃贝母 *Fritillaria przewalskii* Maxim.、梭砂贝母 *Fritillaria delavayi* Franch.、太白贝母 *Fritillaria taipaiensis* P. Y. Li 或瓦布贝母 *Fritillaria unibracteata* Hsiao et K. C. Hsia var. *wabuensis*(S. Y. Tang et S. C. Yue)Z. D. Liu,S. Wang et S. C. Chen 的干

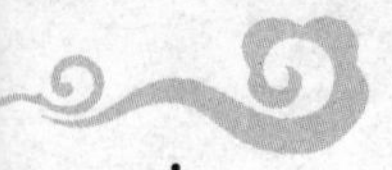

燥鳞茎，此为正品。前三者按性状不同分别习称“松贝”和“青贝”，梭砂贝母习称“炉贝”。

【生品用名】川贝母。

【炮制品用名】川贝母末、蒸川贝母、炮川贝母末。

【品种要求用名】松贝母、青贝母、炉贝母。

【常用并开药用名】川浙贝（川贝母、浙贝母）。

【备注】并开药应注明各多少克。川贝母反乌头类药材。

川 牛 膝

chuanniuxi

为苋科川牛膝属（一说：杯苋属）多年生草本植物川牛膝 *Cyathula officinalis* Kuan 的干燥根，此为正品。

【生品用名】川牛膝。

【炮制品用名】川牛膝末、酒川牛膝（炙川牛膝）、盐川牛膝。

【常用并开药用名】川怀牛膝（川牛膝、怀牛膝）。

【备注】并开药应注明各多少克。川牛膝有抗生育作用，孕妇慎服。

川 射 干

Chuanshegan

为鸢尾科鸢尾属多年生草本植物鸢尾 *Iris tectorum* Maxim. 的根茎，此为正品。

本植物的叶（鸢尾叶）、全草（鸢尾）亦供药用。

【生品用名】川射干（鸢根）、鸢尾叶、鸢尾。

【炮制品用名】川射干末、鸢尾叶末、鸢尾末、鸢尾汁。

【特殊要求用名】鲜川射干、鲜鸢尾叶、鲜鸢尾。

川 楝 子

Chuanlianzi

为楝科楝属乔木植物川楝 *Melia toosendan* Sieb. et Zucc. 的干燥成熟果实，此为正品。

本植物及同属落叶乔木植物楝 *Melia azedarach* L. 的叶（苦楝叶）、枝叶（苦楝枝叶）、花（苦楝花）、根皮和树皮（苦楝皮）亦供药用。

【生品用名】川楝子（金铃子）、苦楝叶、苦楝枝叶、苦楝花、苦楝皮。

【炮制品用名】川楝子末、炒川楝子（制川楝子）、盐川楝子、醋川楝子、酒川楝子、苦楝叶汁、苦楝花末、苦楝皮末。

【品种要求用名】川楝皮、楝皮。

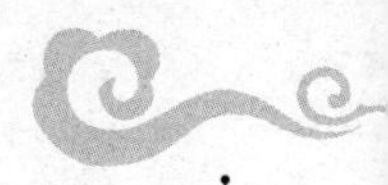

【特殊要求用名】鲜苦楝叶、鲜苦楝枝叶、鲜苦楝皮。

【备注】川楝子有小毒，注意用量，不宜久服。苦楝皮有毒，临床须注意用量，孕妇及肝肾功能异常者慎服。楝的成熟果实（苦楝子）详见八画该条。

广 枣
Guangzao

为漆树科南酸枣属落叶乔木植物南酸枣 *Choerospondias axillaris*（Roxb.）Burtt et Hill 的成熟果实，此为正品。

本植物的树皮除去外皮的内皮（南酸枣树二层皮）、根（广枣根）亦供药用。种仁（广枣仁）、果核（广枣核）还单供药用。

【生品用名】广枣（南酸枣）、广枣仁、广枣核、南酸枣树二层皮（五眼果树二层皮）、广枣根。

【炮制品用名】广枣汁、广枣核烧灰。

【特殊要求用名】鲜广枣。

【备注】广枣为蒙医习用药材。

广 防 己
Guangfangji

为马兜铃科马兜铃属多年生攀缘藤本植物广防己 *Aristolochia fangchi* Y . C. Wu ex L. D. Chow et S. M. Hwang 的干燥根，此为正品。

【生品用名】广防己。

【炮制品用名】广防己末。

【备注】广防己含马兜铃酸，注意用量，不可久服。以往用防己冠名的中药材名称较为混乱，歧义颇多。今按 2020 年版《中华人民共和国药典》所载，参考 2006 年第二版《中药大辞典》和 2007 年版《新编中药志》分别定名。参见六画“防己”、四画“木防己”、五画“汉中防己”各条。

广 藿 香
Guanghuoxiang

为唇形科刺蕊草属一年生草本植物广藿香 *Pogostemon cablin*（Blanco）Benth. 的地上部分，此为正品。

本植物的叶（广藿香叶）、老茎（广藿香梗）还单供药用。

【生品用名】广藿香、广藿香叶、广藿香梗。

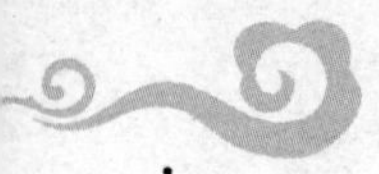

【炮制品用名】广藿香末、广藿香叶末、广藿香梗末。

【特殊要求用名】鲜广藿香、鲜广藿香叶、鲜广藿香梗。

【常用并开药用名】广藿佩(广藿香、佩兰)、鲜广藿佩(鲜广藿香、鲜佩兰)、广藿佩叶(广藿香叶、佩兰叶)、鲜广藿佩叶(鲜广藿香叶、鲜佩兰叶)、广藿荷梗(广藿香梗、荷梗)、鲜广藿荷梗(鲜广藿香梗、鲜荷梗)、广藿苏梗(广藿香梗、紫苏梗)。

【备注】并开药应注明各多少克。应特别关注的是,据 2002 年版《新编中药志》考证,古代多数史、志、本草书籍所载的“藿香”与今之“广藿香”相符。2020 年版《中华人民共和国药典》只收载了广藿香。参见三画“土藿香”条。

广东紫珠

Guangdongzizhu

为马鞭草科紫珠属灌木植物广东紫珠 *Callicarpa kwangtungensis* Chun 的茎枝和叶,此为正品。

本植物的叶(广东紫珠叶)还单供药用。

【生品用名】广东紫珠(金刀菜)、广东紫珠叶。

【炮制品用名】广东紫珠末、广东紫珠叶末。

【特殊要求用名】鲜广东紫珠、广东紫珠鲜叶。

广金钱草

Guangjinqiancao

为豆科山蚂蝗属半灌木状草本植物广金钱草 *Desmodium styracifolium* (Osb.) Merr. 的地上部分,此为正品。

本植物的全草(广金钱草全草)亦供药用。

【生品用名】广金钱草、广金钱草全草。

【特殊要求用名】鲜广金钱草、鲜广金钱草全草。

【备注】参见八画“金钱草”条。

女贞子

Nüzhenzi

为木犀科女贞属常绿灌木或小乔木植物女贞 *Ligustrum lucidum* Ait. 的成熟果实,此为正品。

本植物的叶(女贞叶)、枝叶(女贞枝叶)、树皮(女贞皮)、根(女贞根)亦供药用。

【生品用名】生女贞子、女贞叶、女贞枝叶、女贞皮、女贞根。

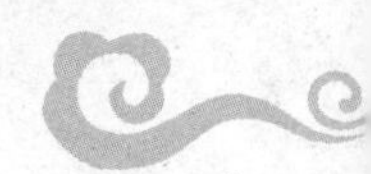

【炮制品用名】生女贞子末、酒女贞子(女贞子、炙女贞子)、盐女贞子、醋女贞子、女贞子汁、女贞叶汁、女贞枝叶烧灰末、女贞皮末。

【特殊要求用名】鲜女贞子、鲜女贞叶。

【备注】女贞子生品有滑肠之功,经酒蒸制后滑肠之功消失而补益肝肾功用增强,故临床中酒女贞子最为常用。

小 蓟

Xiaoji

为菊科蓟属多年生草本植物刺儿菜 *Cirsium setosum*(Willd.)MB. 的地上部分,此为正品。

本植物的根(小蓟根)、全草(小蓟全草)亦供药用。叶(小蓟叶)还单供药用。

【生品用名】小蓟、小蓟叶、小蓟根、小蓟全草。

【炮制品用名】小蓟末、小蓟炭、炒小蓟、小蓟汁、小蓟根汁。

【特殊要求用名】鲜小蓟、鲜小蓟叶、鲜小蓟根、鲜小蓟全草。

【常用并开药用名】大小蓟(大蓟、小蓟)、大小蓟炭(大蓟炭、小蓟炭)。

【备注】并开药应注明各多少克。

小 叶 莲

Xiaoyelian

为小檗科桃儿七属多年生草本植物桃儿七 *Sinopodophyllum hexandrum*(Royle)Ying 的干燥成熟果实,此为正品。

本植物的根和根茎(小叶莲根)亦供药用。

【生品用名】小叶莲(桃儿七果)、小叶莲根(桃儿七根)。

【炮制品用名】小叶莲末、小叶莲根末。

【备注】小叶莲、小叶莲根为藏医习用药材,均有小毒,注意用量。

小 驳 骨

Xiaobogu

为爵床科接骨草属亚灌木植物小驳骨(别名:驳骨丹)*Gendarussa vulgaris* Nees 的地上部分,此为正品。

本植物的根(小驳骨根)、全草(小驳骨全草)亦供药用。

【生品用名】小驳骨(驳骨丹)、小驳骨根、小驳骨全草。

【炮制品用名】小驳骨末、小驳骨根末、小驳骨全草末。

【特殊要求用名】鲜小驳骨、小驳骨鲜根、鲜小驳骨全草。

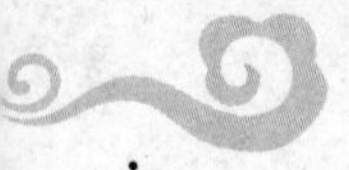

【备注】孕妇慎服小驳骨、小驳骨根、小驳骨全草。

小 茴 香
Xiaohuixiang

为伞形科茴香属多年生草本植物茴香 *Foeniculum vulgare* Mill. 的干燥成熟果实，此为正品。

本植物的叶（小茴香叶）、茎叶（小茴香茎叶）、根（小茴香根）、全草（小茴香全草）亦供药用。

【生品用名】生小茴香、小茴香叶、小茴香茎叶、小茴香根、小茴香全草。

【炮制品用名】生小茴香末、盐小茴香（小茴香）、盐小茴香末（小茴香末）、炒小茴香、炒小茴香末、制小茴香、小茴香叶汁、小茴香叶烧灰末、小茴香茎叶汁、小茴香根末、小茴香根汁。

【特殊要求用名】小茴香鲜叶、小茴香鲜茎叶、小茴香鲜根、小茴香鲜全草。

【常用并开药用名】大小茴香（八角茴香、盐小茴香）。

【备注】并开药应注明各多少克。小茴香经盐制后辛散作用稍缓，专于下行，目前临床最为多用。制小茴香为使用大青盐、黄酒、醋和童便辅料的炒制品。

小 通 草
Xiaotongcao

为旌节花科旌节花属落叶灌木或小乔木植物喜马山旌节花 *Stachyurus himalaicus* Hook. f. et Thoms.、中国旌节花 *Stachyurus chinensis* Franch. 或山茱萸科青荚叶属落叶灌木植物青荚叶 *Helwingia japonica*（Thunb.）Dietr. 的干燥茎髓，此为正品。

喜马山旌节花的嫩茎叶（小通草叶）、根（小通草根）及青荚叶的叶和果实（叶上珠）、根（叶上珠根）亦供药用。

【生品用名】小通草、小通草叶、小通草根、叶上珠、叶上珠根（叶上果根）。

【品种要求用名】青荚叶茎髓。

【特殊要求用名】鲜小通草叶、鲜叶上珠、鲜叶上珠根。

飞 扬 草
Feiyangcao

为大戟科大戟属一年生草本植物飞扬草 *Euphorbia hirta* L. 的全草，此为正品。

【生品用名】飞扬草（大飞扬草）。

【炮制品用名】飞扬草汁。

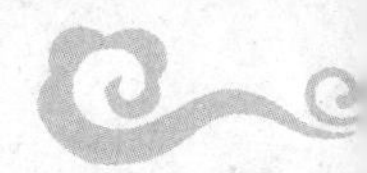

【特殊要求用名】鲜飞扬草。

【备注】飞扬草有小毒,注意用量,孕妇慎服。

马宝

Mabao

为马科马属动物马 *Equus caballus* orientalis Noack 的胃肠道结石,此为正品。

本动物的皮(马皮)、心(马心)、肉(马肉)、肝(马肝)、齿(马齿)、乳(马乳)、马乳炼制而成的乳制品(马乳酪)、骨骼(马骨)、鬃毛或尾毛(马鬃)、蹄甲(马蹄甲)、足部倒悬不着地的小蹄(马悬蹄)、颈项上部之皮下脂肪(马鬐膏)、雄性外生殖器(白马阴茎)、胎盘(驹胞衣)等亦供药用。

【生品用名】马宝、马皮、马心、马肉、马肝、马齿、马乳、马骨、马蹄甲、马悬蹄、白马阴茎、驹胞衣。

【炮制品用名】马宝末、马皮烧灰、马心末、马肉末、炙马肝末、马齿末、煅马齿、煅马齿末、马齿烧灰末、马乳酪、马骨烧灰、马鬃烧灰末、煅马蹄甲末、马蹄甲烧灰末、马悬蹄末、马悬蹄烧灰末、马鬐膏、白马阴茎末、煅驹胞衣末。

【品种要求用名】白马皮、赤马皮、赤马肝、白马蹄甲、赤马蹄甲。

【特殊要求用名】鲜马心、鲜马肉、鲜驹胞衣、马头骨、马胫骨、马牙匡骨、马前蹄甲、马尾毛。

马勃

Mabo

为灰包科脱皮马勃属真菌脱皮马勃 *Lasiosphaera fenzlii* Reich. 或马勃属真菌大马勃 *Calvatia gigantea*(Batsch ex Pers.)Lloyd、紫色马勃 *Calvatia lilacina*(Mont. et Berk.)Lloyd 的干燥子实体,此为正品。

【生品用名】马勃。

【炮制品用名】马勃粉。

马尾连

Maweilian

为毛茛科唐松草属多年生草本植物金丝马尾连 *Thalictrum glandulosissimum*(Finet et Gagnep.)W. T. Wang et S. H. Wang、昭通唐松草 *Thalictrum glandulosissimum*(Finet et Gagnep.)W. T. Wang et S. H. Wang var. *chaotungense* W. T. Wang et S. H. Wang、高原唐松草 *Thalictrum cultratum* Wall. 或多叶唐松草 *Thalictrum foliolosum* DC. 的根和根茎,此为正品。

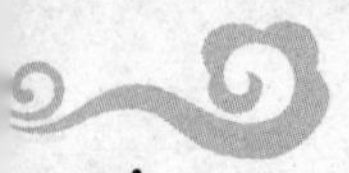

【生品用名】马尾连。

【炮制品用名】马尾连末。

【特殊要求用名】鲜马尾连。

马 齿 苋
Machixian

为马齿苋科马齿苋属一年生肉质草本植物马齿苋 *Portulaca oleracea* L. 的地上部分，此为正品。

本植物的种子（马齿苋子）、根（马齿苋根）、全草（马齿苋全草）亦供药用。

【生品用名】马齿苋、马齿苋子、马齿苋根、马齿苋全草。

【炮制品用名】马齿苋末、马齿苋烧灰末、马齿苋汁、马齿苋子末、马齿苋根烧灰末。

【特殊要求用名】鲜马齿苋、鲜马齿苋全草。

马 钱 子
Maqianzi

为马钱科马钱子属乔木植物马钱 *Strychnos nux-vomica* L. 的干燥成熟种子，此为正品。

【生品用名】生马钱子。

【炮制品用名】生马钱子末、砂烫马钱子（马钱子、制马钱子）、沙烫马钱子粉（马钱子粉、制马钱子粉）、炒马钱子、油制马钱子、甘草制马钱子。

【备注】马钱子有大毒，注意用量，内服不宜生用；炮制后毒性降低，但仍应注意用量，不宜久用，外用也不宜大面积涂敷；孕妇禁用，运动员慎用。

马 兜 铃
Madouling

为马兜铃科马兜铃属多年生攀缘草本植物北马兜铃 *Aristolochia contorta* Bge. 或多年生缠绕或匍匐状草本植物马兜铃 *Aristolochia debilis* Sieb. et Zucc. 的干燥成熟果实，此为正品。后者习称“南马兜铃”。

上述两种植物的茎叶（天仙藤）、根（青木香）亦供药用。

【生品用名】生马兜铃、天仙藤、青木香。

【炮制品用名】生马兜铃末、蜜马兜铃（马兜铃、炙马兜铃）、炒马兜铃、马兜铃烧末、天仙藤末、焙天仙藤末、焦天仙藤末、青木香末。

【品种要求用名】北马兜铃、南马兜铃。

【特殊要求用名】鲜天仙藤、鲜青木香。

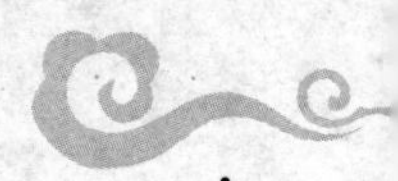

【备注】 马兜铃生品多外用，口服易引起呕恶，蜜制可矫正其苦劣之味，减轻副作用，故临床口服多用炮制品。因含有马兜铃酸故马兜铃、青木香应注意用量，不可久服；天仙藤中马兜铃酸含量较低，但因均有肾损害等不良反应，故儿童和老人均应慎服，孕妇、婴幼儿及肾功能不全者禁服。

马 蔺 子
Malinzi

为鸢尾科鸢尾属多年生草本植物马蔺 *Iris lactea* Pall. var. *chinensis*（Flsch.）Koidz. 的干燥成熟种子，此为正品。

本植物的花（马蔺花）、根（马蔺根）、全草（马蔺）亦供药用。

【生品用名】 马蔺子、马蔺花、马蔺根、马蔺。

【炮制品用名】 马蔺子末、马蔺花末、炒马蔺花、马蔺花烧灰末、马蔺花汁、马蔺根末、马蔺根汁、马蔺汁。

【特殊要求用名】 鲜马蔺花、鲜马蔺根、鲜马蔺。

【备注】 2006 年第二版《中药大辞典》载马蔺根“堕胎”。孕妇禁服。

马 鞭 草
Mabiancao

为马鞭草科马鞭草属多年生草本植物马鞭草 *Verbena officinalis* L. 的地上部分，此为正品。

本植物的根（马鞭草根）、全草（马鞭草全草）亦供药用。

【生品用名】 马鞭草、马鞭草根、马鞭草全草。

【炮制品用名】 马鞭草末、马鞭草根末、马鞭草全草末。

【特殊要求用名】 鲜马鞭草、鲜马鞭草根、鲜马鞭草全草。

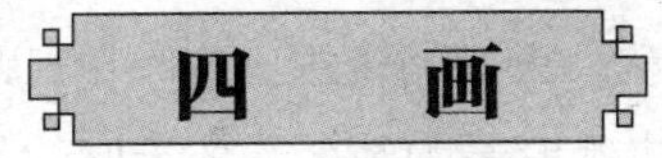

四 画

王 不 留 行
Wangbuliuxing

为石竹科王不留行属一年或二年生草本植物麦蓝菜 *Vaccaria segetalis*（Neck.）Garcke 的干燥成熟种子，此为正品。

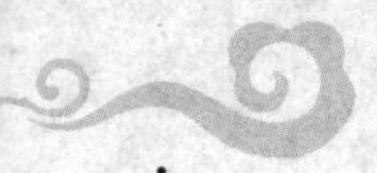

【生品用名】生王不留行。

【炮制品用名】生王不留行末、炒王不留行（王不留行）、炒王不留行末（王不留行末）。

【备注】王不留行有抗早孕作用，欲生育妇女及孕妇慎服。王不留行种壳坚硬，炒制后爆裂、松脆，易于有效成分的煎出。

天　冬

Tiandong

为百合科天门冬属多年生攀缘草本植物天冬 *Asparagus cochinchinensis*（Lour.）Merr. 的块根，此为正品。

【炮制品用名】天冬（天门冬）、炒天冬、蜜炙天冬（炙天冬）、朱天冬、天冬汁。

【产地要求用名】川天冬、温天冬、湖天冬。

【特殊要求用名】鲜天冬、去心天冬。

【常用并开药用名】天麦冬（天冬、麦冬）。

【备注】并开药应注明各多少克。商品天冬在产地已经净制、煮、蒸、去外皮、干燥等工序炮制，故已非生品。

天　麻

Tianma

为兰科天麻属多年生寄生草本植物天麻 *Gastrodia elata* Bl. 的干燥块茎，此为正品。

本植物的茎叶（天麻茎叶）、果实（天麻子）亦供药用。

【生品用名】天麻茎叶、天麻子。

【炮制品用名】天麻、天麻末、明天麻、麸炒天麻（炒天麻）、煨天麻、姜天麻、酒天麻、天麻子末。

【产地要求用名】贵天麻、云天麻。

【特殊要求用名】春天麻、冬天麻、鲜天麻茎叶。

【备注】商品天麻在产地已经净制、蒸透、低温干燥等工序炮制，故已非生品，其中经硫磺熏过者呈半透明状，称“明天麻”。天麻的寄主为蜜环菌，以其菌丝或菌丝的分泌物为营养来源，借以生长发育。药材中以贵天麻最为驰名。冬天麻的品质好于春天麻。

天　仙　子

Tianxianzi

为茄科天仙子属一年或二年生草本植物莨菪 *Hyoscyamus niger* L. 的干燥成熟种子，此为正品。

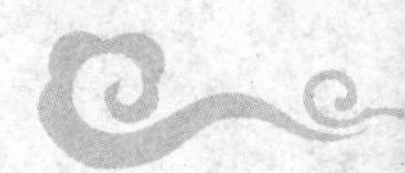

本植物的叶（莨菪叶）、根（莨菪根）亦供药用。

【生品用名】生天仙子（生莨菪子）、莨菪叶、莨菪根。

【炮制品用名】生天仙子末、炒天仙子（天仙子、制天仙子）、炒天仙子末（天仙子末、制天仙子末）、醋天仙子（炙天仙子）、莨菪叶末、莨菪根烧灰末、莨菪根汁。

【特殊要求用名】鲜莨菪根。

【备注】天仙子、莨菪叶、莨菪根均有大毒，内服宜慎。天仙子炮制后毒性降低，但仍须注意用量，不可久用。孕妇及心脏病、青光眼患者禁服。

天竺黄

Tianzhuhuang

为禾本科簕竹属植物青皮竹 *Bambusa textilis* McClure 或薄竹属植物华思劳竹（别名：薄竹）*Schizostachyum chinense* Rendle 等秆内的分泌液干燥后的块状物，此为正品。

【生品用名】天竺黄。

【炮制品用名】天竺黄末。

天南星

Tiannanxing

为天南星科天南星属多年生草本植物天南星 *Arisaema erubescens*（Wall.）Schott、异叶天南星 *Arisaema heterophyllum* Bl. 或东北天南星 *Arisaema amurense* Maxim. 的干燥块茎，此为正品。

【生品用名】生天南星。

【炮制品用名】生天南星末、制天南星（天南星）、制天南星末（天南星末）、胆南星（胆星）、胆南星末。

【备注】天南星有毒，生品多外用，内服宜慎，炮制后毒性降低，但仍须注意用量，孕妇慎服。制天南星为加入白矾、生姜辅料的炮制品。胆南星为制天南星粉加入牛、羊、猪胆汁或胆粉的伴蒸炮制品或拌入、发酵后再隔水炖或蒸的炮制品。

天葵子

Tiankuizi

为毛茛科天葵属多年生小草本植物天葵 *Semiaquilegia adoxoides*（DC.）Makino 的块根，此为正品。

本植物的种子（天葵种子）、全草（天葵草）亦供药用。

【生品用名】天葵子、天葵种子（千年耗子屎种子）、天葵草。

【炮制品用名】天葵子末、天葵子汁、天葵种子末。

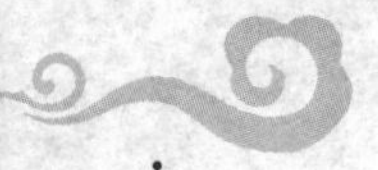

【特殊要求用名】鲜天葵子、鲜天葵草。

天山雪莲
Tianshanxuelian

为菊科风毛菊属多年生草本植物天山雪莲(别名:大苞雪莲花)*Saussurea involucrata*(Kar. et Kir.)Sch. -Bip. 的干燥地上部分,此为正品。

【生品用名】天山雪莲。

【备注】天山雪莲为维吾尔医习用药材,有毒,临床需注意用量。孕妇忌服。

天然冰片
Tianranbingpian

为樟科樟属常绿大乔木植物樟(龙脑型)*Cinnamomum camphora*(L.)Presl 的新鲜枝、叶经提取加工制成的右旋龙脑结晶,此为正品。

樟的叶(樟树叶)、枝(樟树枝)、枝叶(樟树枝叶)、成熟果实(樟木子)、病态果实(樟梨子)、树皮(樟树皮)、树皮内皮(樟树二层皮)、木材(樟木)、根(香樟根)、根皮内皮(香樟根二层皮)、根干枝叶经蒸馏精制而成的小颗粒状结晶或压制成的透明块(樟脑)亦供药用。

【生品用名】樟树叶、樟树枝、樟树枝叶、樟木子、樟梨子、樟树皮、樟树二层皮、樟木、香樟根、香樟根二层皮。

【炮制品用名】天然冰片、天然冰片粉、樟树叶末、樟树叶汁、樟树枝末、樟树枝叶末、樟树枝叶汁、樟木子末、樟梨子末、樟木末、香樟根末、樟脑、樟脑末。

【产地要求用名】台湾樟脑。

【特殊要求用名】鲜樟树叶、鲜樟树枝、鲜樟树枝叶、樟树嫩枝叶稍、鲜樟梨子、鲜樟树皮、鲜樟树二层皮、陈樟木、鲜香樟根、鲜香樟根二层皮。

【备注】冰片的主要成分为龙脑($C_{10}H_{18}O$),樟脑的主要成分为樟脑($C_{10}H_{16}O$),二者均不入煎剂,孕妇慎用。冰片类中药分天然与合成两大类。以往天然类冰片尚有龙脑香科龙脑香属植物龙脑香树的加工品(梅花冰片)及亦作冰片使用的菊科艾纳香属植物艾纳香的加工品(艾片),详见十一画、五画各条。以往梅花冰片一向依靠进口,后经检验已含合成冰片成分,2005 年版、2020 年版《中华人民共和国药典》"天然冰片"条只收载樟的加工品。人工合成冰片参见六画"冰片"条。樟树叶、樟树叶汁、樟树枝叶、樟树枝叶汁孕妇忌服。

云　芝
Yunzhi

为多孔菌科革盖菌属真菌彩绒革盖菌 *Coriolus versicolor*(L. ex Fr.)Quel 的一年生干燥子

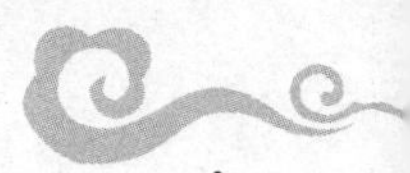

实体，此为正品。

【生品用名】云芝。

【备注】云芝入汤剂时宜煎 24 小时以上。

木 瓜
Mugua

为蔷薇科木瓜属落叶灌木植物贴梗海棠（别名：皱皮木瓜）*Chaenomeles speciosa*（Sweet）Nakai 的近成熟果实，此为正品。

本植物的花（木瓜花）、枝叶（木瓜枝）、种子（木瓜核）、树皮（木瓜树皮）、根（木瓜根）亦供药用。

【生品用名】生木瓜、木瓜花、木瓜枝、木瓜核、木瓜树皮、木瓜根。

【炮制品用名】生木瓜末、蒸木瓜（木瓜）、蒸木瓜末（木瓜末）、炒木瓜、炒木瓜末、木瓜花末。

【产地要求用名】宣木瓜、淳木瓜、川木瓜。

【特殊要求用名】鲜木瓜、去瓤木瓜、鲜木瓜核。

【备注】目前商品木瓜饮片多为净制、蒸透、切片、干燥后的炮制品，此工艺有利于有效成分之一总黄酮含量的提高。

木 香
Muxiang

为菊科云木香属多年生高大草本植物木香 *Aucklandia lappa* Decne. 的干燥根，此为正品。

【生品用名】木香。

【炮制品用名】木香末、煨木香（制木香）、煨木香末、炒木香、麸炒木香、酒木香。

【产地要求用名】广木香、云木香、川木香。

木 贼
Muzei

为木贼科木贼属多年生常绿草本植物木贼 *Equisetum hyemale* L. 的地上部分，此为正品。

【生品用名】木贼（木贼草）。

【炮制品用名】木贼末、木贼炭。

【特殊要求用名】鲜木贼。

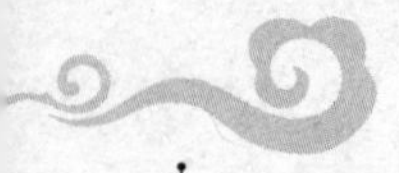

木 通
Mutong

为木通科木通属落叶木质缠绕藤本植物木通 *Akebia quinata*（Thunb.）Decne.、三叶木通 *Akebia trifoliata*（Thunb.）Koidz. 或白木通 *Akebia trifoliata*（Thunb.）Koidz. var. *australis*（Diels）Rehd. 的干燥藤茎，此为正品。

上述三种植物的近成熟果实（预知子）、根（木通根）亦供药用。

【生品用名】木通、预知子（八月札）、木通根。

【炮制品用名】木通末。

【品种要求用名】五叶木通、三叶木通、白木通、五叶木通根、三叶木通根、白木通根。

【特殊要求用名】鲜木通根。

【备注】植物木通生有掌状复叶（5 个小叶片），故俗称“五叶木通”。

木 防 己
Mufangji

为防己科木防己属木质藤本植物木防己 *Cocculus orbiculatus*（L.）DC. 或毛木防己 *Cocculus orbiculatus*（L.）DC. var. *mollis*（Wall. ex Hook. f. et Thoms.）Hara 的根，此为正品。

其中木防己的花（木防己花）、茎（木防己藤）及毛木防己的茎（臭藤子）亦供药用。

【生品用名】木防己、木防己花、木防己藤（小青藤）、臭藤子。

【炮制品用名】木防己末。

【特殊要求用名】鲜木防己、鲜木防己花。

【备注】以往用防己冠名的中药材名称较为混乱，歧义颇多。今按 2020 年版《中华人民共和国药典》所载，参考 2006 年第二版《中药大辞典》和 2007 年版《新编中药志》分别定名。参见六画“防己”、三画“广防己”、五画“汉中防己”条。

木 棉 花
Mumianhua

为木棉科木棉属落叶大乔木植物木棉 *Gossampinus malabarica*（DC.）Merr. 的花，此为正品。

本植物的树皮（木棉皮）、根（木棉根）、根皮（木棉根皮）亦供药用。

【生品用名】木棉花、木棉皮、木棉根、木棉根皮。

【炮制品用名】木棉花末。

【特殊要求用名】鲜木棉花、鲜木棉皮、木棉鲜根、木棉鲜根皮。

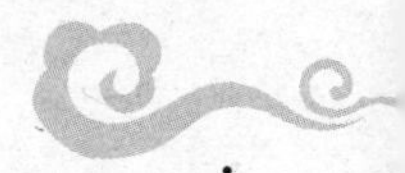

木槿皮

Mujinpi

为锦葵科木槿属落叶灌木植物木槿 *Hibiscus syriacus* L. 的干燥茎皮和根皮，此为正品。

本植物的叶（木槿叶）、花（木槿花）、果实（木槿子）、根（木槿根）亦供药用。根皮（木槿根皮）还单供药用。

【生品用名】木槿皮、木槿根皮、木槿叶、木槿花、木槿子、木槿根。

【炮制品用名】木槿皮末、木槿根皮末、木槿叶末、木槿花末、焙木槿花末、木槿根末。

【品种要求用名】红木槿花、白木槿花。

【特殊要求用名】鲜木槿叶、鲜木槿花、鲜木槿根。

木蝴蝶

Muhudie

为紫葳科木蝴蝶属大乔木植物木蝴蝶 *Oroxylum indicum*（L.）Vent. 的干燥成熟种子，此为正品。

本植物的树皮（木蝴蝶树皮）亦供药用。

【生品用名】木蝴蝶、木蝴蝶树皮。

【炮制品用名】木蝴蝶末。

木鳖子

mubiezi

为葫芦科苦瓜属多年生草质藤本植物木鳖 *Momordica cochinchinensis*（Lour.）Spreng. 的干燥成熟种子，此为正品。

本植物的根（木鳖根）亦供药用。

【生品用名】木鳖子、木鳖根。

【炮制品用名】木鳖子末、木鳖子霜、炒木鳖子、砂炒木鳖子、煨木鳖子、木鳖根汁。

【特殊要求用名】木鳖鲜根。

【备注】木鳖子、木鳖根有毒，多外用，注意用量，内服多以去油减毒后的炮制品入中成药中用，孕妇禁服，孕妇外用亦应慎重。木鳖子临床用时通常去壳取仁，捣碎后用，各种炮制品亦均去壳用仁。

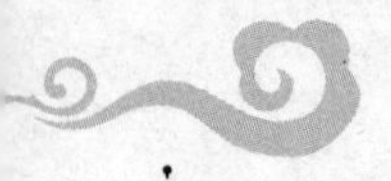

木芙蓉叶
Mufurongye

为锦葵科芙蓉属落叶灌木或小乔木植物木芙蓉 *Hibiscus mutabilis* L. 的叶，此为正品。

本植物初开的花（木芙蓉花）、根（木芙蓉根）、根皮（木芙蓉根皮）亦供药用。

【生品用名】木芙蓉叶、木芙蓉花、木芙蓉根、木芙蓉根皮。

【炮制品用名】木芙蓉叶末、木芙蓉叶汁、木芙蓉花末、木芙蓉根末、木芙蓉根皮末。

【特殊要求用名】木芙蓉鲜叶、鲜木芙蓉花、鲜木芙蓉根、木芙蓉鲜根皮。

五爪龙
Wuzhaolong

为桑科无花果属（一说：榕属）灌木或小乔木植物粗叶榕 *Ficus hirta* Vahl 的干燥根和枝条，此为正品。

本植物的根（粗叶榕根）还单供药用。

【生品用名】五爪龙、粗叶榕根。

【炮制品用名】五爪龙末、粗叶榕根末。

五加皮
Wujiapi

为五加科五加属灌木植物细柱五加 *Acanthopanax gracilistylus* W. W. Smith 的根皮，此为正品。

本植物的叶（五加叶）、成熟果实（五加果）亦供药用。

【生品用名】五加皮（南五加皮）、五加叶、五加果（南五加果）。

【炮制品用名】五加皮末、炒五加皮、酒五加皮（制五加皮）、五加叶末、五加果末。

【特殊要求用名】鲜五加皮、鲜五加叶。

【备注】以往部分地区以萝藦科植物杠柳的根皮当作五加皮使用，二者基原不同，功用各异，且杠柳的根皮有毒，绝不可相互代用，详见九画“香加皮”条。

五谷虫
Wuguchong

为丽蝇科金蝇属昆虫大头金蝇 *Chrysomyia megacephala*（Fabricius）及其近缘动物的干燥幼虫，此为正品。

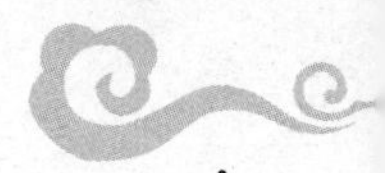

上述昆虫的蛹壳(五谷虫蜕)亦供药用。

【生品用名】生五谷虫、五谷虫蜕。

【炮制品用名】生五谷虫末、炒五谷虫(五谷虫)、炒五谷虫末(五谷虫末)、焙五谷虫末、五谷虫烧灰、五谷虫蜕末。

【备注】五谷虫多炮制后入药,炒制一可矫其臭味,二可增强其健脾、消疳积功效。

五灵脂
Wulingzhi

为鼯鼠科复齿鼯鼠属动物复齿鼯鼠 *Trogopterus xanthipes* Milne-Edwards 的干燥粪便,此为正品。因形状不同原药材又分为灵脂块和灵脂米,通常认为灵脂块品质较佳。

【生品用名】生五灵脂。

【炮制品用名】生五灵脂末、醋五灵脂(五灵脂)、醋五灵脂末(五灵脂末)、炒五灵脂、酒五灵脂、五灵脂炭。

【特殊要求用名】五灵脂块、五灵脂米。

【备注】五灵脂畏人参。孕妇慎服。五灵脂生品腥臭气重,多外用。醋制可矫臭矫味,又可降低其中尿素的含量,减少内服时呕恶的副作用。

五味子
Wuweizi

为木兰科五味子属落叶木质藤本植物五味子 *Schisandra chinensis*(Turcz.)Baill. 的成熟果实,此为正品。

【生品用名】生五味子(生北五味子)。

【炮制品用名】生五味子末、醋五味子(五味子、北五味子)、醋五味子末(五味子末)、炒五味子、蒸五味子、酒五味子、蜜五味子、酒蜜制五味子、焦五味子末。

【产地要求用名】辽五味子。

【特殊要求用名】鲜五味子。

【备注】五味子醋制后收敛功效可增强。五味子入煎剂常常不如入丸散剂效果更好。以往同属植物华中五味子在部分地区亦作五味子使用,因基原不同,功用有异,现按 2020 年版《中华人民共和国药典》所载分列之,详见九画“南五味子”条。

五倍子
Wubeizi

为漆树科漆树属落叶小乔木或乔木植物盐肤木 *Rhus chinensis* Mill.、青麸杨 *Rhus potaninii*

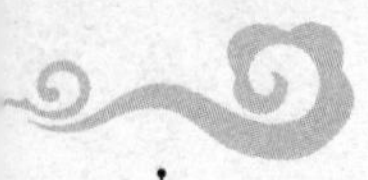

Maxim. 或红麸杨 *Rhus punjabensis* Stew. var. *sinica*（Diels）Rehd. et Wils 叶上除去仔虫的干燥虫瘿，主要由倍蚜科倍蚜属昆虫角倍蚜 *Melaphis chinenisis*（Bell）（虫瘿习称“角倍”）或倍蛋蚜 *Melaphis paitan* Tsai et Tang（虫瘿习称“肚倍”）在树上寄生形成，此为正品。

虫瘿中的幼虫（五倍子内虫）、盐肤木的成熟果实（盐肤子）、花（盐肤木花）、叶（盐肤木叶）、幼嫩枝苗（五倍子苗）、去掉栓皮的树皮（盐肤木皮）、树根（盐肤木根）、去掉栓皮的根皮（盐肤木根皮）亦供药用。

【生品用名】五倍子、五倍子内虫、盐肤子、盐肤木花、盐肤木叶、五倍子苗、盐肤木皮、盐肤木根、盐肤木根皮。

【炮制品用名】五倍子末、炒五倍子、炒五倍子末、五倍子内虫末、盐肤子末、炒盐肤子、炒盐肤子末、焙盐肤子、焙盐肤子末、盐肤木花末、盐肤木叶汁、五倍子苗末、盐肤木根末。

【品种要求用名】角五倍子、肚五倍子。

【特殊要求用名】鲜盐肤子、鲜盐肤木花、鲜盐肤木叶、鲜五倍子苗、鲜盐肤木皮、鲜盐肤木根、鲜盐肤木根皮。

五 指 毛 桃

Wuzhimaotao

为桑科无花果属（一说：榕属）灌木或落叶小乔木植物裂掌榕 *Ficus simplicissima* Lour. 的干燥根，此为正品。

本植物的成熟果实（五指毛桃果）亦供药用。

【生品用名】五指毛桃、五指毛桃果。

【炮制品用名】五指毛桃果末。

【特殊要求用名】五指毛桃鲜果。

太 子 参

Taizishen

为石竹科假繁缕属多年生草本植物孩儿参 *Pseudostellaria heterophylla*（Miq.）Pax ex Pax et Hoffm. 的干燥块根，此为正品。

【生品用名】太子参。

车 前 子

Cheqianzi

为车前科车前属多年生草本植物车前 *Plantago asiatica* L. 或一年生草本植物平车前 *Plantago depressa* Willd. 的干燥成熟种子，此为正品。

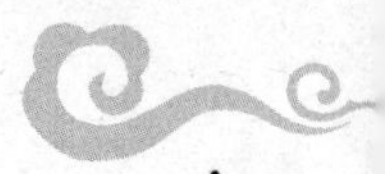

上述两种植物的全草（车前草）亦供药用。

【生品用名】生车前子、车前草。

【炮制品用名】生车前子末、盐车前子（车前子、制车前子）、盐车前子末（车前子末）、炒车前子、酒车前子、车前草汁。

【品种要求用名】平车前子、平车前草。

【特殊要求用名】鲜车前草。

【常用并开药用名】车前子草（盐车前子、车前草）。

【备注】并开药应注明各多少克。车前子经盐炒后爆裂，有利于有效成分的煎出且利尿而不易伤阴，尚能增强益肝明目之功。车前子入煎剂宜包煎。

瓦　松

Wasong

为景天科瓦松属二年或多年生肉质草本植物瓦松 *Orostachys fimbriata*（Turcz.）Berg. 的地上部分，此为正品。

本植物的全草（瓦松全草）亦供药用。

【生品用名】瓦松、瓦松全草。

【炮制品用名】瓦松末、瓦松烧灰末、瓦松汁、瓦松全草末、瓦松全草汁。

【特殊要求用名】鲜瓦松、瓦松鲜全草。

【备注】瓦松有毒，内服注意用量。

瓦 楞 子

Walengzi

为蚶科蚶属动物毛蚶 *Arca subcrenata* Lischke、魁蚶 *Arca inflata* Reeve 或泥蚶属动物泥蚶 *Arca granosa* Linnaeus 的贝壳，此为正品。

上述动物的肉（蚶肉）亦供药用。

【生品用名】生瓦楞子、蚶肉。

【炮制品用名】生瓦楞子末、煅瓦楞子（瓦楞子）、煅瓦楞子末（瓦楞子末）、醋瓦楞子、盐瓦楞子。

【特殊要求用名】鲜蚶肉。

【备注】瓦楞子入汤剂时宜打碎先煎。瓦楞子生品主含碳酸钙，煅制后生成氧化钙易于人体吸收，从而增强抑制胃酸之功，但若非用于抑酸则不必拘泥于煅制品。

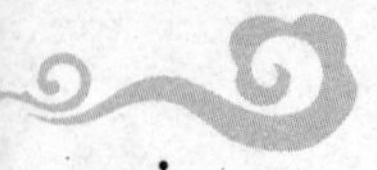

牛 黄

Niuhuang

为牛科野牛属动物牛 *Bos taurus domesticus* Gmelin 的干燥胆结石,此为正品。其中胆囊结石称“胆黄”,胆管结石称“管黄”。产于东北的称“东牛黄”,产于西北、河南一带的称“西牛黄”,产于北京、内蒙古一带的称“京牛黄”,产于加拿大的称“金牛黄”,产于澳洲的称“澳洲牛黄”,产于印度的称“印度牛黄”。

在活牛体内人工培植的牛黄(人工培植牛黄)、以牛的新鲜胆汁作母液,加入去氧胆酸、胆酸、复合胆红素钙等制成的牛黄代用品(体外培育牛黄)、由牛胆粉、胆酸、猪去氧胆酸、牛磺酸、胆红素、胆固醇、微量元素等加工制成的黄色疏松粉末(人工牛黄)亦供药用。

【生品用名】牛黄。

【炮制品用名】牛黄粉、人工培植牛黄、人工培植牛黄粉、人工牛黄、体外培育牛黄、体外培育牛黄末。

【产地要求用名】东牛黄、西牛黄、京牛黄、金山牛黄(金牛黄)、澳洲牛黄、印度牛黄。

【特殊要求用名】胆牛黄、管牛黄。

【备注】牛黄、人工培植牛黄、体外培育牛黄、人工牛黄内服多入丸、散、膏、丹,孕妇慎服。牛的其他药用部位详见四画“牛鞭”条。

牛 膝

Niuxi

为苋科牛膝属多年生草本植物牛膝 *Achyranthes bidentata* Bl. 的根,此为正品。

本植物的叶(牛膝叶)、茎(牛膝茎)、茎叶(牛膝茎叶)亦供药用。

【生品用名】牛膝、牛膝叶、牛膝茎、牛膝茎叶。

【炮制品用名】牛膝末、酒牛膝(炙牛膝)、盐牛膝、牛膝汁、牛膝烧灰末、牛膝叶汁、牛膝茎末、牛膝茎叶汁。

【产地要求用名】怀牛膝。

【特殊要求用名】鲜牛膝、野牛膝、鲜牛膝叶、鲜牛膝茎叶。

【常用并开药用名】川怀牛膝(川牛膝、怀牛膝)。

【备注】并开药应注明各多少克。野牛膝为牛膝的野生种。牛膝有抗生育作用,欲生育妇女及孕妇慎服。河南栽培的“怀牛膝”品质最好。

牛 鞭

Niubian

为牛科野牛属动物黄牛 *Bos taurus domesticus* Gmelin 或水牛属动物水牛 *Bubalus bubalis*

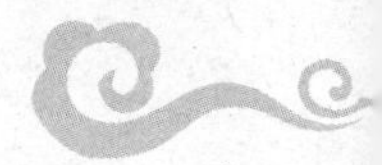

Linnaeus 的除去残肉及油脂的雄性阴茎和睾丸，此为正品。

上述两种动物的肉（牛肉）、骨（牛骨）、骨髓（牛髓）、骨质角髓（牛角鰓）、血液（牛血）、脑（牛脑）、鼻（牛鼻）、齿（牛齿）、喉咙（牛喉咙）、甲状腺体（牛靥）、蹄甲（牛蹄甲）、蹄筋（牛筋）、肝（牛肝）、脾（牛脾）、肺（牛肺）、肾（牛肾）、胆（牛胆）、胆汁（牛胆汁）、胃（牛肚）、肠（牛肠）、胎盘（牛胞衣）、脂肪（牛脂）、乳汁（牛乳）、牛乳经提炼而成的酥油（牛酥）、食用脂肪（醍醐）、乳制品（牛酪）、唾液（牛口涎）、胃中的草结块（牛草结）、皮（牛皮）亦供药用。其中黄牛的角（黄牛角）、黄牛肉熬炼而成的膏（霞天膏）、黄牛皮制成的胶（黄明胶）及水牛的尾（水牛尾）也供药用。

上述两种动物与猪科猪属动物猪的膀胱结石（肾精子）同供药用。

上述两种动物胆囊或胆管或肝管中的结石（牛黄）详见四画该条。水牛的角（水牛角）详见四画该条。

【生品用名】牛鞭、牛肉、牛骨、牛髓、牛角鰓、牛血、牛脑、牛鼻、牛齿、牛喉咙、牛靥、牛蹄甲、牛筋、牛肝、牛脾、牛肺、牛肾、牛胆、牛胆汁、牛肚、牛肠、牛胞衣、牛脂、牛乳、牛口涎、牛草结、牛皮、水牛尾、肾精子。

【炮制品用名】制牛鞭（滑石烫牛鞭）、制牛鞭末、焙牛鞭末、炙牛肉、牛骨粉、牛骨烧灰末、熟牛髓、牛髓烧灰末、炙牛角鰓、牛角鰓烧灰末、炙牛鼻末、牛齿末、煅牛齿末、牛齿烧灰末、醋牛喉咙、焙牛喉咙末、焙牛靥末、牛蹄甲烧灰末、焙牛脾末、牛胆末、牛胆汁干粉、牛胆膏、牛胞衣烧灰末、牛酥、醍醐、牛酪、牛草结末、牛皮烧灰末、黄牛角、黄牛角粉、黄牛角烧灰末、霞天膏、黄明胶、黄明胶珠、蛤粉炒黄明胶、黄明胶烧灰末、水牛尾烧灰末。

【品种要求用名】黄牛肉、水牛肉、黄牛髓、水牛髓、黄牛脑、水牛脑、水牛鼻、黄牛肝、水牛肝、黄牛脂、水牛脂、水牛皮。

【特殊要求用名】鲜牛鞭、鲜牛脑、鲜牛筋、鲜牛肝、鲜牛脾、鲜牛皮、鲜水牛尾。

【备注】黄牛角、牛骨、牛角鰓、牛齿、牛蹄甲、肾精子入煎剂宜先下。黄明胶可入煎剂，亦可烊化冲服。炙牛角鰓为沙烫醋淬制品。黄牛角在产地已经水煮，除去内部骨质角鰓，洗净，晒干或烘干的炮制，故已非生品。

牛蒡子

Niubangzi

为菊科牛蒡属二年生草本植物牛蒡 *Arctium lappa* L. 的干燥成熟果实，此为正品。

本植物的叶（牛蒡叶）、茎叶（牛蒡茎叶）、根（牛蒡根）亦供药用。

【生品用名】生牛蒡子、牛蒡叶、牛蒡茎叶、牛蒡根。

【炮制品用名】生牛蒡子末、炒牛蒡子（牛蒡子）、炒牛蒡子末（牛蒡子末）、牛蒡叶汁、牛蒡茎叶汁、牛蒡根末、牛蒡根汁。

【特殊要求用名】鲜牛蒡叶、鲜牛蒡茎叶、牛蒡鲜根。

【备注】牛蒡子入煎剂时宜捣碎。牛蒡子炒制后能缓和其寒滑之性，不致伤中，且宣散作用更佳。

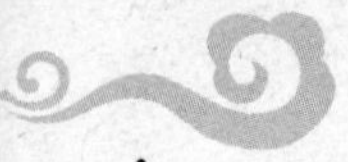

毛冬青
Maodongqing

为冬青科冬青属常绿灌木或小乔木植物毛冬青 *Ilex pubescens* Hook. et Arn. 的干燥根，此为正品。

本植物的叶（毛冬青叶）、枝叶（毛冬青枝叶）亦供药用。

【生品用名】 毛冬青、毛冬青叶、毛冬青枝叶。

【炮制品用名】 毛冬青叶末、毛冬青叶汁。

【特殊要求用名】 鲜毛冬青叶、鲜毛冬青枝叶。

毛诃子
Maohezi

为使君子科榄仁树属落叶乔木植物毗黎勒 *Terminalia bellirica*（Gaertn.）Roxb. 的干燥成熟果实，此为正品。

【生品用名】 毛诃子（毗黎勒）。

【炮制品用名】 毛诃子末、毛诃子烧灰末。

【备注】 毛诃子为藏医、蒙医习用药材，多入丸、散服或外用。

升麻
Shengma

为毛茛科升麻属多年生草本植物大三叶升麻 *Cimicifuga heracleifolia* Kom.、兴安升麻 *Cimicifuga dahurica*（Turcz.）Maxim. 或升麻 *Cimicifuga foetida* L. 的干燥根茎，此为正品。前者习称“关升麻”，中者习称“北升麻”，后者习称“川升麻”。

【生品用名】 升麻。

【炮制品用名】 升麻末、蜜升麻（炙升麻）、酒升麻、炒升麻、炒升麻末、升麻炭。

【品种要求用名】 关升麻、北升麻、川升麻。

【备注】 升麻有小毒，注意用量。

化橘红
Huajuhong

为芸香科柑橘属常绿乔木植物化州柚 *Citrus grandis* ‘Tomentosa’ 或柚 *Citrus grandis*（L.）Osbeck 的未成熟或近成熟的干燥外层果皮，此为正品。前者习称“毛橘红”，后者习称“光橘红”。

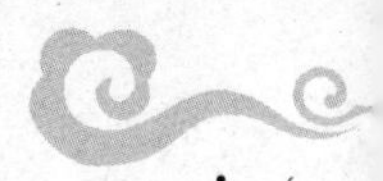

其中化州柚的未成熟幼小果实（橘红珠）及柚的成熟果实（柚）、果皮（柚皮）、种子（柚核）、花（柚花）、叶（柚叶）、根（柚根）亦供药用。

【生品用名】化橘红、橘红珠、柚、柚皮、柚核、柚花、柚叶、柚根。

【炮制品用名】化橘红末、蜜炙化橘红（炙化橘红）、柚皮末、柚叶汁。

【品种要求用名】毛橘红、光橘红。

【特殊要求用名】鲜柚叶。

月季花
Yuejihua

为蔷薇科蔷薇属矮小直立灌木植物月季 *Rosa chinensis* Jacq. 的花，此为正品。

本植物的叶（月季叶）、根（月季根）亦供药用。

【生品用名】月季花、月季叶、月季根。

【炮制品用名】月季花末。

【特殊要求用名】鲜月季花、鲜月季叶。

丹参
Danshen

为唇形科鼠尾草属多年生草本植物丹参 *Salvia miltiorrhiza* Bge. 的干燥根和根茎，此为正品。

【生品用名】丹参。

【炮制品用名】丹参末、酒丹参（炙丹参）、酒丹参末、炒丹参、米炒丹参（米丹参）、醋丹参、猪血丹参、鳖血丹参、丹参炭。

【备注】丹参反藜芦。

乌药
Wuyao

为樟科山胡椒属常绿灌木或小乔木植物乌药 *Lindera aggregata*（Sims）Kosterm. 的干燥块根，此为正品。

本植物的叶（乌药叶）、果实（乌药子）亦供药用。

【生品用名】乌药（台乌药、天台乌药）、乌药叶、乌药子。

【炮制品用名】乌药末、炒乌药、炒乌药末、醋乌药、酒乌药、乌药炭、乌药烧灰末、炒乌药子。

【特殊要求用名】乌药鲜叶。

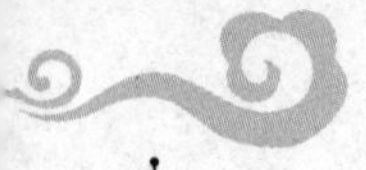

乌 梅
Wumei

为蔷薇科李属落叶小乔木或灌木植物梅 *Prunus mume*（Sieb.）Sieb. et Zucc. 的近成熟果实经低温烘干后闷制变黑的加工品，此为正品。

本植物的果肉加工品（乌梅肉）、种仁（梅核仁）、未成熟果实（青梅）、经盐渍的果实（白梅）及果肉（白梅肉）、叶（梅叶）、带叶枝条（梅梗）、根（梅根）、根皮（梅根皮）亦供药用。

本植物及同属变型植物绿萼梅、红梅花的花蕾（梅花）也供药用。

【生品用名】梅核仁、青梅、梅花、梅叶、梅梗、梅根、梅根皮。

【炮制品用名】乌梅、乌梅肉、醋乌梅、蒸乌梅、乌梅炭、乌梅烧灰末、炒乌梅肉、焙乌梅肉、乌梅肉烧灰末、青梅汁、白梅、白梅末、煅白梅末、白梅烧灰末、白梅肉、焙梅叶末、梅根末、梅根皮末。

【品种要求用名】白梅花、绿萼梅花（绿萼梅）、红梅花。

【特殊要求用名】鲜青梅、鲜梅花、带露梅花、鲜梅叶、鲜梅梗、鲜梅根。

【备注】梅核仁入煎剂宜捣烂。

乌 梢 蛇
Wushaoshe

为游蛇科乌梢属动物乌梢蛇 *Zaocys dhumnades*（Cantor）剖开腹部或先剥皮，除去内脏的干燥体，此为正品。

本动物的卵（乌蛇卵）、脂肪（乌蛇膏）亦供药用。皮（乌蛇皮）、肉（乌梢蛇肉）还单供药用。

本动物蜕下的干燥表皮膜（蛇蜕）、胆（蛇胆）也供药用，详见十一画各条。

【生品用名】乌梢蛇、乌蛇卵、乌蛇皮、乌蛇膏。

【炮制品用名】乌梢蛇末、酒乌梢蛇（炙乌梢蛇）、酒乌梢蛇末（炙乌梢蛇末）、焦乌蛇卵末、乌蛇皮烧灰、乌梢蛇肉、乌梢蛇肉末。

【备注】乌梢蛇肉为净乌梢蛇用黄酒闷透后除去皮骨的干燥制品。

凤 尾 草
Fengweicao

为凤尾厥科凤尾厥属陆生厥类植物凤尾草 *Pteris multifida* Poir. 的全草，此为正品。

本植物的叶（凤尾草叶）、根（凤尾草根）、根茎（凤尾草根茎）还单供药用。

【生品用名】凤尾草、凤尾草叶、凤尾草根、凤尾草根茎。

【炮制品用名】焙凤尾草末、凤尾草汁。

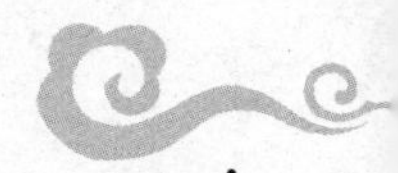

【特殊要求用名】 鲜凤尾草、凤尾草鲜叶、凤尾草鲜根、凤尾草鲜根茎。

火麻仁
Huomaren

为桑科大麻属一年生草本植物大麻 *Cannabis sativa* L. 的干燥成熟种子,此为正品。

本植物的雄花(麻花)、雌花序和幼嫩果序(麻蕡)、叶(麻叶)、茎皮部纤维(麻皮)、根(麻根)亦供药用。

【生品用名】 火麻仁、麻花、麻蕡、麻叶、麻皮、麻根。

【炮制品用名】 炒火麻仁、炒火麻仁末、麻花末、麻叶末、炒麻叶末、麻叶汁、麻皮末、麻皮烧灰末、麻根汁。

【特殊要求用名】 鲜麻花、鲜麻蕡、鲜麻叶、鲜麻根。

【备注】 麻花、麻蕡、麻叶有毒,火麻仁亦有报道有小毒,内服均应注意用量。

巴 豆
Badou

为大戟科巴豆属常绿小乔木植物巴豆 *Croton tiglium* L. 的干燥成熟种仁,此为正品。

本植物的叶(巴豆叶)、种皮(巴豆壳)、根(巴豆树根)亦供药用。种仁之脂肪油(巴豆油)还单供药用。

【生品用名】 生巴豆、巴豆叶、巴豆壳、巴豆树根。

【炮制品用名】 巴豆霜(巴豆)、巴豆油、焦巴豆、巴豆炭、巴豆叶末、巴豆壳末、巴豆壳烧灰末、巴豆树根末。

【特殊要求用名】 巴豆鲜叶、鲜巴豆壳、巴豆树鲜根。

【备注】 巴豆及其炮制品除巴豆炭外均有大毒,巴豆叶、巴豆树根亦有毒,均应注意用量,孕妇禁用。巴豆制霜可降低毒性,缓和其峻下作用。巴豆畏牵牛子。

巴戟天
Bajitian

为茜草科巴戟天属藤状灌木植物巴戟天 *Morinda officinalis* How 的干燥根,此为正品。

【生品用名】 生巴戟天。

【炮制品用名】 生巴戟天末、甘草制巴戟天(巴戟天、制巴戟天)、甘草制巴戟天末(巴戟天末)、巴戟肉(蒸巴戟天)、巴戟肉末、盐巴戟天、酒巴戟天。

【备注】 巴戟天传统用药多要求“去心”以“免人烦躁”。今制巴戟天、巴戟肉、盐巴戟天、酒巴戟天在炮制中均已除去木心。巴戟天经甘草煮制后可增强其补益助阳之功,临床较为常用。

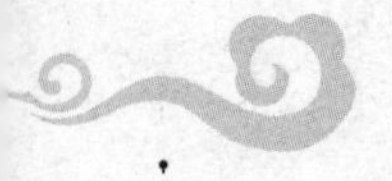

水蛭

Shuizhi

为水蛭科蚂蟥属动物蚂蟥 *Whitmania pigra* Whitman、柳叶蚂蟥 *Whitmania acranulata*（Whitman）或医蛭属动物水蛭 *Hirudo nipponica* Whitman 的干燥全体，此为正品。

【生品用名】生水蛭。

【炮制品用名】生水蛭粉、烫水蛭（水蛭、制水蛭）、烫水蛭粉（水蛭粉）、米炒水蛭、油炙水蛭。

【特殊要求用名】活水蛭。

【备注】水蛭有小毒，注意用量，孕妇及有出血倾向者禁服。水蛭用滑石粉烫制可降低毒性，且质地酥脆，利于粉碎。水蛭生品虽为沸水烫死或用石灰及酒闷死后的晒干或低温干燥品，但仍有虫体内未杀死的卵子进入人体为害之虑，故研粉吞服以用炮制后的熟品为宜。

水飞蓟

Shuifeiji

为菊科水飞蓟属一年或二年生草本植物水飞蓟 *Silybum marianum*（L.）Gaertn. 的干燥成熟果实，此为正品。

【生品用名】水飞蓟。

【炮制品用名】水飞蓟末。

水牛角

Shuiniujiao

为牛科水牛属动物水牛 *Bubalus bubalis* Linnaeus 的角，此为正品。

【炮制品用名】水牛角片（水牛角）、水牛角丝、水牛角粉、水牛角烧灰。

【备注】水牛角入汤剂宜先煎 3 小时以上。商品水牛角在产地取角后经水煮、除去角塞再干燥，已为炮制品。水牛的其他药用部位详见四画“牛鞭”条。

水红花子

Shuihonghuazi

为蓼科蓼属一年生草本植物红（荭）蓼 *Polygonum orientale* L. 的成熟果实，此为正品。本植物的花序（荭草花）、叶（荭草叶）、茎叶（荭草）、根茎（荭草根）亦供药用。

【生品用名】水红花子、荭草花、荭草叶、荭草、荭草根。

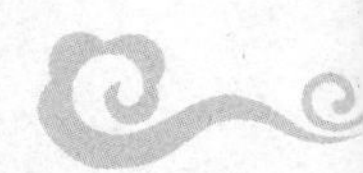

【炮制品用名】水红花子末、炒水红花子、炒水红花子末、荭草花末、荭草叶末、荭草末。

【特殊要求用名】鲜水红花子、鲜荭草花、鲜荭草叶、鲜荭草、陈荭草、鲜荭草根。

【备注】水红花子入煎剂时宜捣碎。荭草孕妇禁服。

五　画

玉　竹
Yuzhu

为百合科黄精属多年生草本植物玉竹*Polygonatum odoratum*(Mill.)Druce的根茎,此为正品。

【生品用名】玉竹(葳蕤、萎蕤)。

【炮制品用名】蒸玉竹(制玉竹)、蜜玉竹(炙玉竹)、酒玉竹、焙玉竹末。

【特殊要求用名】肥玉竹、鲜玉竹。

玉米须
Yumixu

为禾本科玉蜀黍属高大一年生栽培植物玉蜀黍 *Zea mays* L. 种子成熟时的干燥花柱和柱头,此为正品。

本植物的雄花穗(玉米花)、鞘状苞片(玉蜀黍苞片)、穗轴(玉米轴)、种子(玉蜀黍)、叶(玉蜀黍叶)、根(玉蜀黍根)、种子榨取的脂肪油(玉米油)亦供药用。

【生品用名】玉米须、玉米花、玉蜀黍苞片、玉米轴、玉蜀黍、玉蜀黍叶、玉蜀黍根。

【炮制品用名】玉米须烧灰末、煅玉米轴末、玉米轴烧灰末、玉蜀黍粉、玉米油。

【特殊要求用名】鲜玉蜀黍根。

功劳木
Gonglaomu

为小檗科十大功劳属常绿灌木植物阔叶十大功劳 *Mahonia bealei*(Fort.)Carr. 或细叶十大功劳 *Mahonia fortunei*(Lindl.)Fedde 的茎,此为正品。

上述两种植物的果实(功劳子)、根(十大功劳根)及阔叶十大功劳的叶(十大功劳叶)亦供药用。上述两种植物的茎皮(十大功劳树皮)还单供药用。

【生品用名】功劳木、功劳子、十大功劳叶、十大功劳树皮、十大功劳根。

【炮制品用名】功劳木末、十大功劳叶末、十大功劳树皮末、十大功劳根末。

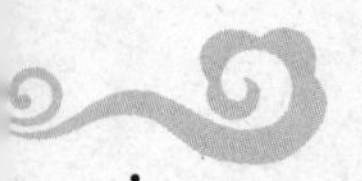

【品种要求用名】阔叶十大功劳木、阔叶十大功劳树皮、阔叶十大功劳根、细叶十大功劳木、细叶十大功劳树皮、细叶十大功劳根。

【特殊要求用名】鲜功劳木、十大功劳鲜叶、十大功劳鲜树皮、十大功劳鲜根。

甘　松
Gansong

为败酱科甘松属多年生草本植物甘松 *Nardostachys jatamansi* DC. 的干燥根和根茎，此为正品。

【生品用名】甘松。

【炮制品用名】甘松末。

甘　草
Gancao

为豆科甘草属多年生草本植物甘草 *Glycyrrhiza uralensis* Fisch.、胀果甘草 *Glycyrrhiza inflata* Bat. 或光果甘草 *Glycyrrhiza glabra* L. 的干燥根和根茎，此为正品。甘草保留栓皮者称“皮甘草”，皮甘草按产地不同又分为“东甘草”和“西甘草”。将外面栓皮削去者称“粉甘草”。

其中甘草属植物甘草的根或根茎内充填有棕黑色树脂状物质的部分（甘草节）、根茎上端的芦头部分（甘草头）、根的末梢部分或细根（甘草梢）还单供药用。

【生品用名】生甘草（甘草）、甘草节、甘草头、甘草梢。

【炮制品用名】甘草末、蜜甘草（炙甘草）、蜜甘草末（炙甘草末）、炒甘草、甘草节末、炙甘草节。

【产地要求用名】东甘草、西甘草。

【品种要求用名】胀果甘草、光果甘草。

【特殊要求用名】皮甘草、粉甘草、粉甘草末、蜜粉甘草（炙粉甘草）、蜜粉甘草末（炙粉甘草末）、粉甘草节。

【常用并开药用名】生炙甘草（生甘草、炙甘草）。

【备注】并开药应注明各多少克。甘草反海藻、京大戟、红大戟、芫花、甘遂。

甘　遂
Gansui

为大戟科大戟属多年生草本植物甘遂 *Euphorbia kansui* T. N. Liou ex T. P. Wang 的干燥块根，此为正品。

【生品用名】生甘遂。

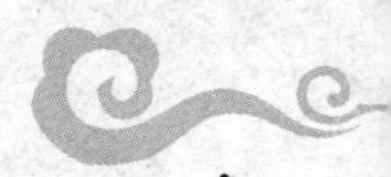

【炮制品用名】生甘遂末、醋甘遂(炙甘遂、甘遂)、醋甘遂末(炙甘遂末、甘遂末)、甘草制甘遂。

【备注】甘遂有毒,注意用量,孕妇禁服。甘遂生品药力峻烈,醋制可减低毒性,缓和其泻下作用。甘草反甘遂,但古今炮制法中都记载有甘草制甘遂,有实验报道此种制法可降低生甘遂毒性,对皮肤、黏膜的刺激性下降6倍左右,泻下作用随之减弱。

艾　叶
Aiye

为菊科蒿属多年生草本植物艾 *Artemisia argyi* Lévl. et Vant. 的叶,此为正品。

本植物的成熟果实(艾实)亦供药用。

【生品用名】艾叶、艾实。

【炮制品用名】艾叶末、艾绒、艾条、艾叶炭、醋艾叶、醋艾炭、艾叶汁、艾叶烧灰末、艾实末。

【产地要求用名】蕲艾叶、北艾叶、川艾叶。

【特殊要求用名】鲜艾叶、陈艾叶。

【备注】艾叶有小毒,注意用量。艾绒、艾条可供灸治用。湖北省蕲春县所产艾叶称“蕲艾叶”,品质为佳。

艾　片
Aipian

为菊科艾纳香属多年生草本或亚灌木植物艾纳香 *Blumea balsamifera*(L.)DC. 的新鲜叶经提取加工制成的左旋龙脑结晶,此为正品。

本植物的叶(艾纳香叶)、茎叶(艾纳香茎叶)、根(艾纳香根)、全草(艾纳香)亦供药用。

【生品用名】艾纳香叶、艾纳香茎叶、艾纳香根、艾纳香。

【炮制品用名】艾片、艾片末、艾纳香粉、艾纳香茎叶末。

【特殊要求用名】艾纳香鲜叶、艾纳香鲜茎叶、鲜艾纳香。

【备注】以往我国部分地区将艾片亦作“天然冰片”使用,现多数业内人士认为“右旋龙脑”为冰片的正品,故《中华人民共和国药典》自2005年版起在“天然冰片”中收载的是樟科樟属植物樟的加工品,详见四画该条。另可参看六画“冰片”及十一画“梅花冰片”两条。艾片不入煎剂,孕妇慎用。

石　韦
Shiwei

为水龙骨科石韦属多年生草本植物庐山石韦 *Pyrrosia sheareri*(Bak.)Ching、石韦 *Pyrrosia*

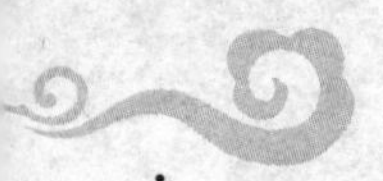

lingua (Thunb.) Farwell 或有柄石韦 *Pyrrosia petiolosa* (Christ) Ching 的叶,此为正品。前者习称“大叶石韦”,后二者习称“小叶石韦”。

上述三种植物的叶上毛茸(石韦毛)、根茎(石韦根)亦供药用。

【生品用名】石韦、石韦毛、石韦根。

【炮制品用名】石韦末、炒石韦末、石韦根末。

【品种要求用名】大叶石韦、小叶石韦。

【特殊要求用名】鲜石韦。

【备注】大叶石韦以镇咳化痰为优,小叶石韦以利尿通淋为长。

石　斛

Shihu

为兰科石斛属多年生附生草本植物金钗石斛 *Dendrobium nobile* Lindl.、霍山石斛 *Dendrobium huoshanense* C. Z. Tang et S. J. Cheng. 鼓槌石斛 *Dendrobium chrysotoxum* Lindl. 或流苏石斛 *Dendrobium fimbriatum* Hook. 的栽培品及其同属植物近似种的茎,此为正品。

【生品用名】干石斛(石斛)。

【炮制品用名】石斛末、酒石斛。

【品种要求用名】金钗石斛、鼓槌石斛、流苏石斛。

【特殊要求用名】鲜石斛。

【备注】石斛入汤剂宜用文火,不宜高温。以往同属植物铁皮石斛亦作石斛使用,现按2020年版《中华人民共和国药典》所载分列之,详见十画“铁皮石斛”条。

石　膏

Shigao

为硫酸盐类矿物石膏族石膏,晶体结构属单斜晶系,主含含水硫酸钙($CaSO_4 \cdot 2H_2O$),此为正品。

本矿物的一种龟背状半透明晶体(玄精石)亦供药用。

【生品用名】生石膏(石膏)、玄精石。

【炮制品用名】生石膏粉(石膏粉)、煅石膏、煅石膏末、玄精石末、煅玄精石、醋淬玄精石。

【备注】生石膏入汤剂宜打碎、先煎。煅石膏多外用。

石见穿

Shijianchuan

为唇形科鼠尾草属一年生草本植物华鼠尾草 *Salvia chinensis* Benth. 的全草,此为正品。

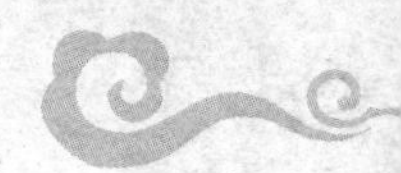

本植物的叶（石见穿叶）、根（石见穿根）还单供药用。

【生品用名】石见穿、石见穿叶、石见穿根。

【炮制品用名】石见穿汁、石见穿叶汁。

【特殊要求用名】鲜石见穿、石见穿鲜叶、石见穿鲜根。

石 吊 兰

Shidiaolan

为苦苣苔科吊石苣苔属常绿小灌木植物吊石苣苔 *Lysionotus pauciflorus* Maxim. 的地上部分，此为正品。

【生品用名】石吊兰。

【炮制品用名】石吊兰末。

【特殊要求用名】鲜石吊兰。

石 决 明

Shijueming

为鲍科鲍属动物杂色鲍 *Haliotis diversicolor* Reeve（贝壳习称“光底石决明”）、皱纹盘鲍 *Haliotis discus hannai* Ino、羊鲍 *Haliotis ovina* Gmelin（二者的贝壳习称“毛底石决明”）、澳洲鲍 *Haliotis ruber*（Leach）（贝壳习称“大石决明”）、耳鲍 *Haliotis asinina* Linnaeus（贝壳习称“小石决明”）或白鲍 *Haliotis laevigata*（Donovan）的贝壳，此为正品。

上述动物的肉（鳆鱼）亦供药用。

【生品用名】生石决明（石决明）、鳆鱼干（鲍鱼干）。

【炮制品用名】生石决明末（石决明末）、煅石决明、煅石决明末、盐石决明、烘焙石决明。

【品种要求用名】光底石决明（九孔石决明）、毛底石决明、大石决明、小石决明。

【特殊要求用名】鲜鳆鱼（鲜鲍鱼肉）。

【备注】石决明入煎剂宜打碎、先煎。通常认为光底石决明品质为佳。

石 南 藤

Shinanteng

为胡椒科胡椒属常绿攀缘藤本植物石南藤 *Piper wallichii*（Miq.）Hand.-Mazz. 的地上部分，此为正品。

本植物的全株（石南藤全株）亦供药用。叶（石南藤叶）还单供药用。

【生品用名】石南藤（南藤）、石南藤叶、石南藤全株。

【特殊要求用名】鲜石南藤、鲜石南藤叶、鲜石南藤全株。

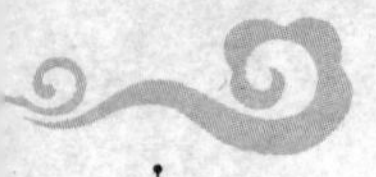

石 菖 蒲

Shichangpu

为天南星科菖蒲属多年生草本植物石菖蒲 *Acorus tatarinowii* Schott 的根茎，此为正品。

本植物的花（石菖蒲花）、叶（石菖蒲叶）、全株（石菖蒲全株）亦供药用。

【生品用名】石菖蒲、石菖蒲花、石菖蒲叶、石菖蒲全株。

【炮制品用名】石菖蒲末、姜石菖蒲、麸炒石菖蒲、石菖蒲汁。

【特殊要求用名】鲜石菖蒲、鲜石菖蒲全株。

【备注】古文献中认为石菖蒲一寸长有九节者为良，故称“九节菖蒲”。现今药源“九节菖蒲”为毛茛科植物阿尔泰银莲花的根茎，详见二画该条。

石 楠 叶

Shinanye

为蔷薇科石楠属常绿灌木或小乔木植物石楠 *Photinia serrulata* Lindl. 的干燥叶，此为正品。

本植物的带叶嫩枝（石楠）、成熟果实（石楠实）、根（石楠根）、根皮（石楠根皮）亦供药用。

【生品用名】石楠叶、石楠、石楠实、石楠根、石楠根皮。

【炮制品用名】石楠叶末、石楠末、石楠实末、石楠根末、石楠根皮末。

【特殊要求用名】鲜石楠根、鲜石楠根皮。

石 榴 皮

Shiliupi

为石榴科石榴属落叶灌木或小乔木植物石榴 *Punica granatum* L. 的干燥果皮，此为正品。

本植物的花（石榴花）、甜酸味果实（甜石榴）、酸味果实（酸石榴）、种子（石榴子）、叶（石榴叶）、根（石榴根）、根皮（石榴根皮）、根内皮（石榴根内层皮）亦供药用。

【生品用名】石榴皮、甜石榴、酸石榴、石榴子（藏文音名：森珠）、石榴花、石榴叶、石榴根、石榴根皮、石榴根内层皮。

【炮制品用名】石榴皮末、炒石榴皮、炒石榴皮末、焦石榴皮、石榴皮炭、甜石榴汁、酸石榴汁、酸石榴烧灰末、石榴子末、石榴花末、焙石榴花、焙石榴花末、醋石榴根。

【品种要求用名】甜石榴皮、酸石榴皮、酸石榴花、酸石榴根。

【特殊要求用名】鲜石榴花、鲜石榴叶、鲜石榴根。

【备注】石榴皮有小毒，注意用量。石榴子为藏医、蒙医习用药材。

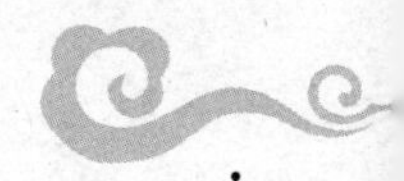

布渣叶
Buzhaye

为椴树科布渣叶属灌木或小乔木植物破布叶 *Microcos paniculata* L. 的叶，此为正品。

【生品用名】布渣叶（破布叶）。

【特殊要求用名】鲜布渣叶。

龙齿
Longchi

为古代哺乳动物如象类、犀牛类、三趾马等的牙齿化石，此为正品。其中呈青灰色或暗棕色者，习称“青龙齿”；白色或黄白色者，习称“白龙齿”。

【生品用名】生龙齿。

【炮制品用名】生龙齿末、煅龙齿（龙齿）、煅龙齿末（龙齿末）、盐淬龙齿。

【品种要求用名】青龙齿、白龙齿。

【备注】龙齿入汤剂宜打碎、先煎。龙齿煅制后质地酥松，易于粉碎，且收敛、安神功用可增强。

龙骨
Longgu

为古代哺乳动物如象类、犀牛类、三趾马、牛类、鹿类等的骨骼化石，此为正品。其中象类的门齿化石习称“五花龙骨”。

【生品用名】生龙骨。

【炮制品用名】生龙骨末、煅龙骨（龙骨）、煅龙骨末（龙骨末）。

【品种要求用名】五花龙骨（花龙骨）。

【常用并开药用名】生龙牡（生龙骨、生牡蛎）、煅龙牡（煅龙骨、煅牡蛎）。

【备注】并开药应注明各多少克。龙骨入汤剂宜打碎、先煎。生龙骨擅于平肝潜阳，镇惊安神；煅龙骨长于收敛固涩，生肌敛疮。通常认为五花龙骨品质较佳，有实验表明，其有效成分的煎出率明显高于其他品种。

龙胆
Longdan

为龙胆科龙胆属多年生草本植物条叶龙胆 *Gentiana manshurica* Kitag.、龙胆 *Gentiana*

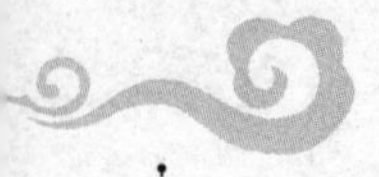

scabra Bge.、三花龙胆 *Gentiana triflora* Pall. 或坚龙胆 *Gentiana rigescens* Franch. 的干燥根和根茎，此为正品。前三种习称“关龙胆”，后一种称“坚龙胆”。

【生品用名】龙胆（龙胆草）。

【炮制品用名】龙胆末、炒龙胆、炒龙胆末、酒龙胆、龙胆炭。

【品种要求用名】关龙胆、坚龙胆（滇龙胆）。

龙葵
Longkui

为茄科茄属一年生草本植物龙葵 *Solanum nigrum* L. 的全草，此为正品。

本植物的叶（龙葵叶）、茎叶（龙葵茎叶）、果实（龙葵果）、种子（龙葵子）、根（龙葵根）还单供药用。

【生品用名】龙葵、龙葵叶、龙葵茎叶、龙葵果、龙葵子、龙葵根。

【炮制品用名】龙葵末、龙葵根末。

【特殊要求用名】鲜龙葵、鲜龙葵叶、鲜龙葵茎叶、鲜龙葵果、鲜龙葵根。

龙眼肉
Longyanrou

为无患子科龙眼属常绿乔木植物龙眼 *Dimocarpus longan* Lour. 的假种皮，此为正品。

本植物的花（龙眼花）、果皮（龙眼壳）、种子（龙眼核）、叶或嫩芽（龙眼叶）、树皮（龙眼树皮）、树皮内皮（龙眼树二层皮）、根皮（龙眼根皮）、除去外层粗皮的根皮（龙眼根二层皮）、根（龙眼根）亦供药用。

【生品用名】龙眼肉、龙眼花、龙眼壳、龙眼核、龙眼叶、龙眼树皮、龙眼树二层皮、龙眼根皮、龙眼根二层皮、龙眼根。

【炮制品用名】龙眼壳末、龙眼壳烧灰末、龙眼核末、煅龙眼核、煅龙眼核末、龙眼核烧灰末、龙眼叶末、龙眼叶烧灰末、煅龙眼树皮末、酒龙眼根皮。

【特殊要求用名】鲜龙眼核、鲜龙眼叶、鲜龙眼树皮、鲜龙眼根。

龙脷叶
Longliye

为大戟科守宫木属常绿小灌木植物龙脷叶 *Sauropus spatulifolius* Beille 的叶，此为正品。

本植物的花（龙脷叶花）亦供药用。

【生品用名】龙脷叶、龙脷叶花。

【炮制品用名】龙脷叶末。

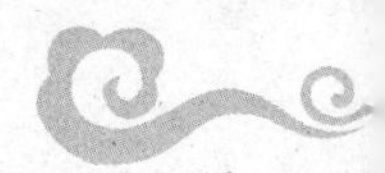

【特殊要求用名】鲜龙脷叶、鲜龙脷叶花。

平 贝 母
Pingbeimu

为百合科贝母属多年生草本植物平贝母 *Fritillaria ussuriensis* Maxim. 的干燥鳞茎，此为正品。

【生品用名】平贝母。

【炮制品用名】平贝母粉。

【备注】平贝母反乌头类药材。

北 豆 根
Beidougen

为防己科蝙蝠葛属多年生缠绕藤本植物蝙蝠葛 *Menispermum dauricum* DC. 的干燥根茎，此为正品。

本植物的叶（蝙蝠葛叶）、藤茎（蝙蝠葛藤）亦供药用。

【生品用名】北豆根、蝙蝠葛叶、蝙蝠葛藤。

【炮制品用名】北豆根末。

【特殊要求用名】鲜蝙蝠葛叶、鲜蝙蝠葛藤。

【备注】北豆根有小毒，注意用量。

北 沙 参
Beishashen

为伞形科珊瑚菜属多年生草本植物珊瑚菜 *Glehnia littoralis* Fr. Schmidt ex Miq. 的干燥根，此为正品。

【生品用名】北沙参。

【炮制品用名】米炒北沙参（制北沙参）、炒北沙参、蜜北沙参（炙北沙参）。

【常用并开药用名】南北沙参（南沙参、北沙参）。

【备注】并开药应注明各多少克。北沙参反藜芦。

北 败 酱
Beibaijiang

为菊科苦苣菜属多年生草本植物苣荬菜 *Sonchus arvensis* L. 的幼苗，此为正品。

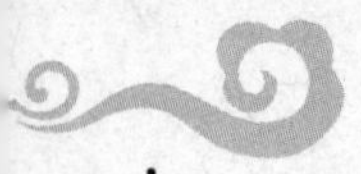

【生品用名】北败酱。

【炮制品用名】北败酱末、北败酱汁。

【特殊要求用名】鲜北败酱。

【备注】北败酱以往有异名“败酱草”。因败酱草同时又是我国南、北方多科多种植物使用过的异名，为避免歧义，今后在处方中停止使用“败酱草”名称。参见八画“败酱”和十一画“菥蓂”条。

北刘寄奴

Beiliujinu

为玄参科阴行草属一年生草本植物阴行草 *Siphonostegia chinensis* Benth. 的全草，此为正品。

【生品用名】北刘寄奴。

【炮制品用名】北刘寄奴末。

【特殊要求用名】鲜北刘寄奴。

【备注】北刘寄奴异名很多，2006 年第二版《中药大辞典》中的用名为“金钟茵陈”。考虑到中医处方用名的习惯性与广泛性，同时也为了与菊科蒿属植物奇蒿（南刘寄奴）相区别，今按 2020 年版《中华人民共和国药典》所载，阴行草的处方用名为“北刘寄奴”。南刘寄奴参见九画该条。

北洋金花

Beiyangjinhua

为茄科曼陀罗属一年生草本植物毛曼陀罗 *Datura innoxia* Mill. 的干燥花，此为正品。

本植物的全草（毛曼陀罗全草）、果实或种子（毛曼陀罗子）、叶（毛曼陀罗叶）、根（毛曼陀罗根）、根皮（毛曼陀罗根皮）亦供药用。

【生品用名】北洋金花（毛曼陀罗花）、毛曼陀罗全草、毛曼陀罗子、毛曼陀罗叶、毛曼陀罗根、毛曼陀罗根皮。

【炮制品用名】北洋金花末、制北洋金花、制北洋金花末、毛曼陀罗全草末、毛曼陀罗叶末、毛曼陀罗叶汁、毛曼陀罗根末、毛曼陀罗根皮末。

【特殊要求用名】鲜毛曼陀罗全草、毛曼陀罗鲜叶、毛曼陀罗鲜根。

【备注】毛曼陀罗全株有毒，种子的毒性最大，花、果实、种子、叶、根、全草、均应注意用量，孕妇及外感与痰热咳喘、青光眼、高血压、心动过速患者禁用。毛曼陀罗花以往部分地区亦作洋金花用，因基源不同，功用有异，现分列之。洋金花详见九画该条。

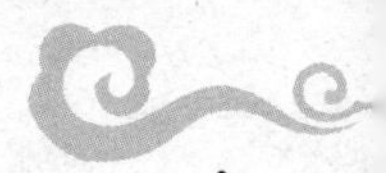

叶下珠

Yexiazhu

为大戟科叶下珠属一年生草本植物叶下珠 *Phyllanthus urinaria* L. 的带根全草，此为正品。

本植物的叶（叶下珠叶）、根（叶下珠根）还单供药用。

【生品用名】叶下珠、叶下珠叶、叶下珠根。

【特殊要求用名】鲜叶下珠、叶下珠鲜叶、叶下珠鲜根。

四季青

Sijiqing

为冬青科冬青属常绿乔木植物冬青 *Ilex chinensis* Sims 的叶，此为正品。

本植物的果实（冬青子）、树皮（冬青树皮）、根皮（冬青根皮）、树皮和根皮（冬青皮）亦供药用。

【生品用名】四季青、冬青子、冬青树皮、冬青根皮、冬青皮。

【炮制品用名】四季青末、四季青烧灰末、冬青子末。

【特殊要求用名】鲜四季青、鲜冬青树皮、鲜冬青根皮、鲜冬青皮。

生姜

Shengjiang

为姜科姜属多年生草本植物姜 *Zingiber officinale* Rosc. 的新鲜根茎，此为正品。

本植物的茎叶（姜叶）亦供药用。根茎外皮（生姜皮、干姜皮）、新鲜根茎的蒸馏液（姜露）、干燥根茎（干姜）还单供药用。

【生品用名】生姜、干姜、姜叶、生姜皮、干姜皮。

【炮制品用名】生姜汁、煨姜、干姜末、炮姜、炮姜末、姜炭、姜炭末、干姜皮末、姜叶末、姜叶汁、姜露。

【特殊要求用名】老生姜、鲜姜叶。

仙茅

Xianmao

为石蒜科仙茅属多年生草本植物仙茅 *Curculigo orchioides* Gaertn. 的根茎，此为正品。

【生品用名】仙茅。

【炮制品用名】仙茅末、酒仙茅（炙仙茅）、米仙茅、米泔制仙茅。

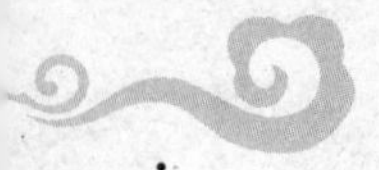

【**特殊要求用名**】鲜仙茅。

【**备注**】仙茅生品有小毒,注意用量,酒制可明显降低其毒性,且能增强其温肾壮阳之功。

仙 人 掌

Xianrenzhang

为仙人掌科仙人掌属多年生常绿肉质植物仙人掌 *Opuntia dillenii*(Ker-Gaw.)Haw. 或绿仙人掌 *Opuntia vulgaris* Mill. 的茎和根,此为正品。

上述两种植物的花(仙人掌花)、果实(仙人掌子)、肉质茎中流出的浆液凝结物(玉芙蓉)亦供药用。

【**生品用名**】仙人掌、仙人掌花(神仙掌花)、仙人掌子、玉芙蓉。

【**炮制品用名**】焙仙人掌末、仙人掌汁、玉芙蓉绒。

【**特殊要求用名**】鲜仙人掌、去刺仙人掌、鲜仙人掌子。

仙 鹤 草

Xianhecao

为蔷薇科龙芽草属多年生草本植物龙芽草 *Agrimonia pilosa* Ledeb. 的地上部分,此为正品。

本植物的根(仙鹤草根)、带短小根茎的冬芽(仙鹤草芽)亦供药用。

【**生品用名**】仙鹤草、仙鹤草根(龙芽草根)、仙鹤草芽。

【**炮制品用名**】焙仙鹤草末、仙鹤草炭、仙鹤草根末、仙鹤草芽末。

【**特殊要求用名**】鲜仙鹤草、鲜仙鹤草根、鲜仙鹤草芽。

白 及

Baiji

为兰科白及属多年生草本植物白及 *Bletilla striata*(Thunb.)Reichb. f. 的干燥块茎,此为正品。

【**炮制品用名**】白及、白及粉、焦白及粉。

【**备注**】白及反乌头类药材。白及在产地已经蒸或煮、净制、干燥等炮制,故已非生品。

白 术

Baizhu

为菊科苍术属多年生草本植物白术 *Atractylodes macrocephala* Koidz. 的干燥根茎,此为正品。

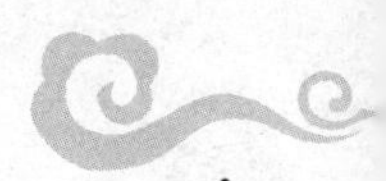

本植物的苗叶（白术苗）亦供药用。

【生品用名】生白术、白术苗。

【炮制品用名】生白术末、麸炒白术（白术）、麸炒白术末（白术末）、炒白术、土炒白术、焦白术、白术炭、泔制白术、米炒白术、盐白术、蒸白术、乳制白术、姜白术、枳实炒白术、香附炒白术。

【产地要求用名】於潜白术。

【常用并开药用名】苍白术（制苍术、麸炒白术）。

【备注】并开药应注明各多少克。白术含有挥发油，生品对人的消化道有刺激作用，麸炒等炮制后挥发油减少，药性缓和，尚可增强健脾和胃之功。产于浙江於潜山区的栽培白术（於潜白术）品质较佳。

白　芍
Baishao

为毛茛科（一说：芍药科）芍药属多年生草本植物芍药 *Paeonia lactiflora* Pall. 的根，此为正品。

【生品用名】白芍。

【炮制品用名】白芍末、炒白芍、炒白芍末、酒白芍、醋白芍、土炒白芍、白芍炭。

【产地要求用名】亳白芍、杭白芍。

【特殊要求用名】鲜白芍。

【常用并开药用名】赤白芍（赤芍、白芍）、赤白芍粉（赤芍粉、白芍粉）、炒赤白芍（炒赤芍、炒白芍）、酒赤白芍（酒赤芍、酒白芍）。

【备注】并开药应注明各多少克。白芍反藜芦。白芍基原参见七画“赤芍”条。产于安徽亳州的亳白芍和浙江杭州的杭白芍品质为佳。

白　芷
Baizhi

为伞形科当归属多年生草本植物白芷 *Angelica dahurica*（Fisch. ex Hoffm.）Benth. et Hook. f. 或杭白芷 *Angelica dahurica*（Fisch. ex Hoffm.）Benth. et Hook. f. var. *formosana*（Boiss.）Shan et Yuan 的根，此为正品。前者河北习称“祁白芷”、河南习称“禹白芷”，后者四川习称“川白芷”。

上述两种植物的叶（白芷叶）亦供药用。

【生品用名】白芷、白芷叶。

【炮制品用名】白芷末、白芷叶粉。

【产地要求用名】杭白芷、川白芷、禹白芷、祁白芷。

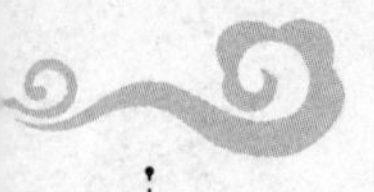

【**特殊要求用名**】鲜白芷。

白 英
Baiying

为茄科茄属多年生蔓生草本植物白英 *Solanum lyratum* Thunb. 的全草,此为正品。

本植物的果实(白英果)、叶(白英叶)、根(白英根)还单供药用。

【**生品用名**】白英(白毛藤)、白英果(鬼目)、白英叶、白英根(白毛藤根)。

【**炮制品用名**】白英汁、白英果末、焙白英果、白英叶汁。

【**特殊要求用名**】鲜白英、鲜白英叶、鲜白英根。

【**备注**】以往白英及其各药用部位名称多样,较为混乱,为避免歧义,今后统一以其植物学名白英来命名。

白 矾
Baifan

为硫酸盐类矿物明矾石族明矾石经加工提炼制成,晶体结构属三方晶系,主含含水硫酸铝钾[$KAl(SO_4)_2 \cdot 12H_2O$],此为正品。

【**炮制品用名**】白矾(明矾)、白矾末、枯矾(煅白矾)、枯矾末(煅白矾末)。

【**备注**】白矾、枯矾常外用。白矾内服对消化道有刺激作用,煅制可缓和其酸寒之性,减轻涌吐的副作用,但仍应注意用量,不宜多服、久服。

白 果
Baiguo

为银杏科银杏属落叶乔木植物银杏 *Ginkgo biloba* L. 的成熟种子,此为正品。

本植物的叶(银杏叶)、根(银杏根)、根皮(银杏根皮)亦供药用。果仁(白果仁)还单供药用。

【**生品用名**】生白果、生白果仁、银杏叶、银杏根、银杏根皮。

【**炮制品用名**】生白果末、煨白果、白果汁、炒白果仁(白果、白果仁)、银杏叶末。

【**特殊要求用名**】鲜白果、陈白果、鲜银杏叶。

【**备注**】白果仁有毒,生食宜慎,内服、外用均应注意用量,炒制后毒性降低,且能增强其敛涩作用。白果在处方中若不加"生"字,调剂时应付给炒白果仁。白果、白果仁入煎剂时宜捣碎。

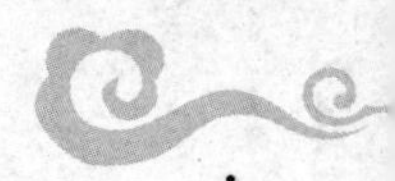

白前
Baiqian

为萝藦科鹅绒藤属多年生直立半灌木植物柳叶白前 *Cynanchum stauntonii*（Decne.）Schltr. ex Lévl. 或芫花叶白前 *Cynanchum glaucescens*（Decne.）Hand. -Mazz. 的干燥根茎和根，此为正品。其中去除须根留用根茎者称“鹅管白前”。

柳叶白前的全株（草白前）亦供药用。

【生品用名】白前、草白前。

【炮制品用名】白前末、蜜白前（炙白前）、炒白前、炒白前末、草白前末。

【特殊要求用名】鹅管白前。

【备注】白前生品如用量过大，对胃有一定刺激性。

白蔹
Bailian

为葡萄科蛇葡萄属多年生落叶攀缘木质藤本植物白蔹 *Ampelopsis japonica*（Thunb.）Makino 的块根，此为正品。

本植物的果实（白蔹子）亦供药用。

【生品用名】白蔹、白蔹子。

【炮制品用名】白蔹末、白蔹子末。

【特殊要求用名】鲜白蔹、鲜白蔹子。

【备注】白蔹反乌头类药材。

白薇
Baiwei

为萝藦科白前属多年生草本植物白薇 *Cynanchum atratum* Bge. 或蔓生白薇 *Cynanchum versicolor* Bge. 的根和根茎，此为正品。

【生品用名】白薇。

【炮制品用名】白薇末、炒白薇、炒白薇末、蜜白薇（炙白薇）。

【特殊要求用名】鲜白薇。

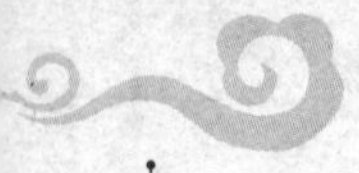

白马骨

Baimagu

为茜草科六月雪属落叶小灌木植物白马骨 *Serissa serissoides*（DC.）Druce 或六月雪 *Serissa japonica*（Thunb.）Thunb. 的全株，此为正品。

上述两种植物的叶（白马骨叶）、茎叶（白马骨茎叶）、根（白马骨根）还单供药用。

【生品用名】白马骨、白马骨叶、白马骨茎叶、白马骨根。

【炮制品用名】白马骨烧灰末。

【特殊要求用名】鲜白马骨、鲜白马骨叶。

白石英

Baishiying

为氧化物类矿物石英族石英，晶体结构属三方晶系，主含二氧化硅（SiO_2），此为正品。通常挑选纯白色的石英供白石英药用。

【生品用名】生白石英。

【炮制品用名】煅白石英（白石英）、醋煅白石英。

【备注】白石英其性微温而燥，不宜多服、久服。纯净的白石英生品极难溶于水，白石英经煅制质地酥脆，易于粉碎，利于有效成分的煎出。参见十二画“紫石英”条。

白头翁

Baitouweng

为毛茛科白头翁属多年生草本植物白头翁 *Pulsatilla chinensis*（Bge.）Regel 的根，此为正品。

本植物的花（白头翁花）、叶（白头翁叶）、地上部分（白头翁茎叶）、全草（白头翁全草）亦供药用。

【生品用名】白头翁、白头翁花、白头翁叶、白头翁茎叶、白头翁全草。

【炮制品用名】白头翁末、白头翁炭、白头翁花末、白头翁茎叶汁。

【特殊要求用名】鲜白头翁、白头翁鲜叶、白头翁鲜茎叶、鲜白头翁全草。

白附子

Baifuzi

为天南星科独角莲属多年生草本植物独角莲 *Typhonium giganteum* Engl. 的块茎，此为

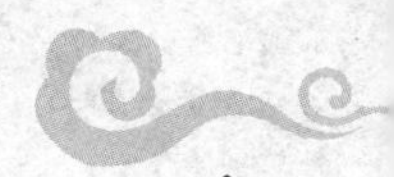

正品。

【生品用名】生白附子。

【炮制品用名】生白附子末、制白附子(白附子)、制白附子末(白附子末)。

【产地要求用名】禹白附子。

【特殊要求用名】鲜白附子。

【备注】白附子有毒,注意用量,孕妇慎用,生品内服宜慎。白附子经白矾、生姜炮制后毒性降低,并可增强其祛风痰的功用。以往毛茛科植物黄花乌头也有异名“白附子”,二者基原不同,功用有异,不可混淆,其处方用名为关白附,详见六画该条。

白茅根

Baimaogen

为禾本科白茅属多年生草本植物白茅 *Imperata cylindrica* Beauv. var. *major* (Nees) C. E. Hubb. 的根茎,此为正品。

本植物的花穗(白茅花)、初生未放花序(白茅针)、叶(白茅叶)亦供药用。

【生品用名】白茅根(茅根)、白茅花、白茅针、白茅叶(茅草叶)。

【炮制品用名】茅根炭、白茅根汁。

【特殊要求用名】鲜白茅根、鲜白茅针。

【常用并开药用名】芦茅根(芦根、白茅根)、鲜芦茅根(鲜芦根、鲜白茅根)。

【备注】并开药应注明各多少克。

白硇砂

Bainaosha

为氯化物类矿物卤砂族卤砂(硇砂)的晶体或人工制成品,晶体结构属等轴晶系,主含氯化铵(NH_4Cl),此为正品。

【生品用名】生白硇砂。

【炮制品用名】生白硇砂末、醋白硇砂(白硇砂)、醋白硇砂末(白硇砂末)。

【备注】白硇砂有大毒,生品有腐蚀性,忌内服,只作外用。炮制品亦不入汤剂,白硇砂经醋制可降低毒性,但入丸散膏丹时仍应注意用量,孕妇、消化道溃疡、肝肾功能不全者禁服。以往白硇砂与同类矿物石盐族紫色石盐(紫硇砂)有共同名称“硇砂”,二者基原不同,功用有异,现分列之。因紫硇砂毒性小于白硇砂,基于用药安全考虑,今后处方中未写明品种的“硇砂”用名,常规付给毒性相对较小的醋制紫硇砂。紫硇砂详见十二画该条。2006 年第二版《中药大辞典》所载“硇砂”实为白硇砂,供查阅。

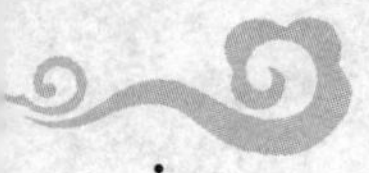

白屈菜
Baiqucai

为罂粟科白屈菜属多年生草本植物白屈菜 *Chelidonium majus* L. 的全草，此为正品。

本植物的根（白屈菜根）还单供药用。

【生品用名】白屈菜、白屈菜根。

【炮制品用名】白屈菜末、白屈菜汁、白屈菜根末。

【特殊要求用名】鲜白屈菜。

【备注】白屈菜有毒，注意用量。

白降丹
Baijiangdan

为人工炼制的氯化汞（$HgCl_2$）和氯化亚汞（Hg_2Cl_2）的混合结晶物，此为正品。

【炮制品用名】白降丹、白降丹末。

【备注】白降丹有大毒，忌内服。外用亦宜少量。

白药子
Baiyaozi

为防已科千金藤属多年生落叶缠绕藤本植物金线吊乌龟 *Stephania cepharantha* Hayata 的块根，此为正品。

【生品用名】白药子。

【炮制品用名】白药子末。

【特殊要求用名】鲜白药子。

白扁豆
Baibiandou

为豆科扁豆属一年生缠绕草质藤本植物扁豆 *Dolichos lablab* L. 的白色成熟种子，此为正品。

本植物的花（扁豆花）、叶（扁豆叶）、藤茎（扁豆藤）、根（扁豆根）亦供药用。种皮（扁豆衣）、去除种皮的种仁（光白扁豆）还单供药用。

【生品用名】生白扁豆、扁豆衣、扁豆花、扁豆叶、扁豆藤、扁豆根。

【炮制品用名】生白扁豆末、炒白扁豆（白扁豆）、炒白扁豆末（白扁豆末）、光白扁豆、土

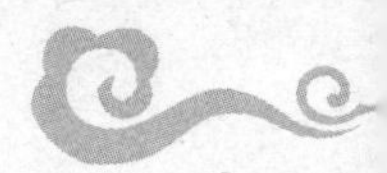

炒白扁豆、麸炒白扁豆、白扁豆汁、扁豆花末、炒扁豆花、炒扁豆花末、扁豆花汁、扁豆叶烧末、扁豆叶汁。

【品种要求用名】白扁豆花、赤扁豆花。

【特殊要求用名】鲜白扁豆、鲜扁豆花、鲜扁豆叶。

【备注】白扁豆生品擅于祛暑湿而解毒。炒制品长于健脾化湿而止泻，临床较生品更为多用。光白扁豆为种子煮后搓去种皮的炮制品。

白鲜皮

Baixianpi

为芸香科白鲜属多年生草本植物白鲜 *Dictamnus dasycarpus* Turcz. 的根皮，此为正品。

【生品用名】白鲜皮。

【炮制品用名】白鲜皮末。

【特殊要求用名】鲜白鲜皮。

白花菜子

Baihuacaizi

为白花菜科白花菜属一年生草本植物白花菜 *Cleome gynandra* L. 的干燥成熟种子，此为正品。

本植物的叶（白花菜叶）、地上部分（白花菜）、根（白花菜根）亦供药用。

【生品用名】白花菜子、白花菜叶、白花菜、白花菜根。

【炮制品用名】白花菜子末、白花菜叶汁。

【特殊要求用名】白花菜鲜叶、鲜白花菜。

【备注】白花菜子和白花菜有微毒，内服注意用量，皮肤破溃者不可外用。

白花蛇舌草

Baihuasheshecao

为茜草科耳草属一年生披散草本植物白花蛇舌草 *Hedyotis diffusa* Willd. 的全草，此为正品。

【生品用名】白花蛇舌草。

【炮制品用名】白花蛇舌草汁。

【特殊要求用名】鲜白花蛇舌草。

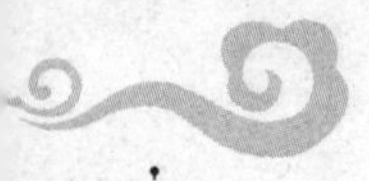

瓜 蒌

Gualou

为葫芦科栝楼属多年生草质藤本植物栝楼 *Trichosanthes kirilowii* Maxim. 或双边栝楼 *Trichosanthes rosthornii* Harms 的成熟果实，此为正品。

上述两种植物的茎叶（瓜蒌茎叶）、根（天花粉）亦供药用。成熟果皮（瓜蒌皮）、成熟种子（瓜蒌子）还单供药用。

【生品用名】 瓜蒌（栝楼、全瓜蒌）、瓜蒌皮、生瓜蒌子、瓜蒌茎叶、天花粉。

【炮制品用名】 焙瓜蒌末、蜜瓜蒌（炙瓜蒌）、蒸瓜蒌、瓜蒌霜、瓜蒌汁、瓜蒌烧灰末、炒瓜蒌皮、蜜瓜蒌皮（炙瓜蒌皮）、瓜蒌皮烧灰末、生瓜蒌子末、炒瓜蒌子（瓜蒌子）、炒瓜蒌子末（瓜蒌子末）、蜜瓜蒌子（炙瓜蒌子）、瓜蒌子霜、天花粉末。

【特殊要求用名】 鲜瓜蒌、鲜瓜蒌茎叶。

【备注】 瓜蒌类药材反乌头类药材。瓜蒌子内服有致人呕恶的副作用，炒制后其寒性减弱，可明显减除其副作用并能基本保留其清肺化痰和滑肠通便的功效。天花粉有抗早孕及致流产作用，孕妇忌服。

瓜 子 金

Guazijin

为远志科远志属多年生草本植物瓜子金 *Polygala japonica* Houtt. 的全草，此为正品。

【生品用名】 瓜子金。

【炮制品用名】 瓜子金末、瓜子金汁。

【特殊要求用名】 鲜瓜子金。

冬 瓜 皮

Dongguapi

为葫芦科冬瓜属一年生攀缘草本植物冬瓜 *Benincasa hispida*（Thunb.）Cogn. 的外层果皮，此为正品。

本植物的成熟果实（冬瓜）、果肉（冬瓜肉）、果瓤（冬瓜瓤）、种子（冬瓜子）、种仁（冬瓜子仁）、叶（冬瓜叶）、藤茎（冬瓜藤）亦供药用。

【生品用名】 冬瓜皮、冬瓜、冬瓜肉、冬瓜瓤、冬瓜子、冬瓜子仁、冬瓜叶、冬瓜藤。

【炮制品用名】 冬瓜皮汁、煨冬瓜、冬瓜汁、冬瓜瓤汁、冬瓜子末、炒冬瓜子、炒冬瓜子末、冬瓜子仁末、焙冬瓜叶末、冬瓜藤汁、冬瓜藤烧灰末。

【特殊要求用名】 鲜冬瓜皮、经霜冬瓜皮、小冬瓜、冬瓜嫩叶、鲜冬瓜藤。

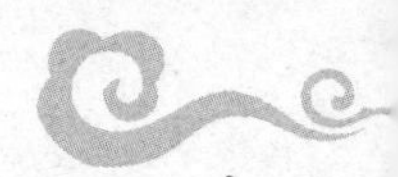

【常用并开药用名】冬瓜皮子(冬瓜皮、冬瓜子)、冬西瓜皮(冬瓜皮、西瓜皮)。

【备注】并开药应注明各多少克。

冬凌草
Donglingcao

为唇形科香茶菜属小灌木植物碎米桠 *Rabdosia rubescens*(Hemsl.)Hara 的干燥地上部分,此为正品。

【生品用名】冬凌草。

冬葵果
Dongkuiguo

为锦葵科锦葵属二年生草本植物冬葵 *Malva verticillata* L. 的干燥成熟果实,此为正品。

本植物的嫩苗或叶(冬葵叶)、根(冬葵根)亦供药用。种子(冬葵子)还单供药用。

【生品用名】冬葵果、冬葵子、冬葵叶、冬葵根。

【炮制品用名】冬葵果末、冬葵子末、炒冬葵子、炒冬葵子末、冬葵叶末、冬葵叶烧灰末、冬葵叶汁、冬葵根末、冬葵根烧灰末、冬葵根汁。

【特殊要求用名】鲜冬葵叶、鲜冬葵根。

【备注】冬葵果为蒙医、藏医习用药材,蒙药音名“俄不勒吉吉日——其其格”,藏药音名“玛宁江巴”。冬葵子寒润滑利,脾虚便溏者慎服。有报道称冬葵子过量服用可引起中毒,当一次用量达 50g 时,患者出现复视,兴奋不安,幻觉及谵语,应予重视。以往我国许多地区以同科苘麻属植物苘麻的种子当做冬葵子使用,二者基原不同,功用有异,今按 2020 年版《中华人民共和国药典》所载分列之。苘麻子详见八画该条。

冬虫夏草
Dongchongxiacao

为麦角菌科虫草属真菌冬虫夏草菌 *Cordyceps sinensis*(BerK.)Sacc. 寄生在蝙蝠蛾科昆虫幼虫上的子座和幼虫尸体的干燥复合体,此为正品。

【生品用名】冬虫夏草。

玄参
Xuanshen

为玄参科玄参属多年生草本植物玄参 *Scrophularia ningpoensis* Hemsl. 的根,此为正品。

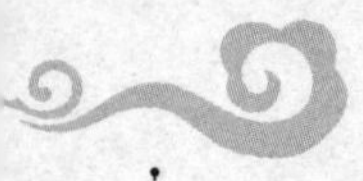

【生品用名】玄参(元参)。

【炮制品用名】玄参末、蒸玄参、蒸玄参末、盐玄参、豆盐制玄参、油蜜制玄参。

【特殊要求用名】鲜玄参。

【备注】玄参反藜芦。

半　夏

Banxia

为天南星科半夏属多年生草本植物半夏 *Pinellia ternata*(Thunb.)Breit. 的块茎,此为正品。

【生品用名】生半夏。

【炮制品用名】生半夏末、法半夏(半夏)、法半夏末(半夏末)、清半夏、姜半夏、竹沥半夏、仙半夏。

【特殊要求用名】鲜半夏。

【备注】半夏有毒,注意用量,生品不宜入丸、散直接内服,入煎剂虽可,亦须谨慎,孕妇慎用。半夏经炮制能降低毒性,缓和药性,消减其副作用。半夏反乌头类药材。仙半夏为甘草等 16 味药汁浸渍后的半夏特殊炮制品。

半 边 莲

Banbianlian

为桔梗科半边莲属多年生矮小草本植物半边莲 *Lobelia chinensis* Lour. 的全草,此为正品。

【生品用名】半边莲。

【炮制品用名】半边莲末、半边莲汁。

【特殊要求用名】鲜半边莲。

半 枝 莲

Banzhilian

为唇形科黄芩属多年生直立草本植物半枝莲 *Scutellaria barbata* D. Don 的全草,此为正品。

本植物的根(半枝莲根)还单供药用。

【生品用名】半枝莲、半枝莲根。

【炮制品用名】半枝莲汁。

【特殊要求用名】鲜半枝莲、鲜半枝莲根。

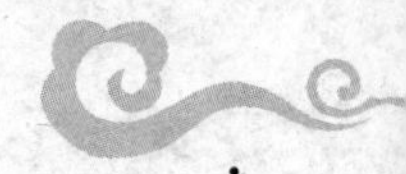

半 夏 曲
Banxiaqu

为半夏 *Pinellia ternata*（Thunb.）Breit. 块茎粉末加面粉、姜汁等制成的曲剂。制曲配方历代、各地不同，制备方法有发酵法和不发酵法两种，目前均尚无统一规定。

【生品用名】 生半夏曲。

【炮制品用名】 麸炒半夏曲（半夏曲）。

【特殊要求用名】 广东半夏曲、河南半夏曲。

【备注】 半夏曲入汤剂宜纱布包煎。半夏曲经麸炒可增强其健脾胃作用。

汉 中 防 己
Hanzhongfangji

为马兜铃科马兜铃属木质缠绕藤本植物异叶马兜铃 *Aristolochia kaempferi* Willd. f. heterophylla（Hemsl.）S. M. Hwang 的干燥根，此为正品。

【生品用名】 汉中防己。

【炮制品用名】 汉中防己末、炒汉中防己。

【备注】 汉中防己含马兜铃酸等成分，注意用量，不可久服。以往用防己冠名的中药材名称较为混乱，歧义颇多。今按 2020 年版《中华人民共和国药典》所载，参考 2006 年第二版《中药大辞典》和 2007 年版《新编中药志》分别定名。参见六画“防己”、三画“广防己”、四画“木防己”各条。

丝 瓜 络
Sigualuo

为葫芦科丝瓜属一年生攀缘草本植物丝瓜 *Luffa cylindrica*（L.）Roem. 干燥成熟果实的维管束，此为正品。

本植物的种子（丝瓜子）、种仁（丝瓜子仁）、瓜蒂（丝瓜蒂）、果皮（丝瓜皮）、果实（丝瓜）、鲜嫩果实（嫩丝瓜）、霜后干枯的老熟果实（老丝瓜）、花（丝瓜花）、叶（丝瓜叶）、茎（丝瓜藤）、茎中的液汁（天罗水）、根（丝瓜根）亦供药用。

【生品用名】 丝瓜络、丝瓜子、丝瓜子仁、丝瓜蒂、丝瓜皮、丝瓜、丝瓜花、丝瓜叶、丝瓜藤、天罗水、丝瓜根。

【炮制品用名】 炒丝瓜络、丝瓜络炭、煅丝瓜络末、丝瓜络烧灰末、焙丝瓜子末、焦丝瓜子、焦丝瓜子末、焦丝瓜子仁、丝瓜蒂末、煅丝瓜蒂、煅丝瓜蒂末、丝瓜皮末、焙丝瓜皮、焙丝瓜皮末、丝瓜汁、丝瓜末、丝瓜烧灰末、丝瓜花末、丝瓜叶末、丝瓜叶烧灰末、丝瓜叶汁、焙丝瓜藤

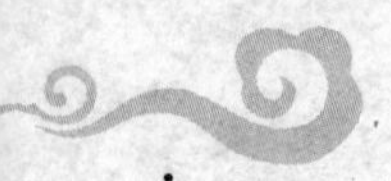

末、煅丝瓜藤末、丝瓜藤烧灰末、丝瓜根末、丝瓜根烧灰末、丝瓜根汁。

【特殊要求用名】鲜丝瓜蒂、鲜丝瓜皮、嫩丝瓜、老丝瓜（天骷髅）、鲜丝瓜花、鲜丝瓜叶、鲜丝瓜藤、鲜丝瓜根。

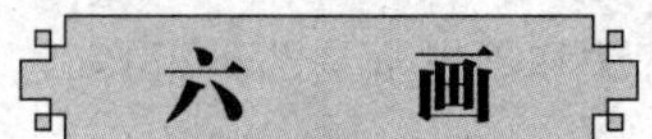

六　画

老鹳草
Laoguancao

为牻牛儿苗科牻牛儿苗属一年生草本植物牻牛儿苗 *Erodium stephanianum* Willd.、老鹳草属多年生草本植物老鹳草 *Geranium wilfordii* Maxim. 或一年生草本植物野老鹳草 *Geranium carolinianum* L. 的地上部分，此为正品。前者习称“长嘴老鹳草”，后两者习称“短嘴老鹳草”。

上述三种植物的根（老鹳草根）亦供药用。

【生品用名】老鹳草、老鹳草根。

【品种要求用名】长嘴老鹳草、短嘴老鹳草。

【特殊要求用名】鲜老鹳草。

地　龙
Dilong

为钜蚓科环毛蚓属动物参环毛蚓 *Pheretima aspergillum*（E. Perrier）、通俗环毛蚓 *Pheretima vulgaris* Chen、威廉环毛蚓 *Pheretima guillelmi*（Michaelsen）或栉盲环毛蚓 *Pheretima pectinifera* Michaelsen 除去内脏的动物体，此为正品。前者习称“广地龙”，后三者习称“沪地龙”。

【生品用名】地龙。

【炮制品用名】地龙末、焙地龙末、酒地龙、醋炒地龙、炒地龙、滑石粉制地龙、甘草水制地龙、糖制地龙汁、水澄地龙汁、盐化地龙汁。

【品种要求用名】广地龙、沪地龙。

【特殊要求用名】活地龙。

【备注】地龙有杀精子、抗受孕作用的报道，欲生育夫妇慎服。

地　黄
Dihuang

为玄参科地黄属多年生草本植物地黄 *Rehmannia glutinosa* Libosch. 的块根，此为正品。

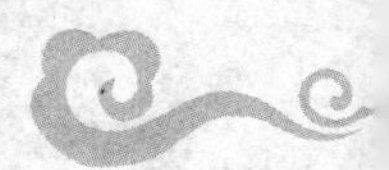

地黄的新鲜品名“鲜地黄”，烘焙制品名“生地黄”，蒸制或酒制品名“熟地黄”。

本植物的叶（地黄叶）、花（地黄花）、种子（地黄实）亦供药用。

【生品用名】生地黄（干地黄、地黄、生地）、地黄叶、地黄花、地黄实。

【炮制品用名】生地黄汁、炒地黄、焙生地黄末、生地黄炭（生地炭、地黄炭）、熟地黄（熟地、蒸熟地黄、酒熟地黄）、熟地黄末、熟地黄炭（熟地炭）、姜熟地黄、砂仁制熟地黄、地黄叶汁、地黄花末、地黄实末。

【特殊要求用名】鲜地黄、鲜地黄汁、野生鲜地黄、鲜地黄叶。

【常用并开药用名】生熟地（生地黄、熟地黄）。

【备注】并开药应注明各多少克。生地黄汁为生地黄用水浸润后捣绞的汁。

地 榆

Diyu

为蔷薇科地榆属多年生草本植物地榆 *Sanguisorba officinalis* L. 或长叶地榆 *Sanguisorba officinalis* L. var. *longifolia*（Bert.）Yü et Li 的根，此为正品。后者习称“绵地榆”。

上述两种植物的叶（地榆叶）亦供药用。

【生品用名】地榆、地榆叶。

【炮制品用名】地榆末、地榆炭、焦地榆、醋地榆、酒地榆、盐地榆、地榆汁。

【品种要求用名】绵地榆。

【特殊要求用名】鲜地榆、鲜地榆叶。

【备注】以往一些地区处方中写“地榆”药房在调剂时付给“地榆炭”，今后按 2020 年版《中华人民共和国药典》所载，付给生品。

地 耳 草

Diercao

为藤黄科金丝桃属一年生小草本植物地耳草 *Hypericum japonicum* Thunb. ex Murray 的全草，此为正品。

【生品用名】地耳草（田基黄）。

【炮制品用名】地耳草末、地耳草汁。

【特殊要求用名】鲜地耳草。

地 枫 皮

Difengpi

为木兰科八角属常绿灌木植物地枫皮 *Illicium difengpi* K. I. B. et K. I. M. 的干燥树皮，此

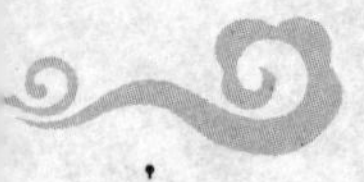

为正品。

【生品用名】地枫皮。

【备注】地枫皮有小毒,内服注意用量。本品系广西特产中药材,药源不多,应严防伪品混入药材市场。其有异名“钻地枫”在处方中不得使用,因为与十画中的药材“钻地风”极易混淆,二者的基原、科属、药用部位、功用均不相同。

地肤子
Difuzi

为藜科地肤属一年生草本植物地肤 *Kochia scoparia*(L.)Schrad. 的干燥成熟果实,此为正品。

本植物的嫩茎叶(地肤苗)亦供药用。

【生品用名】地肤子、地肤苗。

【炮制品用名】地肤子末、炒地肤子、炒地肤子末、地肤苗汁。

【特殊要求用名】鲜地肤苗。

地骨皮
Digupi

为茄科枸杞属落叶灌木植物枸杞 *Lycium chinense* Mill. 或宁夏枸杞 *Lycium barbarum* L. 的根皮,此为正品。

上述两种植物的嫩茎叶(枸杞叶)、枸杞的成熟果实(津枸杞子)、宁夏枸杞的成熟果实(枸杞子)亦供药用。参见九画“枸杞子”专条。

【生品用名】地骨皮、枸杞叶、津枸杞子。

【炮制品用名】地骨皮末、麸炒地骨皮(炒地骨皮)、麸炒地骨皮末(炒地骨皮末)、焙地骨皮末、枸杞叶汁、炒津枸杞子、盐津枸杞子。

【特殊要求用名】鲜地骨皮、鲜枸杞叶。

地锦草
Dijincao

为大戟科大戟属一年生匍匐小草本植物地锦 *Euphorbia humifusa* Willd. 或斑地锦 *Euphorbia maculata* L. 的全草,此为正品。

【生品用名】地锦草。

【炮制品用名】地锦草末、地锦草汁。

【品种要求用名】斑地锦草。

【特殊要求用名】鲜地锦草。

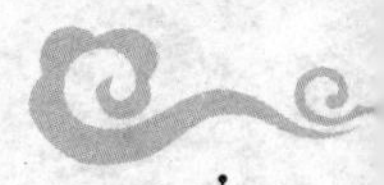

芒 硝
Mangxiao

为硫酸盐类矿物芒硝族芒硝经加工精制而成的结晶体，晶体结构属单斜晶系，主含含水硫酸钠（$Na_2SO_4 \cdot 10H_2O$），此为正品。

矿物芒硝或人工制品芒硝的粗制品（朴硝）、矿物无水芒硝或芒硝经风化的干燥制品（玄明粉）亦供药用。

【炮制品用名】芒硝、芒硝末、朴硝、朴硝末、玄明粉。

【备注】芒硝类药材畏硫磺、三棱，孕妇慎用。朴硝现今一般不供内服。芒硝、玄明粉用于汤剂通常待他药煎得后，溶入汤液中服用。

亚 乎 奴
Yahunu

为防己科锡生藤属多年生蔓生或缠绕草质藤本植物锡生藤 *Cissampelos pareira* L. var. *hirsuta*（Buch. ex DC.）Forman 的全株，此为正品。

【生品用名】亚乎奴（锡生藤）。

【炮制品用名】亚乎奴干粉。

【特殊要求用名】鲜亚乎奴。

【备注】亚乎奴系傣医习用药材，因对肌肉有松弛作用故重症肌无力患者禁服。

亚 麻 子
Yamazi

为亚麻科亚麻属一年生草本植物亚麻 *Linum usitatissimum* L. 的干燥成熟种子，此为正品。本植物的叶（亚麻叶）、根（亚麻根）、根和叶（亚麻）亦供药用。

【生品用名】亚麻子、亚麻叶、亚麻根、亚麻。

【炮制品用名】炒亚麻子、炒亚麻子末、亚麻子油、亚麻叶末、亚麻根末、亚麻末。

【特殊要求用名】鲜亚麻叶、鲜亚麻根、鲜亚麻。

【备注】亚麻子入煎剂宜捣碎，孕妇慎服，大便滑泻者忌服。

西 瓜 皮
Xiguapi

为葫芦科西瓜属一年生蔓生草本植物西瓜 *Citrullus lanatus*（Thunb.）Matsumu. et Nakai

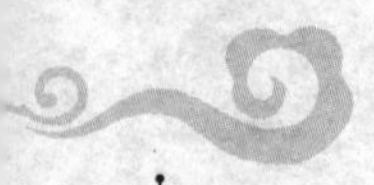

的外层果皮，此为正品。

本植物的内层果皮（西瓜翠）、成熟果实（西瓜）、种仁（西瓜子仁）、种皮（西瓜子壳）、叶（西瓜叶）、根和叶（西瓜根叶）、藤茎（西瓜藤）、成熟新鲜果实与皮硝经加工制成的类白色至黄白色结晶性粉末（西瓜霜）亦共药用。

【生品用名】西瓜皮、西瓜翠、西瓜、西瓜子仁、西瓜子壳、西瓜叶、西瓜根叶、西瓜藤。

【炮制品用名】西瓜皮末、焙西瓜皮末、西瓜皮烧灰末、西瓜皮汁、西瓜翠汁、西瓜汁、炒西瓜子仁、西瓜叶汁、西瓜霜。

【特殊要求用名】鲜西瓜皮、鲜西瓜翠、鲜西瓜叶、鲜西瓜根叶、鲜西瓜藤。

西 红 花
Xihonghua

为鸢尾科番红花属多年生草本植物番红花 *Crocus sativus* L. 的柱头，此为正品。

【生品用名】西红花（番红花、藏红花）。

【炮制品用名】西红花末、鲜西红花汁。

【特殊要求用名】鲜西红花。

【备注】孕妇慎服西红花。

西 河 柳
Xiheliu

为柽柳科柽柳属灌木或小乔木植物柽柳 *Tamarix chinensis* Lour. 的干燥细嫩枝叶，此为正品。

本植物的花（西河柳花）亦供药用。叶（西河柳叶）还单供药用。

【生品用名】西河柳（柽柳）、西河柳叶（柽柳叶）、西河柳花（柽柳花）。

【炮制品用名】西河柳末、西河柳叶末。

【特殊要求用名】鲜西河柳花。

西 洋 参
Xiyangshen

为五加科人参属多年生草本植物西洋参 *Panax quinquefolium* L. 的根，此为正品。其中产于北美洲的进口品习称"花旗参"。

本植物的花蕾（西洋参花）、茎叶（西洋参茎叶）亦供药用或研制保健品用。

西洋参挖起后连皮晒干或烘干者，称"原皮西洋参"；其喷水、湿润后撞去外皮，再用硫黄熏之、晒干，色白起粉者称"粉光西洋参"；按形状、等级不同，商品又分为"全须""长枝""短

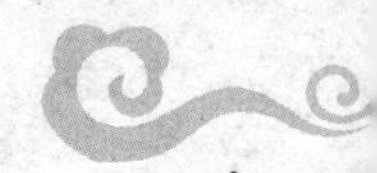

枝”“大泡”“中泡”“小泡”西洋参。西洋参的尾根(西洋参尾)、须根(西洋参须)还单供药用。

【生品用名】 西洋参、西洋参尾、西洋参须、西洋参花、西洋参茎叶。

【炮制品用名】 西洋参片、西洋参末、西洋红参、西洋烫参。

【产地要求用名】 北美洲花旗参。

【特殊要求用名】 原皮西洋参、粉光西洋参、野生西洋参、全须西洋参、长枝西洋参、短枝西洋参、大泡西洋参、中泡西洋参、小泡西洋参、鲜西洋参、鲜西洋参花、鲜西洋参茎叶。

【备注】 西洋参反藜芦。

百　合

Baihe

为百合科百合属多年生草本植物卷丹 *Lilium lancifolium* Thunb.、百合 *Lilium brownii* F. E. Brown var. *viridulum* Baker 或细叶百合 *Lilium pumilum* DC. 的肉质鳞叶,此为正品。

上述三种植物的花(百合花)、种子(百合子)亦供药用。

【生品用名】 百合、百合花、百合子。

【炮制品用名】 百合粉、蜜百合(炙百合)、蒸百合(制百合)、百合花末、百合子末、酒炒百合子、酒炒百合子末。

【产地要求用名】 南百合。

【特殊要求用名】 野生百合、鲜百合、鲜百合花。

百　部

Baibu

为百部科百部属多年生草本植物直立百部 *Stemona sessilifolia*(Miq.)Miq.、蔓生百部 *Stemona japonica*(Bl.)Miq. 或对叶百部 *Stemona tuberosa* Lour. 的块根,此为正品。

【生品用名】 百部。

【炮制品用名】 百部末、蜜百部(炙百部)、炒百部、炒百部末、百部汁。

【特殊要求用名】 鲜百部。

【备注】 生百部有小毒,对胃肠有一定的刺激性,内服注意用量。

百　草　霜

Baicaoshuang

为稻草、麦秸、杂草等柴草经燃烧后附于锅底或烟囱内的黑色烟灰,此为正品。

【炮制品用名】 百草霜。

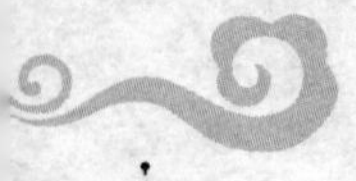

百药煎
Baiyaojian

为五倍子同茶叶等经发酵制成的块状物，此为正品。

【炮制品用名】百药煎、百药煎末。

夹竹桃
Jiazhutao

为夹竹桃科夹竹桃属常绿直立大灌木植物夹竹桃 *Nerium indicum* Mill. 的叶和枝皮，此为正品。

本植物的花（夹竹桃花）亦供药用。叶（夹竹桃叶）、枝皮（夹竹桃枝皮）还单供药用。

【生品用名】夹竹桃、夹竹桃叶、夹竹桃枝皮、夹竹桃花。

【炮制品用名】夹竹桃末、夹竹桃叶末、夹竹桃枝皮末、夹竹桃花末。

【品种要求用名】红花夹竹桃、红花夹竹桃叶、白花夹竹桃、白花夹竹桃叶。

【特殊要求用名】鲜夹竹桃、夹竹桃鲜叶、夹竹桃嫩叶、夹竹桃老叶。

【备注】夹竹桃有大毒，注意用量，孕妇禁服。

当归
Danggui

为伞形科当归属多年生草本植物当归 *Angelica sinensis*（Oliv.）Diels 的干燥根，此为正品。

【生品用名】当归（全当归）、当归头（归首）、当归身（归身）、当归尾（归尾）。

【炮制品用名】当归末、酒当归（炙当归）、炒当归、土炒当归、醋当归、焦当归、当归炭、乳香拌炒当归。

【产地要求用名】川当归、秦当归、云当归、西当归、岷当归。

【特殊要求用名】胡首当归、野生当归。

【备注】通常认为产于甘肃岷县的岷当归品质为佳。

当药
Dangyao

为龙胆科獐牙菜属一年生草本植物瘤毛獐牙菜 *Swertia pseudochinensis* Hara 的全草，此为正品。

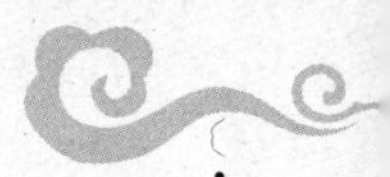

【生品用名】当药。

【炮制品用名】当药末、当药汁。

【特殊要求用名】鲜当药。

【备注】当药是2020年版《中华人民共和国药典》采用的名称，今后在处方中作为正名使用。2006年第二版《中药大辞典》采用的名称为"瘤毛獐牙菜"，供查阅。同属植物北方獐牙菜（淡化当药）详见十一画该条。

虫白蜡

Chongbaila

为介壳虫科（一说：蜡蚧科）白蜡蚧属昆虫白蜡蚧（白蜡虫）*Ericerus pela*（Chavannes）Guerin的雄虫群栖于木犀科白蜡树属落叶乔木植物白蜡树 *Fraxinus chinensis* Roxb.、女贞属常绿灌木或小乔木植物女贞 *Ligustrum lucidum* Ait.或女贞属其他种植物枝干上分泌的白色蜡质，经精制而成，此为正品。

【炮制品用名】虫白蜡。

【备注】虫白蜡常作为赋形剂在制丸、片等时使用，或作润滑剂使用。

肉桂

Rougui

为樟科樟属常绿乔木植物肉桂 *Cinnamomum cassia* Presl的干燥树皮，此为正品。其中生长5~6年的幼树干皮和粗枝皮的干燥品称"官桂"；10余年生的树干皮加工品称"企边桂"；老年的肉桂树离地30cm处的树干皮的环剥加工品称"板桂"；树皮加工过程中留下的边条料去除外皮者称"桂心"；加工时产生的碎片称"桂碎"。

本植物的嫩枝（桂枝）、去皮的粗嫩枝（桂枝木）、嫩枝梢部（桂枝尖）、叶（肉桂叶）、带宿萼的未成熟果实（肉桂子）、树皮及枝和叶经水蒸气蒸馏得到的挥发油（肉桂油）亦供药用。

【生品用名】肉桂、桂枝、桂枝木、桂枝尖、肉桂叶、肉桂子（肉桂丁）。

【炮制品用名】肉桂粉、肉桂末、炒桂枝、蜜桂枝、桂枝炭、肉桂子末、肉桂油。

【产地要求用名】广桂枝。

【特殊要求用名】官桂、企边桂、板桂、进口肉桂、肉桂心、肉桂碎、紫油桂、鲜肉桂叶。

【常用并开药用名】桑桂枝（桑枝、桂枝）。

【备注】并开药应注明各多少克。肉桂类药材畏赤石脂，有出血倾向者及孕妇慎服。肉桂入汤剂不宜久煎。进口肉桂多产自越南。

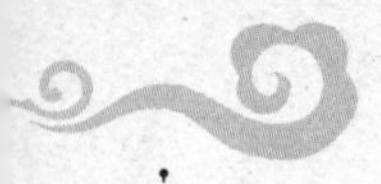

肉苁蓉

Roucongrong

为列当科肉苁蓉属多年生寄生草本植物肉苁蓉 *Cistanche deserticola* Y. C. Ma 或管花肉苁蓉 *Cistanche tubulosa*（Schenk）Wight 的干燥带鳞叶的肉质茎，此为正品。其中春季采集后直接晒干者称“甜苁蓉（淡苁蓉）”，秋季采集后投入盐湖或用盐腌制后洗去表层盐分又经干燥者称“盐苁蓉”。

【生品用名】生肉苁蓉。

【炮制品用名】生肉苁蓉末、酒肉苁蓉（炙肉苁蓉、肉苁蓉）、焙酒肉苁蓉末（肉苁蓉末）、黑豆制肉苁蓉。

【品种要求用名】管花肉苁蓉。

【特殊要求用名】甜肉苁蓉（淡肉苁蓉）、盐肉苁蓉。

【备注】肉苁蓉寄生在藜科沙漠植物梭梭的根上。肉苁蓉生品滑肠通便力强，用黄酒炖制或蒸制后润下作用缓和，壮阳补益作用增强。

肉豆蔻

Roudoukou

为肉豆蔻科肉豆蔻属常绿乔木植物肉豆蔻 *Myristica fragrans* Houtt. 的干燥种仁，此为正品。

本植物的假种皮（肉豆蔻衣）亦供药用。

【生品用名】生肉豆蔻、肉豆蔻衣。

【炮制品用名】生肉豆蔻末、煨肉豆蔻（肉豆蔻）、煨肉豆蔻末（肉豆蔻末）、烫肉豆蔻、麸蒸肉豆蔻、炒肉豆蔻、土炒肉豆蔻、肉豆蔻霜。

【备注】肉豆蔻生品有滑肠、致幻等副作用，注意用量。煨制后刺激性减消，固涩作用增强。

朱砂

Zhusha

为硫化物类矿物辰砂族辰砂，晶体结构属三方晶系，主含硫化汞（HgS），此为正品。其商品因形状不同分别称“镜面砂”“珠宝砂”“豆瓣砂”。“镜面砂”又因其颜色、质地不同，分为“红镜”与“青镜”。人工合成的朱砂商品通称“灵砂”。

本矿物经加工提炼的制成品（水银）亦供药用。

【生品用名】朱砂颗块。

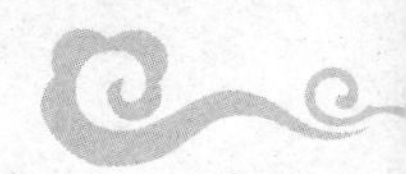

【炮制品用名】水飞朱砂粉（朱砂粉、朱砂）、甘草制朱砂、水银、铅制水银、硫磺制水银、杏仁制水银、桃仁制水银。

【品种要求用名】灵朱砂。

【特殊要求用名】镜面朱砂（红镜朱砂、青镜朱砂）、珠宝朱砂、豆瓣朱砂。

【备注】朱砂有毒，入药忌用火煅。内服注意用量，即使少量也不宜久服，不宜直接入煎剂，但可拌染他药（如：茯苓、茯神、灯心草、远志等）同煎，肝肾功能不正常者及孕妇禁用。水银有大毒，不宜内服，孕妇禁用。外用亦不可过量或久用，用于溃疡创面时，尤须注意，以免吸收中毒。朱砂经磁铁吸尽铁屑，水飞研磨成细粉能清除杂质降低毒性，便于临床使用。目前市售商品所称“辰砂”，不是原矿物辰砂，而是指以水银、硫黄为原料加热升华而成的人工合成朱砂，即灵砂。

朱砂根
Zhushagen

为紫金牛科紫金牛属灌木植物朱砂根 *Ardisia crenata* Sims 的根，此为正品。

本植物的叶（朱砂根叶）、全草（朱砂根全草）亦供药用。

【生品用名】朱砂根、朱砂根叶、朱砂根全草。

【特殊要求用名】鲜朱砂根、朱砂根鲜叶、朱砂根鲜全草。

【备注】朱砂根有抗生育作用，欲生育妇女及孕妇慎服。

竹茹
Zhuru

为禾本科莿竹属常绿乔木状植物青秆竹 *Bambusa tuldoides* Munro、慈竹属常绿乔木状植物大头典竹 *Sinocalamus beecheyanus*（Munro）McClure var. pubescens P. F. Li 或毛竹属乔木或灌木状植物淡竹 *Phyllostachys nigra*（Lodd.）Munro var. *henonis*（Mitf.）Stapf ex Rendle 的茎秆的干燥中间层，此为正品。其中刮成丝条者称“散竹茹”，削成薄片者称“齐竹茹”。

上述植物的颖果（竹实）也供药用。

其中淡竹的叶（竹叶）、卷而未放的幼叶（竹卷心）、箨叶（淡竹壳）、嫩苗（淡竹笋）、根茎（淡竹根）、茎经火烤后流出的液汁（竹沥）、淡竹或苦竹属小乔木或灌木状植物苦竹等的枯死的幼竹茎秆（仙人杖）亦供药用。

【生品用名】竹茹、竹实、竹叶、竹卷心（竹叶卷心）、淡竹壳、淡竹笋、淡竹根、仙人杖。

【炮制品用名】姜竹茹、炒竹茹、朱砂制竹茹、竹叶烧灰末、煅竹卷心末、淡竹壳烧灰末、竹沥、仙人杖烧灰末。

【特殊要求用名】散竹茹、齐竹茹、鲜竹叶、鲜竹卷心、鲜淡竹壳、鲜淡竹笋。

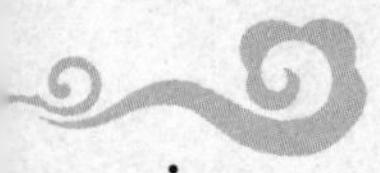

竹节参
Zhujieshen

为五加科人参属多年生草本植物竹节参 *Panax japonicus* C. A. Mey. 的干燥根茎，此为正品。

本植物的叶（竹节参叶）、肉质根（竹节参根）亦供药用。

【生品用名】竹节参、竹节参叶、竹节参根。

【炮制品用名】竹节参末、竹节参根末。

【特殊要求用名】竹节参鲜叶。

竹叶柴胡
Zhuyechaihu

为伞形科柴胡属多年生草本植物膜缘柴胡 *Bupleurum marginatum* Wall. ex DC 的干燥根，此为正品。

本植物的全草（竹叶柴胡全草）亦供药用。

【生品用名】竹叶柴胡、竹叶柴胡全草。

【炮制品用名】竹叶柴胡末、醋竹叶柴胡（炙竹叶柴胡）、竹叶柴胡全草末。

【备注】以往一些地区以竹叶柴胡作柴胡使用。因基原不同，功用有异，现分列之。2020 年版《中华人民共和国药典》中，柴胡的基原为同属植物柴胡或狭叶柴胡的根，详见十画该条。

伏龙肝
Fulonggan

为经多年柴草熏烧结成的灶心土，此为正品。

【生品用名】伏龙肝（灶心土）。

【炮制品用名】伏龙肝末。

【备注】伏龙肝入汤剂宜纱布包煎。

延胡索
Yanhusuo

为罂粟科紫堇属多年生草本植物延胡索 *Corydalis yanhusuo* W. T. Wang 的干燥块茎，此为正品。

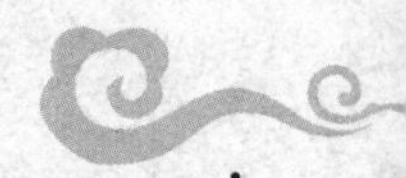

【生品用名】生延胡索(生元胡)。

【炮制品用名】生延胡索末、醋延胡索(炙延胡索、延胡索)、醋延胡索粉(延胡索粉)、炒延胡索、炒延胡索末、酒延胡索、延胡索炭。

【备注】延胡索生品止痛的有效成分煎出率低,经醋制可明显提高其煎出率,增强临床止痛疗效。

华 山 参
Huashanshen

为茄科泡囊草属多年生草本植物漏斗泡囊草 *Physochlaina infundibularis* Kuang 的干燥根,此为正品。

【生品用名】华山参。

【备注】华山参有毒,内服宜慎,注意用量。青光眼患者禁服,孕妇及前列腺重度肥大者慎服。

自 然 铜
Zirantong

为硫化物类矿物黄铁矿族黄铁矿,晶体结构属等轴晶系,主含二硫化铁(FeS_2),此为正品。

【生品用名】生自然铜。

【炮制品用名】生自然铜末、煅醋淬自然铜(自然铜)、煅醋淬自然铜末(自然铜末)。

【备注】自然铜生品含有砷等杂质,经煅醋淬制后,其有毒成分明显降低,且质地酥松易于粉碎,利于煎出有效成分。

伊 贝 母
Yibeimu

为百合科贝母属多年生草本植物新疆贝母 *Fritillaria walujewii* Regel 或伊犁贝母 *Fritillaria pallidiflora* Schrenk 的干燥鳞茎,此为正品。

【生品用名】伊贝母。

【炮制品用名】伊贝母末。

【品种要求用名】伊犁贝母、新疆贝母。

【备注】伊贝母反乌头类药材。

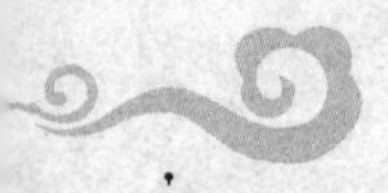

血 竭
Xuejie

为棕榈科黄藤属多年生常绿高大藤本植物麒麟竭 *Daemonorops draco* Bl. 果实渗出的树脂经加工制成，此为正品。其中不加辅料的加工品称“原装血竭”，掺入辅料的加工品称“加工血竭”。

【炮制品用名】血竭块、血竭粉、炒血竭。

【特殊要求用名】原装血竭、加工血竭。

【备注】市面所售“龙血竭”多系百合科龙血树属植物剑叶龙血树等树脂的加工品，与血竭的基原和化学成分大不相同，不是血竭正品，其处方用名为龙血竭。

全 蝎
Quanxie

为钳蝎科钳蝎属动物东亚钳蝎 *Buthus martensii* Karsch 的干燥全体，此为正品。其中经淡水泡煮后的干燥品称“淡全蝎”，经盐水泡煮后的干燥品称“咸全蝎”。

本动物的剑尾（蝎尾）还单供药用。

【炮制品用名】全蝎、全蝎末、酒全蝎、薄荷叶制全蝎（制全蝎）、焙全蝎、焙全蝎末、炒全蝎、焦全蝎末、蝎尾、蝎尾末。

【品种要求用名】黑全蝎、黄全蝎。

【特殊要求用名】野生全蝎、淡全蝎、咸全蝎、去毒全蝎、去毒蝎尾。

【备注】全蝎、蝎尾有毒，临床须注意用量，孕妇禁服。去毒全蝎和去毒蝎尾为用高频电流刺激或用钳子挟住活蝎尾部，人工刺激钳蝎的头胸部使其排出毒液后的全蝎和蝎尾。

合欢皮
Hehuanpi

为豆科合欢属落叶乔木植物合欢 *Albizia julibrissin* Durazz. 的干燥树皮，此为正品。

本植物的花序（合欢花）、花蕾（合欢米）亦供药用。

【生品用名】合欢皮、合欢花、合欢米。

【炮制品用名】合欢皮末、炒合欢皮、炒合欢皮末、合欢花末、合欢米末。

【备注】合欢皮有抗生育、致流产作用，欲生育妇女及孕妇慎服。

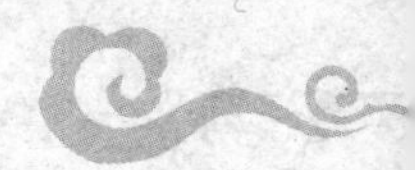

决 明 子
Juemingzi

为豆科决明属一年生半灌木状草本植物钝叶决明 *Cassia obtusifolia* L. 或小决明 *Cassia tora* L. 的干燥成熟种子，此为正品。前者习称“大决明子”，后者习称“小决明子”。

上述两种植物的花（决明花）、叶（决明叶）、根（决明根）、全草（决明全草）亦供药用。

【生品用名】 生决明子、决明花、决明叶、决明根、决明全草（野花生）。

【炮制品用名】 生决明子末、炒决明子（决明子）、炒决明子末（决明子末）、盐决明子。

【品种要求用名】 大决明子、小决明子。

【特殊要求用名】 鲜决明花、鲜决明叶、鲜决明根、鲜决明全草。

【常用并开药用名】 石决明子（生石决明、炒决明子）。

【备注】 并开药应注明各多少克。决明子生品质地坚硬，难于捣碎。若不捣碎，煎剂效果又很差。经炒制后质地酥脆，易于捣碎，不但有利于有效成分的煎出，而且可缓和其寒泻之性。决明子与青葙子均有异名“草决明”，为避免产生歧义，今后处方用名不可使用“草决明”。青葙子详见八画该条。

冰 片
Bingpian

为人工合成的无色透明或白色半透明的片状松脆结晶，主含龙脑（$C_{10}H_{18}O$），此为正品。

【炮制品用名】 冰片（合成龙脑）、冰片末。

【备注】 孕妇慎用冰片。参见四画“天然冰片”、五画“艾片”和十一画“梅花冰片”条。

冰 糖
Bingtang

为禾本科甘蔗属多年生草本植物甘蔗 *Saccharum sinensis* Roxb. 的茎中液汁制成白砂糖后再煎炼而成的冰块状结晶，此为正品。

本植物节上生出的嫩芽（蔗鸡）、鲜茎杆（甘蔗）、茎中液汁经精炼而成的赤色及乳白色结晶体（赤砂糖、白砂糖）亦供药用。

【生品用名】 蔗鸡、甘蔗。

【炮制品用名】 冰糖、甘蔗汁、赤砂糖、赤砂糖末、白砂糖、白砂糖末。

【特殊要求用名】 甘蔗青梢。

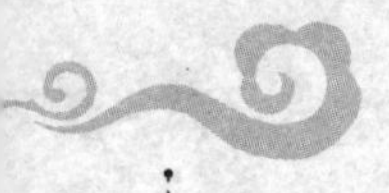

冰 凉 花

Bingliangua

为毛茛科侧金盏花属多年生草本植物冰凉花 *Adonis amurensis* Regel et Radde 的干燥带根全草,此为正品。

【生品用名】冰凉花(福寿草)。

【炮制品用名】冰凉花末。

【备注】冰凉花有小毒,内服注意用量,忌与钙剂合用,不可与洋地黄类药物同服,至少应间隔 4~6 天,心动过缓及房室传导阻滞者不宜内服。

关 木 通

Guanmutong

为马兜铃科马兜铃属木质藤本植物木通马兜铃 *Aristolochia manshuriensis* Kom.(别名:东北木通)的干燥藤茎,此为正品。

【生品用名】关木通。

【炮制品用名】关木通末。

【备注】关木通有肾毒性作用,注意用量,不可久用,孕妇慎服。

关 白 附

Guanbaifu

为毛茛科乌头属多年生草本植物黄花乌头 *Aconitum coreanum*(Lévl.)Rapaics 的干燥块根,此为正品。

【生品用名】生关白附。

【炮制品用名】生关白附末、制关白附(关白附)、制关白附末(关白附末)、炮关白附。

【备注】关白附有小毒,注意用量,入汤剂宜先煎、久煎,孕妇禁服。关白附经生姜、白矾炮制后毒性降低,药力亦较生品和缓。关白附以往有异名“白附子”,但 2020 年版《中华人民共和国药典》所载白附子为天南星科植物独角莲的块茎(产地要求用名:禹白附子)。二者基原不同,功用有异,不可混淆。白附子详见五画该条。

关 黄 柏

Guanhuangbo

为芸香科黄檗属落叶乔木植物黄檗 *Phellodendron amurense* Rupr. 的干燥树皮,此为正品。

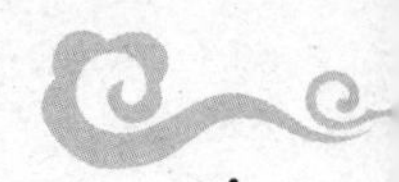

【生品用名】关黄柏。

【炮制品用名】关黄柏末、炒关黄柏、炒关黄柏末、盐关黄柏、酒关黄柏、关黄柏炭。

【备注】以往我国部分地区以黄檗的树皮当作"黄柏"使用。因基原不同,功用有异,现分列之。按 2020 年版《中华人民共和国药典》所载,黄柏的基原为同科同属植物黄皮树的树皮。详见十一画"黄柏"条。

灯 心 草
Dengxincao

为灯心草科灯心草属多年生草本植物灯心草 *Juncus effusus* L. 的茎髓,此为正品。

本植物的根和根茎(灯心草根)、全草(灯心草全草)亦供药用。

【生品用名】灯心草、灯心草根、灯心草全草。

【炮制品用名】朱砂拌灯心(朱灯心草)、青黛拌灯心、煅灯心草、煅灯心草末、灯心草炭、灯心草烧灰。

【特殊要求用名】鲜灯心草。

灯盏细辛
Dengzhanxixin

为菊科飞蓬属多年生草本植物短葶飞蓬 *Erigeron breviscapus* (Vant.) Hand. - Mazz. 的全草,此为正品。

【生品用名】灯盏细辛(灯盏花)。

【炮制品用名】灯盏细辛末。

【特殊要求用名】鲜灯盏细辛。

安 息 香
Anxixiang

为安息香科安息香属乔木植物白花树 *Styrax tonkinensis* (Pierre) Craib ex Hart. 的干燥树脂,此为正品。

【生品用名】安息香。

【炮制品用名】安息香末、酒制安息香。

【备注】安息香临床多入丸散使用。白花树为 2000 年版至今《中华人民共和国药典》所载的国产安息香的基原植物学名。以往尚有进口安息香,基原为同科属植物越南安息香或安息香树的干燥树脂,商品有苏门答腊安息香、泰国安息香等。

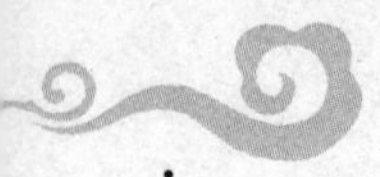

寻 骨 风

Xungufeng

为马兜铃科马兜铃属多年生草质藤本植物寻骨风 *Aristolochia mollissima* Hance（别名：锦毛马兜铃）的全草，此为正品。

本植物的根（寻骨风根）还单供药用。

【生品用名】寻骨风、寻骨风根。

【特殊要求用名】鲜寻骨风、鲜寻骨风根。

【备注】寻骨风有小毒，注意用量。因有终止妊娠作用，孕妇禁服。

阳 起 石

Yangqishi

为硅酸盐类矿物角闪石族透闪石或其异种透闪石石棉，晶体结构属单斜晶系，透闪石石棉为透闪石的纤维状异种，二者主含碱式硅酸镁钙[$Ca_2Mg_5(Si_4O_{11})_2\cdot(OH)_2$]，此为正品。

【生品用名】生阳起石。

【炮制品用名】生阳起石末、酒阳起石（阳起石）、酒阳起石末（阳起石末）、煅阳起石、煅阳起石末。

【备注】酒阳起石为煅赤后的酒淬品，较生品质地酥易于粉碎，利于有效成分的煎出且可提高壮阳作用。有报道称经煅赤黄酒淬 7 次者 Ca、Mg、Zn、Fe、Cu、Al、Mn 元素含量较现有其他炮制方法更高。

防 己

Fangji

为防己科千金藤属多年生落叶藤本植物粉防己 *Stephania tetrandra* S. Moore 的干燥根，此为正品。

【生品用名】防己（粉防己）。

【炮制品用名】防己末、炒防己、炒防己末。

【常用并开药用名】防风己（防风、防己）。

【备注】并开药应注明各多少克。防己的基原和处方用名自古比较混乱，歧义颇多。今按 2020 年版《中华人民共和国药典》所载，参考 2006 年第二版《中药大辞典》和 2007 年版《新编中药志》分别定名。注意参看三画“广防己”、四画“木防己”、五画“汉中防己”各条，今后在处方和调剂时规范使用。

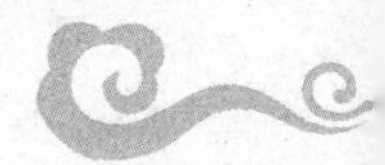

防　风

Fangfeng

为伞形科防风属多年生草本植物防风 *Saposhnikovia divaricata*（Turcz.）Schischk. 的干燥根，此为正品。

本植物的叶（防风叶）、花（防风花）亦供药用。

【生品用名】防风、防风叶、防风花。

【炮制品用名】防风末、炒防风、炒防风末、蜜防风（炙防风）、防风炭。

【常用并开药用名】防风己（防风、防己）。

【备注】并开药应注明各多少克。

红　曲

Hongqu

为曲霉科红曲霉属真菌红曲霉 *Monascus purpureus* Went.（别名：紫色红曲霉）寄生在禾本科稻属一年生栽培植物稻的种仁（粳米）上而成的红曲米，此为正品。本品亦可用粳米作培养基，接种红曲霉人工培养而成。二者存放年久者称“陈红曲”。

【生品用名】红曲（红曲米）。

【炮制品用名】红曲末、炒红曲、炒红曲末、红曲炭。

【特殊要求用名】陈红曲。

红　花

Honghua

为菊科红花属一年或越年生草本植物红花 *Carthamus tinctorius* L. 的花，此为正品。

本植物的嫩叶苗（红花苗）、果实（红花子）亦供药用。

【生品用名】红花（草红花）、红花苗、红花子（白平子）。

【炮制品用名】红花末、炒红花、炒红花末、醋红花、红花炭、红花汁、红花子末。

【特殊要求用名】鲜红花、鲜红花苗。

【备注】孕妇及月经量多者慎服红花。

红　芪

Hongqi

为豆科岩黄芪属多年生草本植物多序岩黄芪 *Hedysarum polybotrys* Hand. -Mazz. 的干燥

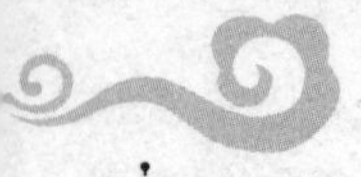

根，此为正品。

【生品用名】红芪。

【炮制品用名】红芪末、蜜红芪（炙红芪）。

红　粉
Hongfen

为由水银、硝石、白矾或由水银和硝酸炼制而成的橙红色片状或粉状结晶，主含红氧化汞（HgO），此为正品。

在铁锅上扣碗的炼制中，碗内周围的红色升华物为“红粉”，碗中部的黄色升华物为“黄升”，锅底的块状物为“升药底”，均供药用。

【炮制品用名】红粉、黄升、升药底、升药底末。

【产地要求用名】京红粉。

【备注】红粉、黄升、升药底均有大毒，不可内服，只可外用，注意用量，不可久用，肝肾功能不全者及孕妇禁用。

红大戟
Hongdaji

为茜草科红芽大戟属多年生草本植物红大戟 *Knoxia valerianoides* Thorel et Pitard 的块根，此为正品。

本植物的全草（红大戟全草）亦供药用。

【生品用名】生红大戟、红大戟全草。

【炮制品用名】生红大戟末、醋红大戟（炙红大戟、红大戟）、醋红大戟末（炙红大戟末、红大戟末）。

【特殊要求用名】鲜红大戟、鲜红大戟全草。

【备注】红大戟有毒，但毒性比京大戟小，京大戟详见八画该条。经醋制后红大戟毒性降低并可缓和其峻泻作用，但仍须注意用量，孕妇禁服。红大戟反甘草。

红升丹
Hongshengdan

为水银、火硝、白矾、朱砂、雄黄、皂矾炼制而成的橘红色结晶体粉末或块状物，主要成份为氧化汞（HgO），尚含少量二硫化砷（As_2S_2），此为正品。

炼制后罐或锅下的残余物质（灵药渣、红粉底）亦供药用。

【炮制品用名】红升丹、红升丹末、灵药渣、红粉底。

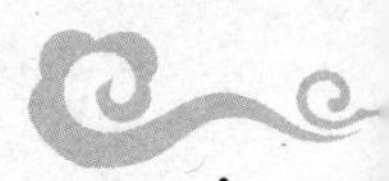

【备注】红升丹、灵药渣、红粉底均有大毒，一般不宜内服，外用亦应注意用量，不可久用。肝肾功能不全者及孕妇禁用。

红豆蔻
Hongdoukou

为姜科山姜属多年生丛生草本植物大高良姜 *Alpinia galanga* Willd. 的干燥成熟果实，此为正品。

本植物的根茎（大高良姜）亦供药用。

【生品用名】红豆蔻、大高良姜。

【炮制品用名】红豆蔻末、炒红豆蔻、炒红豆蔻末、大高良姜末。

【特殊要求用名】鲜大高良姜。

【常用并开药用名】红白豆蔻[红豆蔻、豆蔻（白豆蔻）]。

【备注】并开药应注明各多少克。

红药子
Hongyaozi

为蓼科蓼属多年生蔓性草本植物毛脉蓼 *Polygonum cillinerve*（Nakai）Ohwi 的干燥块根，此为正品。

【生品用名】红药子。

【炮制品用名】红药子末。

【备注】红药子有小毒，内服须注意用量，孕妇慎服。

红娘子
Hongniangzi

为蝉科红娘子属昆虫黑翅红娘子 *Huechys sanguinea* De Geer、短翅红娘子 *Huechys thoracica* Distant 或褐翅红娘子 *Huechys Philaemata* Fabricius 的干燥全体，此为正品。目前临床所用药材多为去除头、足、翅的干燥躯体。

【生品用名】生红娘子（生红娘虫）。

【炮制品用名】生红娘子末、米炒红娘子（红娘子）、米炒红娘子末（红娘子末）。

【品种要求用名】黑翅红娘子、短翅红娘子、褐翅红娘子。

【备注】红娘子有小毒，米炒能降低毒性且可矫其腥臭气味，临床内服多制用，注意用量。

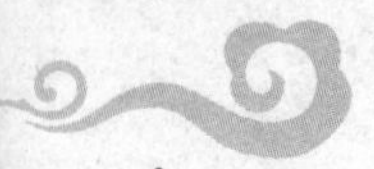

红 景 天

Hongjingtian

为景天科红景天属多年生草本植物大花红景天 *Rhodiola crenulata*（Hook. f. et Thoms.）H. Ohba 的根和根茎，此为正品。红景天的藏文音译名“苏罗玛保”。

【生品用名】红景天。

【炮制品用名】红景天末。

【特殊要求用名】鲜红景天。

红 花 龙 胆

Honghualongdan

为龙胆科龙胆属多年生草本植物红花龙胆 *Gentiana rhodantha* Franch. 的全草，此为正品。本植物的根（红花龙胆根）还单供药用。

【生品用名】红花龙胆、红花龙胆根。

【特殊要求用名】鲜红花龙胆。

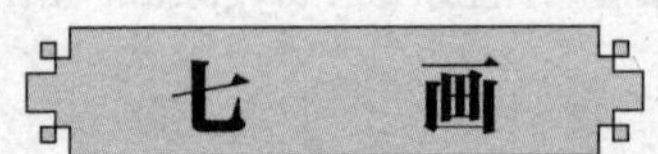

七 画

麦 冬

Maidong

为百合科沿阶草属多年生草本植物麦冬 *Ophiopogon japonicus*（L. f）Ker-Gawl. 的块根，此为正品。

本植物的须根（麦冬须）亦供药用。

【生品用名】麦冬（麦门冬）、麦冬须。

【炮制品用名】麦冬末、去心麦冬、去心麦冬末、朱麦冬、炒麦冬、米炒麦冬、蜜炙麦冬、酒麦冬、青黛拌麦冬、麦冬汁、麦冬须末。

【产地要求用名】浙麦冬（杭麦冬）、川麦冬。

【特殊要求用名】鲜麦冬、鲜麦冬须、寸麦冬、大麦冬。

【常用并开药用名】天麦冬（天冬、麦冬）。

【备注】并开药应注明各多少克。麦冬砸扁或切（捣）碎有利于有效成分的煎出。

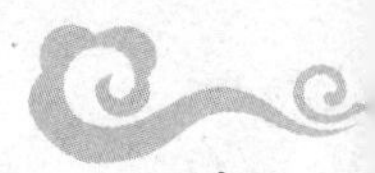

麦　芽
Maiya

为禾本科大麦属一年生或越年生草本植物大麦 *Hordeum vulgare* L. 的成熟果实经发芽干燥而得，此为正品。

本植物的成熟果实（大麦）、枯黄茎杆（大麦秸）、幼苗（大麦苗）亦供药用。

【生品用名】 生麦芽、大麦、大麦秸、大麦苗。

【炮制品用名】 生麦芽末、炒麦芽（麦芽）、炒麦芽末（麦芽末）、麸炒麦芽、焦麦芽、大麦末、炒大麦、炒大麦末、焦大麦、焦大麦末、大麦苗汁。

【特殊要求用名】 陈大麦秸、鲜大麦苗。

【常用并开药用名】 生稻麦芽（生稻芽、生麦芽）、生谷麦芽（生谷芽、生麦芽）、生稻麦谷芽（生稻芽、生麦芽、生谷芽）、生炒麦芽（生麦芽、炒麦芽）、稻麦芽（炒稻芽、炒麦芽）、谷麦芽（炒谷芽、炒麦芽）、稻麦谷芽（炒稻芽、炒麦芽、炒谷芽）、生三仙（生神曲、生山楂、生麦芽）、三仙或炒三仙（麸炒神曲、炒山楂、炒麦芽）、焦谷麦芽（焦谷芽、焦麦芽）、焦稻麦芽（焦稻芽、焦麦芽）、焦稻麦谷芽（焦稻芽、焦麦芽、焦谷芽）、焦三仙（焦神曲、焦山楂、焦麦芽）、焦四仙（焦神曲、焦山楂、焦麦芽、焦槟榔）。

【备注】 并开药应注明各多少克。哺乳期妇女禁服麦芽，孕妇慎服麦芽。麦芽炒后较生品药性缓和，消食而不伤脾胃之气。

麦饭石
Maifanshi

为中酸性火成岩类岩石石英二长斑岩，此为正品。矿物为斑状结构。主要由斜长石、钾长石、石英及黑云母或角闪石、微量磷灰石等组成。后生矿物主要有高岭石、蒙脱石、绿泥石等。主要成分有二氧化硅（SiO_2）、氧化铝（Al_2O_3）、氧化铁（Fe_2O_3）、氧化亚铁（FeO）、氧化镁（MgO）、氧化钙（CaO）、氧化钠（Na_2O）、氧化钾（K_2O）、二氧化钛（TiO_2）、五氧化二磷（P_2O_5）、二氧化碳（CO_2）、氧化锰（MnO）及氟、硫、镍、锆、锶、钡、钴、铬、钇、钪、钒、铜、锌、铀、钍等微量元素。

【生品用名】 麦饭石。

【炮制品用名】 麦饭石粉、煅麦饭石、煅麦饭石粉。

【备注】 麦饭石既可外用也可内服。内服可根据临床需要分别选择开水冷浸、开水热泡、煎煮等方法，一次量单独使用时常可反复泡煮 30 次左右。

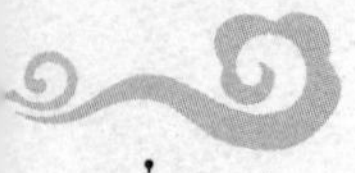

远　志

Yuanzhi

为远志科远志属多年生草本植物远志 *Polygala tenuifolia* Willd. 或卵叶远志 *Polygala sibirica* L. 的根，此为正品。

上述两种植物的全草（小草）亦供药用。去除木心的根（远志肉）还单供药用。

【生品用名】生远志、生远志肉、小草。

【炮制品用名】生远志末、甘草制远志（制远志、远志）、甘草制远志末（制远志末、远志末）、炒远志、蜜远志（炙远志）、朱远志、生远志肉末、制远志肉（远志肉）、制远志肉末（远志肉末）、小草末。

【特殊要求用名】鲜远志、鲜远志肉、鲜小草。

【备注】远志生用对咽喉、胃肠有刺激，易出现喉麻、心烦、恶心、呕吐等症状，故临床内服制用为多。远志有使子宫收缩的作用，孕妇慎服。

赤　芍

Chishao

为毛茛科芍药属多年生草本植物芍药 *Paeonia lactiflora* Pall.（多为野生品种）或川赤芍 *Paeonia veitchii* Lynch 的干燥根，此为正品。

【生品用名】赤芍。

【炮制品用名】赤芍粉、炒赤芍、酒赤芍、赤芍炭、赤芍炭末。

【品种要求用名】川赤芍。

【常用并开药用名】赤白芍（赤芍、白芍）、赤白芍粉（赤芍粉、白芍粉）、炒赤白芍（炒赤芍、炒白芍）、酒赤白芍（酒赤芍、酒白芍）。

【备注】并开药应注明各多少克。赤芍基原参见五画“白芍”条。赤芍反藜芦。

赤小豆

Chixiaodou

为豆科豇豆属一年生半攀缘草本植物赤小豆 *Vigna umbellata* Ohwi et Ohashi 或一年生直立草本植物赤豆 *Vigna angularis* Ohwi et Ohashi 的干燥成熟种子，此为正品。

上述两种植物的叶（赤小豆叶）、花（赤小豆花）、豆芽（赤小豆芽）亦供药用。

【生品用名】赤小豆、赤小豆叶、赤小豆花、赤小豆芽。

【炮制品用名】赤小豆粉、炒赤小豆、炒赤小豆末、赤小豆叶汁、赤小豆花末。

【特殊要求用名】赤小豆鲜叶、鲜赤小豆花、鲜赤小豆芽。

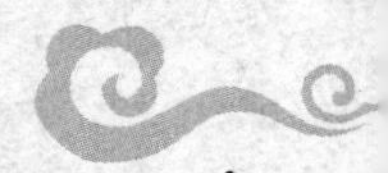

赤 石 脂

Chishizhi

为硅酸盐类矿物多水高岭石族多水高岭石,晶体结构属单斜晶系隐晶质,很少成结晶状态,多数为胶凝体,集合体呈缀密块状、土状或呈瓷状及各种胶凝体外观,主含四水硅酸铝[$Al_4(Si_4O_{10})(OH)_8\cdot 4H_2O$],此为正品。

【生品用名】生赤石脂。

【炮制品用名】生赤石脂末、醋煅赤石脂(赤石脂)、醋煅赤石脂末(赤石脂末)、炒赤石脂、煅赤石脂。

【备注】赤石脂畏肉桂类药材,孕妇慎服。赤石脂经醋调、煅透能增强固涩收敛功用。

芜 荑

Wuyi

为榆科榆属落叶乔木或灌木植物大果榆 *Ulmus macrocarpa* Hance 的种子添加家榆树皮等辅料的加工品,此为正品。

本植物的果实与面曲等加工制成的酱(芜荑酱)亦供药用。

【炮制品用名】芜荑、芜荑末、炒芜荑末、面炒芜荑、面炒芜荑末、芜荑酱。

【备注】芜荑加工时的辅料配方主要有二:①家榆树皮面、红土、菊花末;②家榆树皮、异叶败酱、灶心土;目前尚无统一规定。芜荑酱加工时的辅料主要有面曲、蓼汁、食盐。芜荑、芜荑酱不宜久服,注意用量。

芫 花

Yuanhua

为瑞香科瑞香属直立落叶灌木植物芫花 *Daphne genkwa* Sieb. et Zucc. 的干燥花蕾,此为正品。

本植物的根(芫花根)、根皮(芫花根皮)、根的内层皮(芫花根二层皮)亦供药用。

【生品用名】生芫花、芫花根、芫花根皮、芫花根二层皮。

【炮制品用名】生芫花末、醋芫花(炙芫花、芫花)、醋芫花末(炙芫花末、芫花末)、芫花根末、芫花根汁、芫花根皮末。

【特殊要求用名】鲜芫花根、鲜芫花根皮、鲜芫花根二层皮。

【备注】芫花、芫花根、芫花根皮、芫花根二层皮均有毒,注意用量,孕妇禁服。芫花类药材反甘草。芫花峻泻逐水之力较猛,醋炙可降低毒性,缓和其泻下作用,减轻腹痛症状。

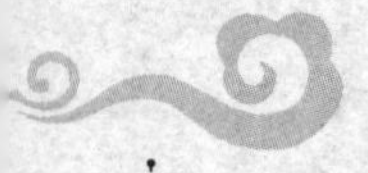

芫荽子

Yuansuizi

为伞形科芫荽属一年或两年生草本植物芫荽 *Coriandrum sativum* L. 的干燥成熟果实，此为正品。

本植物的幼苗（芫荽苗）、茎梗（芫荽茎）、根（芫荽根）、带根全草（芫荽）亦供药用。

【生品用名】芫荽子（胡荽子）、芫荽苗、芫荽茎、芫荽根、芫荽（胡荽）。

【炮制品用名】芫荽子末、炒芫荽子、炒芫荽子末、芫荽根汁、芫荽末、芫荽汁。

【特殊要求用名】鲜芫荽苗、鲜芫荽根、鲜芫荽。

芸香草

Yunxiangcao

为禾本科香茅属多年生草本植物芸香草 *Cymbopogon distans*（Nees ex Steud.）W. Wats 的地上部分，此为正品。

【生品用名】芸香草。

【特殊要求用名】鲜芸香草。

花椒

Huajiao

为芸香科花椒属落叶灌木或小乔木植物青椒 *Zanthoxylum schinifolium* Sieb. et Zucc. 或花椒 *Zanthoxylum bungeanum* Maxim. 的干燥成熟果皮，此为正品。

上述两种植物的叶（花椒叶）、种子（椒目）、花椒的茎（花椒茎）、根（花椒根）亦供药用。

【生品用名】花椒、椒目、花椒叶、花椒茎、花椒根。

【炮制品用名】花椒末、炒花椒、炒花椒末、醋花椒、盐花椒、椒目末、炒椒目、炒椒目末、花椒根炭、花椒根炭末。

【产地要求用名】川椒（蜀椒）、川椒目。

【特殊要求用名】鲜花椒叶。

花蕊石

Huaruishi

为变质岩类岩石蛇纹大理岩，此为正品。主要由矿物方解石形成的大理岩与硅酸盐类矿物蛇纹石族蛇纹石组成。晶体结构属单斜晶系，主含碳酸钙[（$CaCO_3$）方解石主要成分]

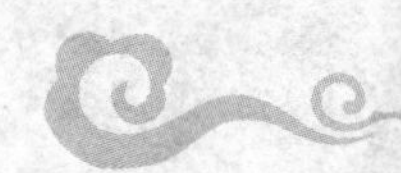

和含水硅酸镁[($3MgO·4SiO_2·H_2O$)蛇纹石主要成分]及少量 Fe、Al 等 20 多种元素。

【生品用名】生花蕊石。

【炮制品用名】生花蕊石粉、煅花蕊石(花蕊石)、煅花蕊石粉(花蕊石粉)、醋淬花蕊石、醋淬花蕊石粉。

【备注】生花蕊石质地坚硬,难以粉碎。煅后质地疏松,易于粉碎,且能缓和其酸涩之性,消除伤脾伐胃的副作用,利于内服。花蕊石临床多研成粉末冲服或入丸、散,亦可外用。

芥子
Jiezi

为十字花科芸薹属一年生草本植物白芥 *Sinapis alba* L. 或芥 *Brassica juncea*(L.)Czern. et Coss. 的干燥成熟种子,此为正品。前者习称"白芥子",后者习称"黄芥子"。

上述两种植物的茎(芥菜杆)、叶(芥菜叶)、嫩茎叶(芥菜)以及用其腌制的陈年卤汁(陈芥菜卤汁)亦供药用。

【生品用名】生芥子、芥菜、芥菜叶、芥菜杆。

【炮制品用名】生芥子末、炒芥子(芥子)、炒芥子末(芥子末)、芥菜汁、芥菜杆烧末、陈芥菜卤汁。

【品种要求用名】白芥子、黄芥子。

【特殊要求用名】野芥菜、鲜芥菜、鲜芥菜叶、鲜芥菜杆。

【备注】芥子生品力猛,宜外用,炒后可缓和其辛散走窜之性,以免内服时耗气伤阴,且可增强顺气豁痰之功,提高有效成分的煎出率。

苍　术
Cangzhu

为菊科苍术属多年生草本植物茅苍术 *Atractylodes lancea*(Thunb.)DC. 或北苍术 *Atractylodes chinensis*(DC.)Koidz. 的干燥根茎,此为正品。前者亦通称"南苍术"。

【生品用名】生苍术。

【炮制品用名】生苍术末、麸炒苍术(苍术)、麸炒苍术粉(苍术粉)、泔制苍术(制苍术)、泔制苍术粉(制苍术粉)、清炒苍术、沙烫苍术、土炒苍术、盐苍术、焦苍术、苍术炭。

【品种要求用名】茅苍术(南苍术)、北苍术。

【常用并开药用名】苍白术(麸炒苍术、麸炒白术)、清炒苍白术(清炒苍术、清炒白术)、土炒苍白术(土炒苍术、土炒白术)、焦苍白术(焦苍术、焦白术)。

【备注】并开药应注明各多少克。苍术生品辛燥性烈,炮制后其性缓和,内服以麸炒苍术和米泔水制苍术较为常用。

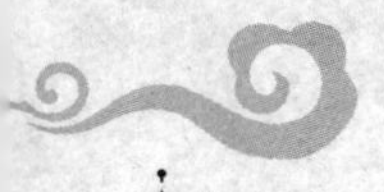

苍耳子

Cang'erzi

为菊科苍耳属一年生草本植物苍耳 *Xanthium sibiricum* Patr. 的成熟带总苞的果实，此为正品。

本植物的全草（苍耳草）、花（苍耳花）、叶（苍耳叶）、根（苍耳根）亦供药用。

【生品用名】生苍耳子、苍耳草（苍耳）、苍耳花、苍耳叶、苍耳根。

【炮制品用名】炒苍耳子（苍耳子）、麸炒苍耳子、苍耳子烧灰末、苍耳草末、苍耳草汁、苍耳草烧灰末、苍耳花末、苍耳叶末、苍耳根汁。

【特殊要求用名】鲜苍耳子、鲜苍耳草、鲜苍耳花、鲜苍耳叶、苍耳嫩叶尖、鲜苍耳根。

【备注】苍耳子有毒，注意用量，生品宜外用，内服宜慎，炒制可减毒且有利于水溶性成分的煎出。

芡实

Qianshi

为睡莲科芡属一年生大型水生草本植物芡 *Euryale ferox* Salisb. 的干燥成熟种仁，此为正品。

本植物的叶（芡实叶）、花茎（芡实茎）、根（芡实根）亦供药用。

【生品用名】生芡实、芡实叶、芡实茎、芡实根。

【炮制品用名】生芡实粉、麸炒芡实（芡实）、麸炒芡实粉（芡实粉）、清炒芡实、清炒芡实粉、土炒芡实、盐芡实、芡实叶末、芡实叶烧灰末。

【特殊要求用名】芡实鲜根。

【备注】芡实生品性平，炒后偏温，可增强其补益固涩之功，麸炒品和清炒品依各地区习惯不同均为常用炮制品种，通常认为麸炒利于健脾止泻，清炒长于益肾固精。

苎麻根

Zhumagen

为荨麻科苎麻属多年生半灌木植物苎麻 *Boehmeria nivea*（L.）Gaud. 的根和根茎，此为正品。

本植物的花（苎麻花）、叶（苎麻叶）、茎或带叶嫩茎（苎麻梗）、茎皮（苎麻皮）亦供药用。

【生品用名】苎麻根、苎麻花、苎麻叶、苎麻梗、苎麻皮。

【炮制品用名】苎麻根末、苎麻根汁、苎麻根炭、苎麻叶末、苎麻叶烧灰、苎麻叶汁、苎麻梗末、苎麻嫩梗汁。

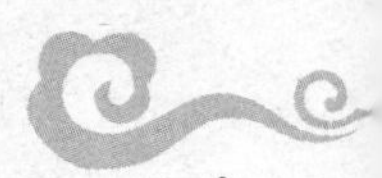

【特殊要求用名】鲜苎麻根、鲜苎麻花、鲜苎麻叶、鲜苎麻梗、鲜苎麻皮。

【备注】苎麻皮有回乳之功，哺乳期妇女忌服。

芦　荟

Luhui

为百合科芦荟属多年生肉质草本植物库拉索芦荟 *Aloe barbadensis* Miller、好望角芦荟 *Aloe ferox* Miller 或其他同属近缘植物叶的汁液浓缩干燥物，此为正品。前者习称“老芦荟”，后者习称“新芦荟”。

库拉索芦荟等的叶（芦荟叶）、同属斑纹芦荟等的花（芦荟花）、根（芦荟根）亦供药用。

【生品用名】芦荟叶、芦荟花、芦荟根。

【炮制品用名】芦荟、芦荟末、芦荟叶汁、焦芦荟叶。

【特殊要求用名】老芦荟、新芦荟、鲜芦荟叶、鲜芦荟花。

【备注】芦荟孕妇慎用。孕妇忌服芦荟叶、芦荟花、芦荟根。芦荟宜入丸、散、膏、丹或外用。通常认为“老芦荟”品质为佳。

芦　根

Lugen

为禾本科芦苇属多年生高大草本植物芦苇 *Phragmites communis* Trin. 的根茎，此为正品。

本植物的叶（芦叶）、箨叶（芦苇箨）、花（芦花）、嫩茎（芦茎）、嫩苗（芦笋）亦供药用。

【生品用名】芦根（苇根）、芦叶、芦苇箨（芦竹箨）、芦花、芦茎（苇茎）、芦笋。

【炮制品用名】芦根汁、芦叶末、芦叶烧灰末、芦苇箨末、芦苇箨烧灰末、芦花烧灰末、芦茎汁、芦茎烧灰末、芦笋汁。

【特殊要求用名】鲜芦根、鲜芦茎、鲜芦笋、陈芦叶。

【常用并开药用名】芦茅根（芦根、白茅根）、鲜芦茅根（鲜芦根、鲜白茅根）。

【备注】并开药应注明各多少克。“芦竹箨”是 2006 年第二版《中药大辞典》中的用名，因与同科芦竹属植物芦竹极易混淆，故处方正名今定名为芦苇箨。

苏　木

Sumu

为豆科芸实属灌木或小乔木植物苏木 *Caesalpinia sappan* L. 的干燥心材，此为正品。

【生品用名】苏木。

【炮制品用名】苏木末。

【备注】孕妇慎服苏木。

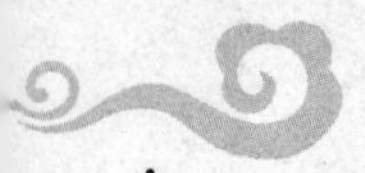

苏 合 香

Suhexiang

为金缕梅科苏合香属乔木植物苏合香树 *Liquidambar orientalis* Mill. 的树干渗出的香树脂经加工精制而成,此为正品。

【炮制品用名】苏合香、苏合香末。

【备注】苏合香通常入丸、散、膏、丹或泡汤服,不入煎剂。外用可制酊剂、软膏等。

杜 仲

Duzhong

为杜仲科杜仲属落叶乔木植物杜仲 *Eucommia ulmoides* Oliv. 的干燥树皮,此为正品。

本植物的叶(杜仲叶),嫩叶(棉芽)亦供药用。

【生品用名】生杜仲、杜仲叶、棉芽。

【炮制品用名】生杜仲末、盐杜仲(杜仲)、盐杜仲末(杜仲末)、烘杜仲、清炒杜仲、砂炒杜仲、盐杜仲叶、棉芽末。

【备注】杜仲经盐炙直走下焦,似可增强其补肝肾和强腰之功,但目前尚无定论。盐杜仲饮片表面呈黑褐色,以往在处方中多写为“杜仲炭”。杜仲若真正炭化绝大部分有效成分会丧失,不符合从古至今既断丝又不炭化的炮制原则,也与 2020 年版《中华人民共和国药典》中盐杜仲“表面黑褐色,内表面褐色,折断时胶丝弹性较差”的要求不符,故今后常规给药的处方用名应为盐杜仲(杜仲),不能随便使用“杜仲炭”名称,除非刻意要求。

杠 板 归

Gangbangui

为蓼科蓼属多年生蔓生草本植物杠板归 *Polygonum perfoliatum* L. 的地上部分,此为正品。

本植物的根(杠板归根)、全草(杠板归全草)亦供药用。本植物的叶(杠板归叶)还单供药用。

【生品用名】杠板归(扛板归)、杠板归根、杠板归全草、杠板归叶。

【炮制品用名】杠板归末、杠板归汁、焦杠板归根、杠板归叶汁。

【特殊要求用名】鲜杠板归、鲜杠板归根、鲜杠板归全草、鲜杠板归叶。

【备注】杠板归为 2020 年版《中华人民共和国药典》中的用名,今后作为处方正名使用。“扛板归”为 2006 年第二版《中药大辞典》中的用名,作为异名暂时保留。

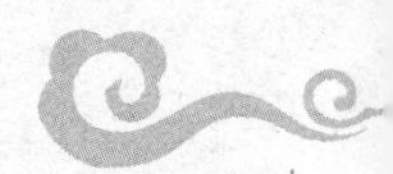

巫山淫羊藿

Wushan Yinyanghuo

为小檗科淫羊藿属多年生常绿草本植物巫山淫羊藿 *Epimedium wushanense* T. S. Ying 的干燥叶，此为正品。

本植物的根茎（巫山淫羊藿根）亦供药用。

【生品用名】 生巫山淫羊藿、巫山淫羊藿根。

【炮制品用名】 羊脂炙巫山淫羊藿（炙巫山淫羊藿、巫山淫羊藿）、炙巫山淫羊藿末（巫山淫羊藿末）、巫山淫羊藿根末。

【备注】 羊脂炙巫山淫羊藿壮肾阳的功用强于生品。巫山淫羊藿以往许多地区亦作淫羊藿使用，因二者基原不同，功用有异，现按 2020 年版《中华人民共和国药典》所载分列之。淫羊藿详见十一画该条。

豆　蔻

Doukou

为姜科豆蔻属多年生草本植物白豆蔻 *Amomum kravanh* Pierre ex Gagnep. 或爪哇白豆蔻 *Amomum compactum* Soland ex Maton 的干燥成熟果实，此为正品。

其中白豆蔻的花（豆蔻花）亦供药用。白豆蔻的果壳（白豆蔻壳）、种子团或种子（豆蔻仁）还单供药用。

【生品用名】 豆蔻（白豆蔻）、白豆蔻壳、豆蔻仁、豆蔻花。

【炮制品用名】 豆蔻末、豆蔻仁末、白豆蔻壳末、豆蔻花末。

【产地要求用名】 原豆蔻、印尼白蔻。

【常用并开药用名】 红白豆蔻（红豆蔻、豆蔻）。

【备注】 并开药应注明各多少克。豆蔻、豆蔻仁入煎剂宜后下。

扶　芳　藤

Fufangteng

为卫矛科卫矛属常绿匍匐或攀缘状灌木植物扶芳藤 *Euonymus fortunei*（Turcz.）Hand.-Mazz. 的干燥带叶茎枝，此为正品。

本植物的叶（扶芳藤叶）、茎（扶芳藤茎）、茎皮（扶芳藤茎皮）还单供药用。

【生品用名】 扶芳藤、扶芳藤叶、扶芳藤茎、扶芳藤茎皮。

【炮制品用名】 扶芳藤末、扶芳藤茎末、扶芳藤茎皮末。

【特殊要求用名】 扶芳藤鲜叶。

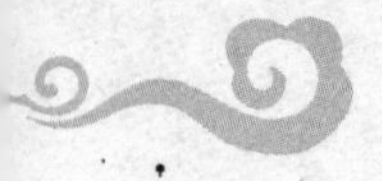

两头尖
Liangtoujian

为毛茛科银莲花属多年生草本植物多被银莲花 *Anemone raddeana* Regel 的干燥根茎，此为正品。

【生品用名】两头尖（竹节香附）。

【炮制品用名】两头尖末、酒两头尖。

【备注】两头尖有毒，注意用量，有溶血作用，孕妇禁用。

两面针
Liangmianzhen

为芸香科花椒属常绿木质藤本植物两面针 *Zanthoxylum nitidum*（Roxb.）DC. 的根，此为正品。

本植物的枝叶（两面针枝叶）亦供药用。根皮（两面针根皮）还单供药用。

【生品用名】两面针（入地金牛）、两面针根皮、两面针枝叶。

【炮制品用名】两面针末、两面针根皮末。

【特殊要求用名】鲜两面针。

【备注】两面针有小毒，注意用量，忌与酸味食物同服。

连翘
Lianqiao

为木犀科连翘属落叶灌木植物连翘 *Forsythia suspensa*（Thunb.）Vahl 的干燥果实，此为正品。其中秋季果实初熟尚带绿色时采收，除去杂质蒸熟再晒干的习称“青连翘”；果实成熟变黄，果壳裂开时采收，除去杂质晒干的习称“老连翘”。

本植物的根（连翘根）、茎叶（连翘茎叶）亦供药用。

【生品用名】连翘、连翘根（连轺）、连翘茎叶。

【炮制品用名】连翘末、朱连翘、连翘炭。

【特殊要求用名】青连翘、老连翘、鲜连翘茎叶。

【备注】通常认为，含有种子的青连翘清热解毒效力高于因成熟开裂种子已大多丢失的老连翘。

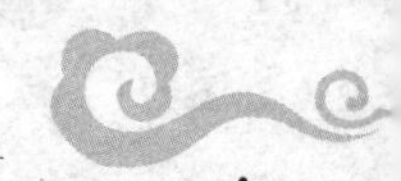

连 钱 草
Lianqiancao

为唇形科活血丹属多年生草本植物活血丹 *Glechoma longituba*（Nakai）Kupr. 的地上部分，此为正品。

【生品用名】连钱草（活血丹）。

【炮制品用名】连钱草汁。

【特殊要求用名】鲜连钱草。

【常用并开药用名】连金钱草（连钱草、金钱草）。

【备注】并开药应注明各多少克。

吴 茱 萸
Wuzhuyu

为芸香科吴茱萸属常绿灌木或小乔木植物吴茱萸 *Euodia rutaecarpa*（Juss.）Benth.、石虎 *Euodia rutaecarpa*（Juss.）Benth. var. *officinalis*（Dode）Huang 或疏毛吴茱萸 *Euodia rutaecarpa*（Juss.）Benth. var. *bodinieri*（Dode）Huang 的干燥近成熟未开裂的果实，此为正品。

上述植物的根（吴茱萸根）、根皮（吴茱萸根皮）、根皮的内层皮（吴茱萸根白皮）、叶（吴茱萸叶）亦供药用。

【生品用名】生吴茱萸、吴茱萸根、吴茱萸根皮、吴茱萸根白皮、吴茱萸叶。

【炮制品用名】生吴茱萸末、甘草制吴茱萸（制吴茱萸、吴茱萸）、甘草制吴茱萸末（制吴茱萸末、吴茱萸末）、盐吴茱萸、酒吴茱萸、醋吴茱萸、姜吴茱萸、黄连制吴茱萸、吴茱萸根末、吴茱萸根皮末、酒拌吴茱萸叶。

【特殊要求用名】鲜吴茱萸叶。

【备注】吴茱萸辛、苦、热、燥，有小毒，生品用量偏大时患者易出现咽干难忍等不良反应，炮制后副作用减轻，药力也比较和缓，但仍应注意用量。

牡 蛎
Muli

为牡蛎科牡蛎属动物长牡蛎 *Ostrea gigas* Thunberg、大连湾牡蛎 *Ostrea talienwhanensis* Crosse 或近江牡蛎 *Ostrea rivularis* Gould 的贝壳，此为正品。

上述动物的肉（牡蛎肉）亦供药用。

【生品用名】生牡蛎、牡蛎肉。

【炮制品用名】生牡蛎粉、煅牡蛎（牡蛎）、煅牡蛎粉（牡蛎粉）、醋牡蛎、盐牡蛎、酒牡蛎。

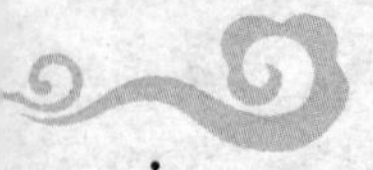

【**特殊要求用名**】鲜牡蛎肉。

【**常用并开药用名**】生龙牡(生龙骨、生牡蛎)、煅龙牡或龙牡(煅龙骨、煅牡蛎)。

【**备注**】并开药应注明各多少克。牡蛎入煎剂时宜先煎。牡蛎煅后质地酥脆,便于粉碎和煎出有效成分,尚能增强收敛固涩功用。

牡　丹　皮
Mudanpi

为毛茛科芍药属落叶小灌木植物牡丹 *Paeonia suffruticosa* Andr. 的干燥根皮,此为正品。在采收加工中保留外部粗皮者称“连丹皮(原丹皮)”,刮去粗皮者称“刮丹皮”。产自安徽铜陵凤凰山者习称“凤丹皮”。

本植物的花(牡丹花)亦供药用。

【**生品用名**】牡丹皮(丹皮)、牡丹花。

【**炮制品用名**】牡丹皮末、炒牡丹皮、酒牡丹皮、牡丹皮炭。

【**产地要求用名**】凤丹皮。

【**特殊要求用名**】连丹皮(原丹皮)、刮丹皮、鲜牡丹花。

【**备注**】孕妇慎服牡丹皮。牡丹皮的药用成分有挥发性,入汤剂不宜久煎,后下为好。

牡　荆　叶
Mujingye

为马鞭草科牡荆属落叶灌木或小乔木植物牡荆 *Vitex negundo* L. var. *cannabifolia* (Sieb. et Zucc.) Hand. -Mazz. 的叶,此为正品。

本植物的果实(牡荆子)、茎(牡荆茎)、茎用火烤灼流出的液汁(牡荆沥)、茎叶(牡荆茎叶)、茎叶的提取物(牡荆油)、根(牡荆根)亦供药用。

【**生品用名**】牡荆叶、牡荆子、牡荆茎、牡荆茎叶、牡荆根。

【**炮制品用名**】牡荆叶汁、牡荆子末、炒牡荆子、炒牡荆子末、牡荆沥、牡荆油。

【**特殊要求用名**】牡荆干嫩叶、鲜牡荆叶、鲜牡荆茎、牡荆鲜茎叶。

何　首　乌
Heshouwu

为蓼科蓼属多年生缠绕藤本植物何首乌 *Polygonum multiflorum* Thunb. 的干燥块根,此为正品。

本植物的叶(首乌叶)、藤茎(首乌藤)、带叶藤茎(首乌茎叶)亦供药用。

【**生品用名**】生何首乌(生首乌)、首乌叶、首乌藤(夜交藤)、首乌茎叶。

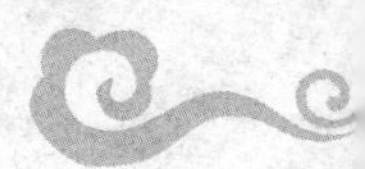

【炮制品用名】生何首乌末、黑豆制首乌(制首乌、何首乌)、黑豆制首乌末(制首乌末、首乌末)、酒首乌、黑豆黄酒制首乌、蒸首乌。

【特殊要求用名】鲜首乌叶、鲜首乌茎叶、鲜首乌藤。

【备注】何首乌生品有小毒,润肠、滑肠、通便,炮制后滑肠作用明显减弱或消失,毒性几近消除,补益功用增强。

伸筋草
Shenjincao

为石松科石松属主茎匍匐状多年生草本植物石松 *Lycopodium japonicum* Thunb. 的全草,此为正品。

【生品用名】伸筋草。

【炮制品用名】伸筋草末、焙伸筋草末。

【特殊要求用名】鲜伸筋草。

皂矾
Zaofan

为硫酸盐类矿物水绿矾族水绿矾的矿石,晶体结构属单斜晶系,主含含水硫酸亚铁($FeSO_4 \cdot 7H_2O$),此为正品。

【生品用名】生皂矾(生绿矾)。

【炮制品用名】生皂矾末、煅皂矾(绛矾)、醋煅皂矾(皂矾、绿矾)。

【备注】皂矾对消化道有强烈刺激性,须注意用量,不入汤剂,孕妇慎服。生皂矾供外用,一般不内服。皂矾醋煅可缓和其涩味和刺激性,也有利于铁的吸收,可入丸、散使用。处方中无特殊要求的"皂矾""绿矾"用名应付给醋煅皂矾。

皂角刺
Zaojiaoci

为豆科皂荚属乔木植物皂荚 *Gleditsia sinensis* Lam. 的棘刺,此为正品。

本植物的干燥成熟果实(大皂角)、不育果实(猪牙皂)、种子(皂荚子)、叶(皂荚叶)、茎皮和根皮(皂荚木皮)亦供药用。

【生品用名】皂角刺、大皂角(皂荚)、猪牙皂、皂荚子(皂角子)、皂荚叶、皂荚木皮。

【炮制品用名】皂角刺末、烧皂角刺、皂角刺烧灰末、皂角刺醋蒸汁、皂角刺醋煎汁、大皂角末、焙大皂角末、煨大皂角末、大皂角烧灰、猪牙皂末、炒猪牙皂、炒猪牙皂末、皂荚子末、炒皂荚子、炒皂荚子末、皂荚子烧灰末、皂荚木皮末。

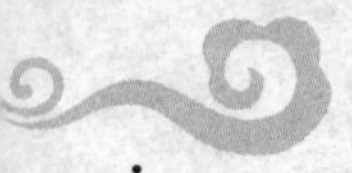

【特殊要求用名】鲜皂角刺、长大皂角。

【备注】皂角刺醋蒸汁、皂角刺醋煎汁通常外用。大皂角、猪牙皂、皂荚子有小毒，注意用量，孕妇忌服。出血患者禁服大皂角、猪牙皂。

佛 手

Foshou

为芸香科柑橘属常绿小乔木或灌木植物佛手 *Citrus medica* L. var. *sarcodactylis* Swingle 的果实，此为正品。

本植物果实的蒸馏液（佛手露）、花朵和花蕾（佛手花）、根（佛手根）亦供药用。

【生品用名】佛手（佛手柑）、佛手花、佛手根（佛手柑根）。

【炮制品用名】焙佛手末、佛手露。

【产地要求用名】川佛手、广佛手。

【特殊要求用名】鲜佛手、鲜佛手根。

【备注】通常认为产于四川的川佛手品质为佳。

余甘子

Yuganzi

为大戟科叶下珠属落叶小乔木或灌木植物余甘子 *Phyllanthus emblica* L.（别名：油柑）的成熟果实，此为正品。余甘子亦系藏医习用药材，藏文音译名：庵摩勒。

本植物的叶（油柑叶）、树皮（油柑树皮）、根（油柑根）亦供药用。

【生品用名】余甘子、油柑叶（余甘子叶）、油柑树皮（余甘子树皮）、油柑根（余甘子根）。

【炮制品用名】余甘子汁、油柑叶末、油柑树皮末。

【特殊要求用名】余甘子鲜果、鲜油柑叶、鲜油柑树皮、鲜油柑根。

谷 芽

Guya

为禾本科狗尾草属一年生栽培作物粟 *Setaria italica*（L.）Beauv. 的成熟果实经发芽干燥而得，此为正品。

本植物的种仁（粟米）、种子之黏者（秫米）、种皮（粟糠）、种仁经淘洗所得的泔水（粟米泔汁）、谷芽的蒸露（谷芽露）亦供药用。不同变种的种仁习称“白粱米”“青粱米”“黄粱米”。

【生品用名】生谷芽（生粟芽）、粟米、秫米、粟糠。

【炮制品用名】炒谷芽（谷芽）、焦谷芽、粟米末、炒粟米、焦粟米、秫米末、粟米泔汁、谷芽露。

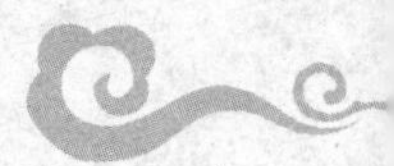

【品种要求用名】白粱米、青粱米、黄粱米。

【特殊要求用名】陈粟米。

【常用并开药用名】生谷麦芽(生谷芽、生麦芽)、生谷稻芽(生谷芽、生稻芽)、生谷麦稻芽(生谷芽、生麦芽、生稻芽)、生熟谷芽(生谷芽、炒谷芽)、谷麦芽(炒谷芽、炒麦芽)、谷稻芽(炒谷芽、炒稻芽)、谷麦稻芽(炒谷芽、炒麦芽、炒稻芽)、焦谷麦芽(焦谷芽、焦麦芽)、焦谷稻芽(焦谷芽、焦稻芽)、焦谷麦稻芽(焦谷芽、焦麦芽、焦稻芽)。

【备注】并开药应注明各多少克。以往除华北以外的许多地区,尤其是南方地区谷芽习称"粟芽",而稻芽习称"谷芽"。今后应按2020年版《中华人民共和国药典》所载名称使用。谷芽炒后较生品药性缓和,消食而不伤脾胃之气。

谷精草
Gujingcao

为谷精草科谷精草属一年生草本植物谷精草 *Eriocaulon buergerianum* Koern. 的干燥带花茎的头状花序,此为正品。

【生品用名】谷精草。

【炮制品用名】谷精草末、谷精草烧灰末。

龟甲
Guijia

为龟科乌龟属动物乌龟 *Chinemys reevesii*(Gray)的背甲和腹甲,此为正品。

本动物的肉(龟肉)、血(龟血)、胆汁(龟胆汁)、甲壳熬制成的固体胶块(龟甲胶)亦供药用。

【生品用名】生龟甲(生龟版)、龟肉、龟血、龟胆汁。

【炮制品用名】醋龟甲(制龟甲、龟甲)、醋龟甲末(制龟甲末、龟甲末)、酒龟甲、酒龟甲末、龟甲烧灰末、龟甲胶(龟版胶)。

【常用并开药用名】生龟鳖甲(生龟甲、生鳖甲)、醋龟鳖甲或制龟鳖甲或龟鳖甲(醋龟甲、醋鳖甲)。

【备注】并开药应注明各多少克。龟甲生用滋阴潜阳、平肝熄风;制用滋阴降火,强壮筋骨且有利于多数有效成分煎出率的提高;入汤剂宜先煎。龟甲胶常烊化兑服,亦可入煎剂。

辛夷
Xinyi

为木兰科木兰属落叶乔木植物望春花 *Magnolia biondii* Pamp.、玉兰 *Magnolia denudata*

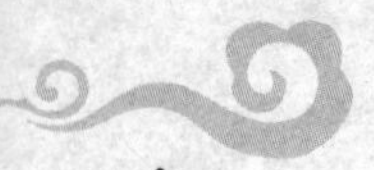

Desr. 或武当玉兰 *Magnolia sprengeri* Pamp. 的干燥花蕾，此为正品。

【生品用名】辛夷。

【炮制品用名】辛夷末、炒辛夷、蜜辛夷（炙辛夷）。

【备注】以往汤剂处方中辛夷多要求布包煎，因古人认为其毛茸“射人肺，令人咳”。今有实验表明，辛夷毛经煎煮后质地柔软，对咽喉已不会产生刺激性反应，且布包还有碍于有效成分的煎出，因此似无包煎必要。

羌　活
Qianghuo

为伞形科羌活属多年生草本植物羌活 *Notopterygium incisum* Ting ex H. T. Chang 或宽叶羌活 *Notopterygium franchetii* H. de Boiss. 的干燥根茎和根，此为正品。

【生品用名】羌活。

【炮制品用名】羌活末。

沙　棘
Shaji

为胡颓子科沙棘属落叶灌木或小乔木植物沙棘 *Hippophae rhamnoides* L. 的成熟果实，此为正品。沙棘亦系蒙医、藏医习用药材。蒙古文音译名：其察日嘎纳。藏文音译名：大尔卜兴。

【生品用名】沙棘。

【炮制品用名】沙棘末。

【特殊要求用名】沙棘鲜果。

沙　苑　子
Shayuanzi

为豆科黄芪属多年生高大草本植物扁茎黄芪 *Astragalus complanatus* R. Br. 的干燥成熟种子，此为正品。

【生品用名】沙苑子（沙苑蒺藜、潼蒺藜）。

【炮制品用名】沙苑子末、炒沙苑子、炒沙苑子末、盐沙苑子。

【常用并开药用名】二蒺藜或潼刺蒺藜（沙苑子、炒蒺藜）。

【备注】并开药应注明各多少克。古代文献补肾药中的“白蒺藜”实际多为沙苑子（潼蒺藜）。现今多数人的看法，“白蒺藜”应是蒺藜（刺蒺藜）的异名。但为避免歧义，今后“白蒺藜”作为异名在处方中停止使用。沙苑子固涩作用较强，凡媾精难出或小便不利者慎服。

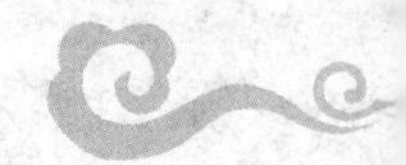

没　药
Moyao

为橄榄科没药属低矮灌木或小乔木植物地丁树 *Commiphora myrrha* Engl. 或哈地丁树 *Commiphora molmol* Engl. 的干燥树脂，此为正品。商品分为天然没药和胶质没药。

【生品用名】 生没药。

【炮制品用名】 生没药末、醋没药（炙没药、没药）、醋没药末（炙没药末、没药末）、炒没药、煮没药、灯心制没药。

【品种要求用名】 天然没药、胶质没药。

【常用并开药用名】 乳没（醋乳香、醋没药）。

【备注】 并开药应注明各多少克。没药生品气味浓烈，对胃有一定的刺激性，内服易使人恶心呕吐，醋炙可矫臭矫味，缓和其刺激性，且能增强其活血止痛生肌的功用。孕妇及胃弱者慎服。

没食子
Moshizi

为没食子蜂科瘿蜂属昆虫没食子蜂 *Cynips gallae-tinctoriae* Oliv. 的幼虫寄生于壳斗科栎属乔木植物没食子树 *Quercus infectoria* Oliv. 幼枝上的干燥虫瘿，此为正品。

【生品用名】 没食子。

【炮制品用名】 没食子末、煨没食子、没食子烧灰。

沉　香
Chenxiang

为瑞香科沉香属常绿乔木植物白木香 *Aquilaria sinensis*（Lour.）Gilg 含有树脂的木材，此为正品。

沉香等多种药末和神曲糊制成的曲剂（沉香曲）亦供药用。

【生品用名】 沉香。

【炮制品用名】 沉香末、沉香磨汁、沉香曲。

【备注】 沉香入煎剂时宜后下。以往尚有进口沉香，为产于印度尼西亚、马来西亚、越南及印度等地的同属植物沉香的含有树脂的木材。沉香曲南北地区配方和制药工艺不同，目前尚无全国统一规定。如南京地区的沉香曲所用辅料有广木香、广藿香、檀香、降香、羌活、葛根、前胡、桔梗、枳壳、槟榔、炒稻芽、炒麦芽、白芷、青皮、广陈皮、防风、柴胡、川厚朴、广郁金、白豆蔻、春砂仁、生甘草、乌药、神曲；北京地区的沉香曲所用辅料有檀香、川厚朴、神曲、

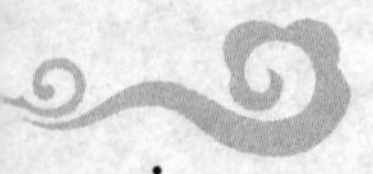

面粉。

诃　子

Hezi

为使君子科榄仁树属落叶乔木植物诃子 *Terminalia chebula* Retz. 或绒毛诃子 *Terminalia chebula* Retz. var. *tomentella* Kurt. 的干燥成熟果实,此为正品。

其中诃子的叶(诃子叶)、幼果(西青果)亦供药用。上述两种植物的果核(诃子核)、去核果肉(诃子肉)还单供药用。

【生品用名】诃子、诃子肉、诃子核、诃子叶、西青果(藏青果)。

【炮制品用名】诃子末、煨诃子、烫诃子、土炒诃子、蒸诃子、诃子炭、诃子肉末、炒诃子肉、麸炒诃子肉、西青果磨汁。

【备注】唐朝以后至今在诃子的炮制过程中,医家多要求去核,意在去除诃子的质次部分以增强疗效。诃子核的重量约占带核诃子的 40.7%,目前临床中诃子的常用剂量多指诃子肉的剂量。诃子、诃子核、西青果入煎剂时宜打碎。

补骨脂

Buguzhi

为豆科补骨脂属一年生草本植物补骨脂 *Psoralea corylifolia* L. 的干燥成熟果实,此为正品。

【生品用名】生补骨脂。

【炮制品用名】生补骨脂末、盐补骨脂(补骨脂)、盐补骨脂末(补骨脂末)、炒补骨脂、酒补骨脂。

【备注】补骨脂生品辛、苦、温燥,久用容易伤阴,经盐水炙后,其性缓和,可增强补肾纳气之功,且有利于有效成分的煎出,故临床内服多制用。

灵　芝

Lingzhi

为多孔菌科灵芝属真菌赤芝 *Ganoderma lucidum*(Leyss. ex Fr.)Karst. 或紫芝 *Ganoderma sinense* Zhao, Xu et Zhang 的干燥子实体,此为正品。

上述真菌的孢子粉(灵芝孢子粉)亦供药用。

【生品用名】灵芝。

【炮制品用名】灵芝末、灵芝孢子粉。

【品种要求用名】赤芝、紫芝、赤芝孢子粉、紫芝孢子粉。

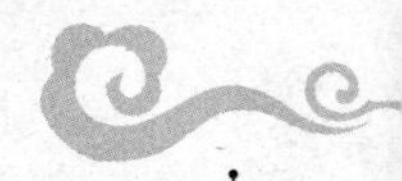

阿　　胶
Ejiao

为马科驴属动物驴 *Equus asinus* L. 的去毛干燥皮或鲜皮经煎煮、浓缩制成的固体胶，此为正品。

本动物的头（驴头）、肉（驴肉）、骨（驴骨）、骨髓（驴骨髓）、毛（驴毛）、蹄甲（驴蹄）、脂肪（驴脂）、乳汁（驴乳）、雄性带睾丸的外生殖器（驴阴茎）亦供药用。

【生品用名】驴头、驴肉、驴骨、驴骨髓、驴蹄、驴脂、驴乳、驴阴茎（驴鞭）。

【炮制品用名】阿胶、阿胶末、阿胶珠（蛤粉烫阿胶）、蒲黄阿胶珠（蒲黄炒阿胶）、焦驴毛末、驴骨烧灰末、炒驴蹄屑、驴蹄烧灰末、驴脂膏、沙烫驴阴茎、滑石粉烫驴阴茎。

【备注】阿胶在汤剂中宜烊化兑服。阿胶珠、蒲黄阿胶珠可入煎剂。

阿　　魏
Awei

为伞形科阿魏属多年生一次结果的草本植物新疆阿魏 *Ferula sinkiangensis* K. M. Shen 或阜康阿魏 *Ferula fukanensis* K. M. Shen 的树脂，此为正品。

【生品用名】阿魏。

【炮制品用名】阿魏末、炒阿魏（制阿魏）、酒阿魏（炙阿魏）。

【备注】阿魏多入丸、散及外用膏药，孕妇禁用。过去阿魏曾依赖进口，其来源为同属多年生草本植物阿魏的树脂。

陈　　皮
Chenpi

为芸香科柑橘属长绿小乔木或灌木植物橘 *Citrus reticulata* Blanco 及其栽培变种的干燥成熟果皮，此为正品。目前商品主要有两种，其中橘、福橘、朱橘、大红袍、温州蜜柑（无核蜜橘）等的果皮习称“陈皮”；茶枝柑的果皮习称“广陈皮”。通常认为产于广东新会的广陈皮品质为佳。

上述橘类植物的成熟果实（橘）、白色内层果皮（橘白）、外层果皮（橘红）、果皮内层筋络（橘络）、种子（橘核）、叶（橘叶）、根（橘根）、成熟果实的蜜糖渍制品（橘饼）、幼果或未成熟果实的果皮（青皮）亦供药用。其中自落幼果的皮习称“个青皮”；从树上采收的未成熟果实纵剖成四瓣的皮习称“四花青皮”。

【生品用名】陈皮（橘皮）、橘（橘子）、橘白、橘红、橘络、生橘核、生青皮、橘叶、橘根。

【炮制品用名】陈皮末、炒陈皮、土炒陈皮、麸炒陈皮、盐陈皮、蜜炙陈皮、制陈皮、法制陈

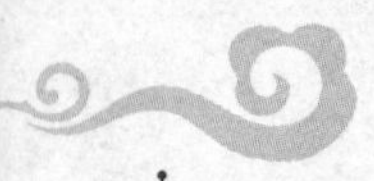

皮、青盐陈皮、陈皮炭、橘红末、蜜橘红（炙橘红）、炒橘红、生橘核末、盐橘核（橘核）、炒橘核、炒橘核末、麸炒橘核、生青皮末、醋青皮（青皮）、醋青皮末（青皮末）、麸炒青皮、青皮炭、橘叶汁、橘饼。

【品种要求用名】广陈皮、广橘红。

【特殊要求用名】烂橘子、鲜橘叶、个青皮、四花青皮。

【常用并开药用名】青陈皮（醋青皮、陈皮）。

【备注】并开药应注明各多少克。青皮生品性烈、破气消积、醋制后可缓和其辛烈之性。橘核盐制后下行，长于治疝。制陈皮通常指用黄酒、醋、盐或醋、盐、生姜炮制的品种。法制陈皮配方多样，炮制工艺比较复杂，目前尚无统一标准。青盐陈皮由甘草、乌梅、川贝、青盐等加工而成。陈皮原指陈久的橘皮。传统观点认为其陈久者燥气全消，温中而不燥，行气而不峻。现今因用药量大又很难久贮，故其生品多不“陈久”。目前临床中可用炒陈皮，尤其是麸炒陈皮来部分体现“陈久”橘皮的用药意图。化橘红基原不同，详见四画该条。

陈葫芦瓢

Chenhulupiao

为葫芦科葫芦属一年生攀缘草本植物葫芦 *Lagenaria siceraria*（Molina）Standl. 或瓠瓜 *Lagenaria siceraria*（Molina）Standl. var. *depressa*（Ser.）Hara 的老熟干燥果壳，此为正品。

上述植物的果实（葫芦）、果瓤（葫芦瓤）、种子（葫芦子）、花（葫芦花）、叶（葫芦叶）、须（葫芦须）、茎叶花须（葫芦秧）亦供药用。

【生品用名】陈葫芦瓢（陈壶卢瓢）、葫芦（壶卢）、葫芦瓤（壶卢瓤）、葫芦子（壶卢子）、葫芦花（壶卢花）、葫芦叶（壶卢叶）、葫芦须（壶卢须）、葫芦秧（壶卢秧）。

【炮制品用名】煅陈葫芦瓢、煅陈葫芦瓢末、陈葫芦瓢烧灰末、煅葫芦、煅葫芦末、葫芦烧灰末、鲜葫芦汁、葫芦子末、葫芦叶末、葫芦秧末、煅葫芦秧末、葫芦秧烧灰末。

【特殊要求用名】旧葫芦瓢、霜葫芦、鲜葫芦。

鸡内金

Jineijin

为雉科雉属动物家鸡 *Gallus gallus* domesticus Brisson 的干燥沙囊内壁，此为正品。

本动物的头（鸡头）、肉（鸡肉）、血液（鸡血）、肝脏（鸡肝）、肠子（鸡肠）、胆囊（鸡胆）、胆汁（鸡胆汁）、脑髓（鸡脑）、嗉囊（鸡嗉）、翅羽（鸡翮羽）、卵（鸡子）、卵的硬外壳（鸡子壳）、孵鸡后蛋壳内的卵膜（凤凰衣）、蛋清（鸡子白）、蛋黄（鸡子黄）、蛋黄油（鸡子黄油）、粪便上的白色部分（鸡屎白）、雄鸡的口涎（雄鸡口涎）等亦供药用。

【生品用名】生鸡内金、鸡头、鸡肉、鸡血、鸡肝、鸡肠、鸡胆、鸡胆汁、鸡脑、鸡嗉、鸡子、鸡子白、鸡子黄、鸡子壳、凤凰衣、鸡屎白、雄鸡口涎。

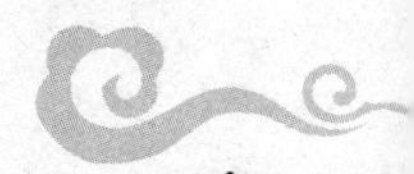

【炮制品用名】生鸡内金末、醋鸡内金(鸡内金)、醋鸡内金末(鸡内金末)、炒鸡内金、焦鸡内金、鸡内金烧灰、鸡头烧灰、烘鸡肠末、焙鸡胆粉、鸡脑烧灰、焙鸡嗉末、鸡翮羽烧灰、鸡子壳末、焙鸡子壳末、煅鸡子壳末、鸡子壳炭、凤凰衣末、焙凤凰衣末、熟鸡子白、熟鸡子黄、鸡子黄油、鸡屎白末、炒鸡屎白、炒鸡屎白末、酒鸡屎白、酒鸡屎白末。

【品种要求用名】雄鸡胆、雌鸡胆、乌鸡胆、雄鸡肝、乌雄鸡肝、乌雌鸡肉、黄雌鸡肉、白雄鸡肉、丹雄鸡肉、雄鸡脑、雄鸡嗉、雄鸡矢白。

【特殊要求用名】鲜鸡肝、鲜鸡肠、鲜鸡胆、鲜鸡脑、鲜鸡嗉、鲜凤凰衣。

【备注】鸡内金生品气味腥臭,制用可以矫味,喷醋炒制还可以增强疏肝扶脾、健胃消导功用,也有利于粉碎。

鸡血藤
Jixueteng

为豆科密花豆属木质藤本植物密花豆 *Spatholobus suberectus* Dunn的干燥藤茎,此为正品。

【生品用名】鸡血藤。

鸡骨草
Jigucao

为豆科相思子属攀缘灌木植物广州相思子 *Abrus cantoniensis* Hance 除去有毒荚果的全株,此为正品。

【生品用名】鸡骨草。

【炮制品用名】鸡骨草末。

【特殊要求用名】鲜鸡骨草。

鸡冠花
Jiguanhua

为苋科青葙属一年生直立草本植物鸡冠花 *Celosia cristata* L. 的花序,此为正品。

本植物的种子(鸡冠子)、茎叶(鸡冠苗)、全草(鸡冠花全草)亦供药用。

【生品用名】鸡冠花、鸡冠子、鸡冠苗、鸡冠花全草。

【炮制品用名】鸡冠花末、焙鸡冠花、焙鸡冠花末、鸡冠花炭、鸡冠子末。

【品种要求用名】白鸡冠花、红鸡冠花。

【特殊要求用名】鲜鸡冠花、鲜鸡冠苗、鲜鸡冠花全草。

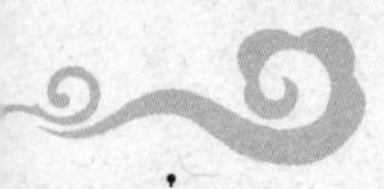

八 画

青 果
Qingguo

为橄榄科橄榄属常绿乔木植物橄榄 *Canarium album* Raeusch. 的成熟果实，此为正品。

本植物的根（青果根）、果实的蒸馏液（青果露）亦供药用。果核（青果核）、种仁（青果仁）还单供药用。

【生品用名】青果（橄榄）、青果核（橄榄核）、青果仁（橄榄仁）、青果根（橄榄根）。

【炮制品用名】青果末、青果烧灰末、青果汁、青果露（橄榄露）、青果核末、煅青果核、煅青果核末、青果核磨汁、青果核烧末、青果仁末、青果根磨汁。

【特殊要求用名】鲜青果、鲜青果核、鲜青果根。

【备注】青果干品入煎剂宜打碎。

青 萍
Qingping

为浮萍科浮萍属浮水小草本植物浮萍 *Lemna minor* L. 的全草，此为正品。

【生品用名】青萍。

【炮制品用名】青萍末、青萍汁。

【特殊要求用名】鲜青萍。

【备注】以往浮萍与同科紫萍属植物紫萍有共同的药用名称"浮萍"，因基原不同，功用有异，现分列之。按 2020 年版《中华人民共和国药典》所载，浮萍的基原为紫萍，详见十画该条。

青 蒿
Qinghao

为菊科蒿属一年生草本植物黄花蒿 *Artemisia annua* L. 的地上部分，此为正品。

本植物的根（青蒿根）、寄生在茎节中的昆虫幼虫（青蒿蠹虫）、茎叶的蒸馏液（青蒿露）亦供药用。叶（青蒿叶）、茎（青蒿梗）、果实（青蒿子）还单供药用。

【生品用名】青蒿、青蒿叶、青蒿梗、青蒿子、青蒿根、青蒿蠹虫（青蒿虫）。

【炮制品用名】青蒿末、青蒿汁、鳖血青蒿、炒青蒿、醋青蒿、青蒿叶末、青蒿梗末、青蒿

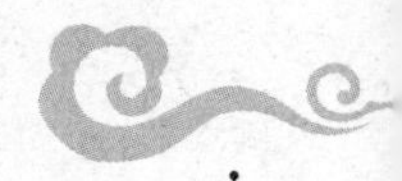

露、青蒿子末、青蒿蠹虫末。

【特殊要求用名】鲜青蒿、嫩青蒿、鲜青蒿叶、青蒿嫩叶。

【备注】青蒿入煎剂宜后下。

青　黛

Qingdai

为爵床科马蓝属多年生草本植物马蓝 *Baphicacanthus cusia*（Nees）Bremek.、蓼科蓼属一年生草本植物蓼蓝 *Polygonum tinctorium* Ait. 或十字花科菘蓝属两年生草本植物菘蓝 *Isatis indigotica* Fort. 的叶或茎叶经用石灰加工制得的干燥粉末、颗粒或团块，此为正品。

制造青黛时的沉淀物（蓝靛）、青黛与蛤壳粉按 1∶10 制备的散剂（黛蛤散）亦供药用。

【炮制品用名】青黛、飞青黛、蓝靛。

【产地要求用名】建青黛。

【常用调剂药用名】黛蛤散。

【备注】福建所产建青黛品质较佳。青黛通常入丸、散和外用。青黛、黛蛤散若入汤剂宜布包入煎。马蓝参见九画“南板蓝根”条。蓼蓝参见十四画“蓼大青叶”条。菘蓝参见八画“板蓝根”条。含有青黛的另一种常用调剂药“碧玉散”参见十二画“滑石”条。

青 风 藤

Qingfengteng

为防己科防己属木质大藤本植物青藤 *Sinomenium acutum*（Thunb.）Rehd. et Wils. 或毛青藤 *Sinomenium acutum*（Thunb.）Rehd. et Wils. var. *cinereum* Rehd. et Wils. 的干燥藤茎，此为正品。

【生品用名】青风藤（青藤）。

【常用并开药用名】青海风藤（青风藤、海风藤）。

【备注】并开药应注明各多少克。青风藤有毒，注意用量，内服时少数人可出现多种不良反应，应予注意。

青 叶 胆

Qingyedan

为龙胆科獐牙菜属一年生草本植物青叶胆 *Swertia mileensis* T. N. Ho et W. L. Shih 的全草，此为正品。

【生品用名】青叶胆。

【特殊要求用名】鲜青叶胆。

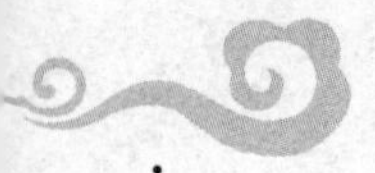

【备注】青叶胆苦、甘、寒，虚寒者慎服。

青 葙 子

Qingxiangzi

为苋科青葙属一年生草本植物青葙 *Celosia argentea* L. 的成熟种子，此为正品。

本植物的花序（青葙花）、茎叶（青葙茎叶）、根（青葙根）、茎叶和根（青葙）、全草（青葙全草）亦供药用。

【生品用名】青葙子、青葙花、青葙茎叶、青葙根、青葙、青葙全草。

【炮制品用名】青葙子末、青葙子汁、炒青葙子、炒青葙子末。

【品种要求用名】红青葙花、白青葙花。

【特殊要求用名】鲜青葙子、青葙鲜茎叶、鲜青葙、鲜青葙全草。

【备注】青葙子有散瞳作用，青光眼患者禁用。青葙子与决明子以往有共同异名“草决明”。二者基原不同，功用有异。为避免产生歧义，今后处方用名不可使用“草决明”。决明子详见六画该条。

青 礞 石

Qingmengshi

为变质岩类黑云母片岩或绿泥石化云母碳酸盐片岩，此为正品。性状主为鳞片状或片状、颗粒状集合体。含二氧化硅（SiO_2）、氧化铝（Al_2O_3）、氧化亚铁（FeO）、氧化铁（Fe_2O_3）、二氧化锑（TiO_2）、五氧化二磷（P_2O_5）、氧化锰（MnO）、氧化钙（CaO）、氧化镁（MgO）、氧化钾（K_2O）、氧化钠（Na_2O）、二氧化碳（CO_2）及铅、铜、锌、镍、铬、钴、钒、钛、镓、铟、钇、镱、锆、铍等无机元素。

【生品用名】生青礞石（生礞石）。

【炮制品用名】生青礞石末、煅青礞石（青礞石、礞石）、煅青礞石末（青礞石末、礞石末）。

【常用并开药用名】青金礞石（煅青礞石、煅金礞石）。

【备注】并开药应注明各多少克。青礞石煅后质地酥松，便于粉碎加工，且易于煎出有效成分。据考证古代诸家本草所载的“礞石”均指的是青礞石，故处方中写“礞石”应付给青礞石，不可给金礞石。金礞石详见八画该条。

玫 瑰 花

Meiguihua

为蔷薇科蔷薇属直立灌木植物玫瑰 *Rosa rugosa* Thunb. 的花蕾，此为正品。

本植物的根（玫瑰根）、玫瑰花的蒸馏液（玫瑰露）亦供药用。

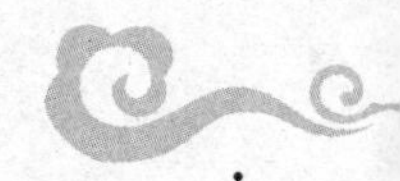

【生品用名】玫瑰花、玫瑰根。

【炮制品用名】玫瑰花末、玫瑰花汁、玫瑰露。

【特殊要求用名】鲜玫瑰花。

苦 木
Kumu

为苦木科苦木属落叶灌木或小乔木植物苦木 *Picrasma quassioides*（D. Don）Benn. 的枝和叶，此为正品。

本植物的茎皮（苦树皮）、木材（苦木木）、根或根皮（苦木根）亦供药用。叶（苦木叶）、枝（苦木枝）还单供药用。

【生品用名】苦木、苦木叶、苦木枝、苦树皮（苦木皮）、苦木木、苦木根。

【炮制品用名】苦木末、苦木叶末、苦树皮末、苦木木末、苦木根末。

【特殊要求用名】鲜苦木叶。

【备注】本植物不论用何部位均有小毒，临床须注意用量。

苦 参
Kushen

为豆科槐属落叶半灌木植物苦参 *Sophora flavescens* Ait. 的干燥根，此为正品。

本植物的种子（苦参实）亦供药用。

【生品用名】苦参、苦参实。

【炮制品用名】苦参末、麸炒苦参、苦参炭、苦参实末。

【备注】苦参反藜芦。

苦丁茶
Kudingcha

为冬青科冬青属常绿大乔木植物大叶冬青 *Ilex latifolia* Thunb.、苦丁茶冬青 *Ilex kudingcha* C. J. Tseng. 的嫩叶，此为正品。

【生品用名】苦丁茶。

【炮制品用名】苦丁茶末。

【品种要求用名】大叶冬青叶、苦丁茶冬青叶。

【特殊要求用名】鲜苦丁茶。

【备注】以往同属植物枸骨 *Ilex cornuta* Lindl. ex Paxt. 的嫩叶亦作苦丁茶使用，因基原不同，功用有异，现按 2020 年版《中华人民共和国药典》所载，列入九画“枸骨叶”条。

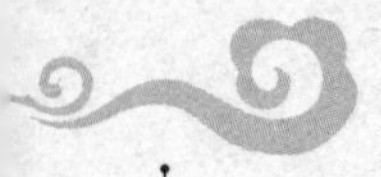

苦石莲

Kushilian

为豆科云实属有刺藤本植物喙荚云实 *Caesalpinia minax* Hance 的干燥种子,此为正品。本植物的嫩茎叶(南蛇簕苗)、根(南蛇簕根)亦供药用。

【生品用名】苦石莲(苦石莲子)、南蛇簕苗、南蛇簕根。

【炮制品用名】苦石莲末(苦石莲子末)、南蛇簕苗汁、南蛇簕根汁。

【特殊要求用名】鲜南蛇簕苗、鲜南蛇簕根。

苦玄参

Kuxuanshen

为玄参科苦玄参属一年生草本植物苦玄参 *Picria fel-terrae* Lour. 的干燥全草,此为正品。

【生品用名】苦玄参。

【备注】苦玄参是 2020 年版《中华人民共和国药典》中的用名,今后在处方中作为正名使用。2006 年第二版《中药大辞典》中的用名为“落地小金钱”,供查阅。

苦地丁

Kudiding

为罂粟科紫堇属多年生草本植物地丁草 *Corydalis bungeana* Turcz. 的全草,此为正品。

【生品用名】苦地丁。

【炮制品用名】苦地丁末、苦地丁汁。

【特殊要求用名】鲜苦地丁。

【备注】苦地丁有“紫花地丁”异名,蒲公英有“黄花地丁”异名,故以往临床处方有“黄紫花地丁”“二地丁”并开药写法。因二者的异名同时又是其他多种药材的异名,为避免歧义和混乱,今后在处方中不再使用“黄紫花地丁”“二地丁”并开药名。正品紫花地丁详见十二画该条。蒲公英详见十三画该条。

苦竹叶

Kuzhuye

为禾本科苦竹属植株呈小乔木或灌木状的植物苦竹 *Pleioblastus amarus*(Keng)Keng f.(Arundinaria amara Keng)的嫩叶,此为正品。

本植物的茎秆经火烤后流出的液汁(苦竹沥)、茎秆除去外皮后刮下的中间层(苦竹茹)、

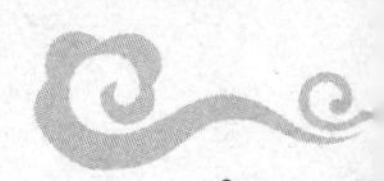

根茎(苦竹根)、嫩苗(苦竹笋)亦供药用。本植物与禾本科毛竹属植物淡竹 *Phyllostachys nigra* (Lodd.) Munro var. *henonis* (Mitf.) Stapf ex Rendle 枯死后的幼竹茎秆(仙人杖)也供药用,详见六画"竹茹"条。

【生品用名】苦竹叶、苦竹茹、苦竹根、苦竹笋。

【炮制品用名】苦竹叶烧末、苦竹沥。

【特殊要求用名】鲜苦竹叶、鲜苦竹根、鲜苦竹笋。

【常用并开药用名】淡苦竹叶(淡竹叶、苦竹叶)。

【备注】并开药应注明各多少克。淡竹叶参见十一画该条。

苦 杏 仁
Kuxingren

为蔷薇科杏属落叶小乔木植物杏 *Prunus armeniaca* L.、落叶大乔木植物东北杏 *Prunus mandshurica* (Maxim.) Koehne、落叶灌木或小乔木植物山杏 *Prunus armeniaca* L. var. *ansu* Maxim.、西伯利亚杏 *Prunus sibirica* L. 的干燥成熟种子,此为正品。

上述植物的叶(杏叶)、花(杏花)、果实(杏子)、枝条(杏枝)、树皮(杏树皮)、树根(杏树根)亦供药用。

【生品用名】生苦杏仁(生杏仁)、杏叶、杏花、杏子、杏枝、杏树皮、杏树根。

【炮制品用名】焯苦杏仁、炒苦杏仁(杏仁、苦杏仁)、炒苦杏仁泥(杏仁泥、苦杏仁泥)、麸炒苦杏仁、蒸苦杏仁、蜜苦杏仁、甘草制苦杏仁、苦杏仁霜、苦杏仁饼、杏叶末、杏花末、杏脯。

【特殊要求用名】鲜杏叶。

【常用并开药用名】桃杏仁(净桃仁、炒苦杏仁)。

【备注】并开药应注明各多少克。苦杏仁用前宜捣碎。生品入煎剂宜后下。苦杏仁有小毒,内服注意用量。苦杏仁炒制可减毒。杏仁有苦、甜两种,清朝以前甜杏仁也供药用,而现今主以苦杏仁入药,甜杏仁多用制食品,故处方中的"杏仁"用名均应付给苦杏仁。

苦 楝 子
Kulianzi

为楝科楝属落叶乔木植物楝 *Melia azedarach* L.(别名:苦楝)的干燥成熟果实,此为正品。

本植物及同属乔木植物川楝 *Melia toosendan* Sieb. et Zucc. 的叶(苦楝叶)、枝叶(苦楝枝叶)、花(苦楝花)、树皮和根皮(苦楝皮)亦供药用,详见三画"川楝子"条。

【生品用名】苦楝子。

【炮制品用名】苦楝子末、炒苦楝子、焦苦楝子。

【备注】苦楝子有小毒,临床须注意用量,不宜久服。

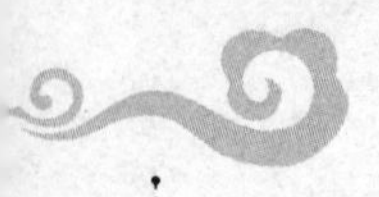

苘麻子

Qingmazi

为锦葵科苘麻属一年生亚灌木状草本植物苘麻 *Abutilon theophrasti* Medic. 的干燥成熟种子,此为正品。

本植物的带壳果实(苘麻果)、叶(苘麻叶)、根(苘麻根)、全草(苘麻)亦供药用。

【生品用名】苘麻子、苘麻果、苘麻叶、苘麻根、苘麻。

【炮制品用名】苘麻子末、炒苘麻子、炒苘麻子末、苘麻果末、苘麻末、苘麻烧灰末。

【特殊要求用名】鲜苘麻叶,鲜苘麻。

【备注】以往我国许多地区将苘麻子当作冬葵子使用。二者基原不同,功用有异,今按2020年版《中华人民共和国药典》所载分列。冬葵子见五画“冬葵果”条。

茄根

Qiegen

为茄科茄属一年生草本至亚灌木植物茄 *Solanum melongena* L. 的根,此为正品。

本植物的果实(茄子)、叶(茄叶)、茎(茄梗)、茎叶(茄秧)、花(茄花)、宿萼(茄蒂)、寄生茄茎中的昆虫幼虫(茄稞虫)亦供药用。

【生品用名】茄根、茄子、茄叶、茄梗、茄秧、茄花、茄蒂、茄稞虫。

【炮制品用名】茄根汁、茄根烧灰末、煨茄子、茄子汁、焙茄子末、茄叶末、熏茄叶末、茄叶烧末、茄花末、茄花烧末、茄蒂末、茄蒂烧灰末。

【特殊要求用名】鲜茄根、鲜茄子、霜茄子、老黄茄子、鲜茄叶、鲜茄秧、霜茄秧、秋茄花、鲜茄蒂。

枇杷叶

Pipaye

为蔷薇科枇杷属常绿小乔木植物枇杷 *Eriobotrya japonica* (Thunb.) Lindl. 除去绒毛的叶,此为正品。

本植物的花(枇杷花)、果实(枇杷)、去核果肉(枇杷肉)、种子(枇杷核)、根(枇杷根)、叶的蒸馏液(枇杷叶露)、树干的韧皮部(枇杷木白皮)亦供药用。

【生品用名】生枇杷叶、枇杷花、枇杷、枇杷肉、枇杷核、枇杷根、枇杷木白皮(枇杷树二层皮)。

【炮制品用名】蜜枇杷叶(枇杷叶、蜜杷叶、炙杷叶)、蜜枇杷叶末(枇杷叶末)、炒枇杷叶、枇杷叶露、枇杷花末、枇杷核末、枇杷木白皮末。

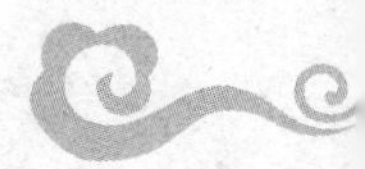

【特殊要求用名】鲜枇杷叶、鲜枇杷花、鲜枇杷根、鲜枇杷木白皮。

【备注】枇杷核有小毒，内服只宜入煎剂，研末只宜外用，注意用量。枇杷叶蜜炙可增强其润肺止咳之功。

板 蓝 根
Banlangen

为十字花科菘蓝属二年生草本植物菘蓝 *Isatis indigotica* Fort. 的干燥根，此为正品。

本植物的叶（大青叶）亦供药用。叶或茎叶经加工制得的干粉末、颗粒或团块（青黛）、制造青黛时的沉淀物（蓝靛）也供药用，详见八画“青黛”条。

【生品用名】板蓝根、大青叶。

【炮制品用名】板蓝根末、大青叶末、大青叶汁。

【特殊要求用名】鲜大青叶。

松 花 粉
Songhuafen

为松科松属乔木植物马尾松 *Pinus massoniana* Lamb.、油松 *Pinus tabulieformis* Carr. 等同属数种植物的干燥花粉，此为正品。

上述植物的球果（松球）、针叶（松叶）、嫩枝尖端（松笔头）、瘤状节或分枝节（油松节）、油树脂（松油）、油树脂经蒸馏或提取除去挥发油的固体树脂（松香）、油树脂经蒸馏或提取的挥发油（松节油）、幼根和根皮（松根）、树皮（松木皮）及同属植物红松 *Pinus koraiensis* Sieb. et Zucc. 的种子（海松子）、种仁（海松子仁）亦供药用。

【生品用名】松花粉（松花）、海松子、海松子仁（松子仁）、松球（松塔）、松叶（松针）、松笔头、油松节、松油、松根、松木皮。

【炮制品用名】炒松花粉、炒海松子、炒海松子末、炒海松子仁、松球末、松球汁、松叶末、炒松叶、油松节末、炒油松节末、松香、松香末、炒松香、葱制松香（制松香）、松节油、松根末、炒松根末、松木皮末。

【特殊要求用名】鲜松球、鲜松叶、嫩松笔头、鲜松根、幼松根。

【备注】松油、松节油通常外用，不供内服。松香对消化道有刺激作用，粗制品多外用，内服以精炮制品为宜，注意用量。油松节阴虚血燥者慎服。

刺 五 加
Ciwujia

为五加科五加属落叶灌木植物刺五加 *Acanthopanax senticosus*（Rupr. et Maxim.）Harms

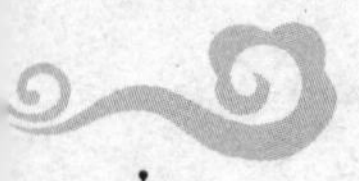

的根和根茎或茎，此为正品。

本植物的叶（刺五加叶）亦供药用。

【生品用名】刺五加、刺五加叶。

【炮制品用名】刺五加末、刺五加叶末。

【特殊要求用名】鲜刺五加、刺五加鲜叶。

刺猬皮

Ciweipi

为猬科普通刺猬属动物刺猬 *Erinaceus europaeus* Linnaeus 或刺猬属动物达乌尔猬 *Hemiechinus dauricus* Sundevall、大耳猬 *Hemiechinus auritus* Gmelin 的干燥皮，此为正品。

上述动物的新鲜肌肉（猬肉）、脂肪（猬脂）、脂肪熬炼的油（刺猬油）、脑髓（猬脑）、胆（猬胆）、胆汁（猬胆汁）、心脏和肝脏（猬心肝）亦供药用。

【生品用名】生刺猬皮、猬肉、猬脂、猬脑、猬胆、猬胆汁、猬心肝。

【炮制品用名】生刺猬皮末、滑石粉炒刺猬皮（制刺猬皮、刺猬皮）、滑石粉炒刺猬皮末（制刺猬皮末、刺猬皮末）、砂炒刺猬皮、清炒刺猬皮、醋炙刺猬皮、甘草制刺猬皮、刺猬皮烧末、刺猬油、酒烧猬胆、猬胆粉、猬心肝烧灰。

【特殊要求用名】鲜猬心肝。

【备注】刺猬皮生品腥臭，很少用于内服，经滑石粉炒制可矫臭矫味，质地松泡酥脆，便于粉碎和入煎。孕妇慎服刺猬皮。

郁金

Yujin

为姜科姜黄属多年生草本植物温郁金 *Curcuma wenyujin* Y. H. Chen et C. Ling、姜黄 *Curcuma longa* L.、广西莪术 *Curcuma kwangsiensis* S. G. Lee et C. F. Liang 或蓬莪术 *Curcuma phaeocaulis* Val. 的干燥块根，此为正品。第二种习称“黄丝郁金”，最后两种按性状不同习称“桂郁金”和“绿丝郁金”。

其中姜黄的根茎（姜黄）亦供药用。另外，广西莪术、蓬莪术和温郁金的根茎（莪术），温郁金的根茎纵切片（片姜黄）也供药用，详见十画“莪术”条。

【生品用名】郁金、姜黄。

【炮制品用名】郁金粉、炒郁金、醋郁金、酒郁金、姜黄末。

【品种要求用名】温郁金、黄丝郁金、桂郁金、绿丝郁金。

【备注】孕妇慎服郁金和姜黄。郁金畏丁香、母丁香。

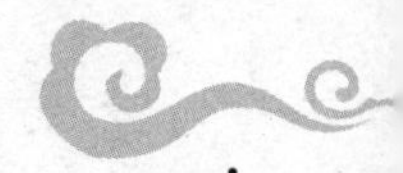

郁李仁

Yuliren

为蔷薇科郁李属落叶灌木植物欧李 *Prunus humilis* Bge.、郁李 *Prunus japonica* Thunb. 或榆叶梅属落叶灌木植物长柄扁桃 *Prunus pedunculata* Maxim. 的干燥成熟种子,此为正品。前两种习称"小李仁",后一种习称"大李仁"。

其中郁李的根(郁李根)亦供药用。

【生品用名】郁李仁、郁李根。

【炮制品用名】炒郁李仁、蜜郁李仁、朱砂拌郁李仁、郁李仁霜。

【品种要求用名】小郁李仁、大郁李仁。

【备注】郁李仁用时宜捣碎,孕妇慎服。通常认为小郁李仁品质为佳。

虎杖

Huzhang

为蓼科蓼属多年生灌木状草本植物虎杖 *Polygonum cuspidatum* Sieb. et Zucc. 的根茎和根,此为正品。

本植物的叶(虎杖叶)亦供药用。

【生品用名】虎杖、虎杖叶。

【炮制品用名】虎杖末、虎杖叶末、虎杖叶汁。

【特殊要求用名】鲜虎杖、虎杖鲜叶。

【备注】虎杖孕妇慎服。

虎刺

Huci

为茜草科虎刺属常绿有刺灌木植物虎刺 *Damnacanthus indicus*(L.)Gaertn. f. 的全株,此为正品。

本植物根(虎刺根)还单供药用。

【生品用名】虎刺、虎刺根。

【炮制品用名】虎刺末、虎刺汁、虎刺根末。

【特殊要求用名】鲜虎刺、虎刺鲜根。

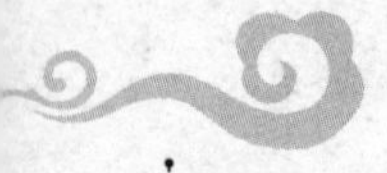

虎耳草
Huercao

为虎耳草科虎耳草属多年生小草本植物虎耳草 *Saxifraga stolonifera* Curt.［*S. sarmentosa* L.］的全草，此为正品。

本植物的叶（虎耳草叶）还单供药用。

【生品用名】虎耳草、虎耳草叶。

【炮制品用名】虎耳草汁、虎耳草叶汁。

【特殊要求用名】鲜虎耳草、虎耳草鲜叶。

【备注】孕妇慎服虎耳草。

肾炎草
Shenyancao

为菊科兔儿风属一年生草本植物倒卵叶兔耳风 *Ainsliaea latifolia*（D. Don）Sch.-Bip. var. *obovata*（Franch.）Griers. et Lauener 的干燥全草，此为正品。

【生品用名】肾炎草。

【炮制品用名】肾炎草末。

昆布
Kunbu

为海带科海带属多年生大型褐藻类植物海带 *Laminaria japonica* Aresch.（别名：昆布）或翅藻科昆布属多年生大型褐藻类植物昆布 *Ecklonia kurome* Okam.（别名：黑昆布）的干燥叶状体，此为正品。

其中海带的固着器（海带根）亦供药用。

【生品用名】昆布、海带根。

【炮制品用名】昆布末、焙昆布末、海带根末。

【品种要求用名】海带、黑昆布。

昆明山海棠
Kunmingshanhaitang

为卫矛科雷公藤属落叶蔓生或攀缘状灌木植物昆明山海棠 *Tripterygium hypoglaucum*（Lévl.）Hutch. 的根，此为正品。

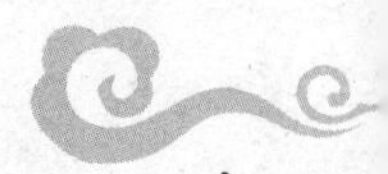

本植物的茎枝（昆明山海棠茎枝）亦供药用。根皮（昆明山海棠根皮）、根的去皮木心（昆明山海棠木心）还单供药用。

【生品用名】昆明山海棠、昆明山海棠茎枝、昆明山海棠根皮、昆明山海棠木心。

【炮制品用名】昆明山海棠末。

【特殊要求用名】鲜昆明山海棠、鲜昆明山海棠茎枝。

【备注】昆明山海棠、昆明山海棠茎枝、昆明山海棠根皮、昆明山海棠木心均有毒，临床须注意用量，孕妇禁服，小儿及欲生育夫妇慎服。

明 党 参
Mingdangshen

为伞形科明党参属多年生草本植物明党参 *Changium smyrnioides* Wolff 刮去外皮的干燥根，此为正品。

【生品用名】明党参。

【炮制品用名】明党参末。

岩 白 菜
Yanbaicai

为虎耳草科岩白菜属多年生草本植物岩白菜 *Bergenia purpurascens*（Hook. f. et Thoms.）Engl. 的干燥根茎，此为正品。

本植物的全草（岩白菜全草）亦供药用。

【生品用名】岩白菜、岩白菜全草。

【炮制品用名】岩白菜末、岩白菜全草末。

【特殊要求用名】鲜岩白菜全草。

罗 汉 果
Luohanguo

为葫芦科罗汉果属多年生攀缘草本植物罗汉果 *Siraitia grosvenorii*（Swingle）C. Jeffrey ex A. M. Lu et Z. Y. Zhang 的干燥果实，此为正品。

本植物的叶（罗汉果叶）、根（罗汉果根）亦供药用。

【生品用名】罗汉果、罗汉果叶、罗汉果根。

【炮制品用名】罗汉果根末。

【特殊要求用名】罗汉果鲜叶、罗汉果鲜根。

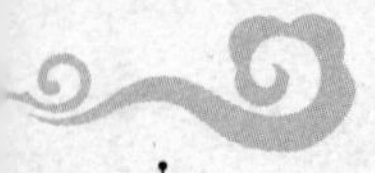

罗布麻叶

Luobumaye

为夹竹桃科罗布麻属直立亚灌木植物罗布麻 *Apocynum venetum* L. 的干燥叶，此为正品。本植物的根（罗布麻根）亦供药用。

【生品用名】罗布麻叶、罗布麻根。

败酱

Baijiang

为败酱科败酱属多年生草本植物黄花败酱 *Patrinia scabiosaefolia* Fisch. ex Trev. 或白花败酱 *Patrinia villosa*（Thunb.）Juss.［*Valeriana villosa* Thunb.］的全草，此为正品。

上述两种植物的根茎和根（败酱根）还单供药用。

【生品用名】败酱、败酱根。

【炮制品用名】败酱末、败酱炭、败酱根末。

【品种要求用名】黄花败酱、白花败酱。

【特殊要求用名】鲜败酱。

【备注】败酱和败酱草的基原历来存在争议，我国南、北方有多科多种植物使用过败酱或败酱草名称。为避免歧义，今后黄花败酱和白花败酱在处方中不再使用“败酱草”名称。参见五画“北败酱”和十一画“菥蓂”条。

知母

Zhimu

为百合科知母属多年生草本植物知母 *Anemarrhena asphodeloides* Bge. 的干燥根茎，此为正品。知母春、秋两季采挖，除去须根净制后晒干或烘干者习称“毛知母”，趁鲜剥去外皮后晒干者为“知母肉（光知母）”。

【生品用名】知母、知母肉。

【炮制品用名】盐知母、酒知母、炒知母、麸炒知母。

【特殊要求用名】大知母、小知母。

【常用并开药用名】知贝母（知母、浙贝母）、知柏（知母、黄柏）、盐知柏（盐知母、盐黄柏）、酒知柏（酒知母、酒黄柏）。

【备注】并开药应注明各多少克。知母的主要活性成分为皂苷类化合物。据测定，知母皮中含皂苷成分很多，含量很高，故商品除“知母肉”外，其余净制、炮制品均用原药材“毛知母”为宜，目前临床供应的知母饮片多为毛知母再净制、润透后的切片。

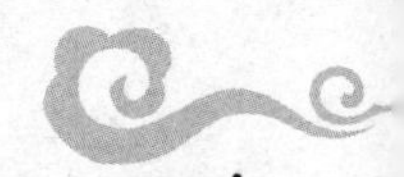

垂 盆 草
Chuipencao

为景天科景天属多年生肉质草本植物垂盆草 *Sedum sarmentosum* Bunge的全草，此为正品。

【生品用名】垂盆草。

【炮制品用名】垂盆草末、垂盆草汁。

【特殊要求用名】鲜垂盆草。

委 陵 菜
Weilingcai

为蔷薇科委陵菜属多年生草本植物委陵菜 *Potentilla chinensis* Ser. 的全草，此为正品。

本植物的根（委陵菜根）还单供药用。

【生品用名】委陵菜、委陵菜根。

【炮制品用名】委陵菜末、委陵菜根末。

【特殊要求用名】鲜委陵菜。

使 君 子
Shijunzi

为使君子科使君子属落叶攀缘状灌木植物使君子 *Quisqualis indica* L. 的干燥成熟果实，此为正品。

本植物的叶（使君子叶）、根（使君子根）亦供药用，果仁（使君子仁）还单供药用。

【生品用名】使君子、使君子仁、使君子叶、使君子根。

【炮制品用名】煨使君子、焦使君子末、使君子仁末、炒使君子仁、炒使君子仁末、使君子叶汁。

【特殊要求用名】使君子鲜叶。

【备注】使君子、使君子仁入汤剂宜捣碎入煎，服药时忌饮浓茶。使君子仁若嚼服宜用炒制品种，如用生品或用量过大或同饮浓茶易出现呃逆、头晕、呕吐等副作用。

侧 柏 叶
Cebaiye

为柏科侧柏属常绿乔木植物侧柏 *Platycladus orientalis*（L.）Franco的枝梢和叶，此为正品。

本植物的枝条（侧柏枝节）、去掉栓皮的根皮（侧柏根白皮）、树干或树枝经燃烧后流出的

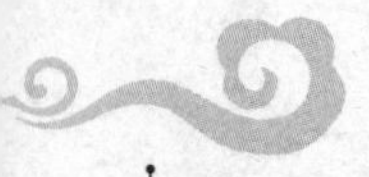

树脂(侧柏脂)、种仁(柏子仁)亦供药用。

【生品用名】侧柏叶、柏子仁、侧柏枝节、侧柏根白皮。

【炮制品用名】侧柏叶末、侧柏叶炭(侧柏炭)、醋侧柏叶、炒侧柏叶、焦侧柏叶、盐侧柏叶、蒸侧柏叶、炒柏子仁、炒柏子仁末、柏子仁霜、侧柏脂(侧柏油)、侧柏枝节末、侧柏根白皮末。

【特殊要求用名】鲜侧柏叶、鲜侧柏枝节。

【备注】以往部分地区处方中写侧柏叶药房付给侧柏叶炭,今后应按2020年版《中华人民共和国药典》所载,付给生品,除非写明要侧柏叶炭。

佩　兰
Peilan

为菊科泽兰属多年生草本植物佩兰 *Eupatorium fortunei* Turcz. 的地上部分,此为正品。

本植物的花(佩兰花)、叶(佩兰叶)还单供药用。

【生品用名】佩兰、佩兰花(千金花)、佩兰叶。

【特殊要求用名】鲜佩兰、鲜佩兰叶、鲜佩兰花。

【常用并开药用名】广藿佩(广藿香、佩兰)、鲜广藿佩(鲜广藿香、鲜佩兰)、广藿佩叶(广藿香叶、佩兰叶)、鲜广藿佩叶(鲜广藿香叶、鲜佩兰叶)。

【备注】并开药应注明各多少克。

金果榄
Jinguolan

为防己科青牛胆属多年生常绿缠绕藤本植物青牛胆 *Tinospora sagittata* (Oliv.) Gagnep. 或金果榄 *Tinospora capillipes* Gagnep.(别名:毛柄青牛胆)的块根,此为正品。

【生品用名】金果榄。

【炮制品用名】金果榄末。

【特殊要求用名】鲜金果榄。

金沸草
Jinfeicao

为菊科旋覆花属多年生草本植物条叶旋覆花 *Inula linariifolia* Turcz. 或旋覆花 *Inula japonica* Thunb. 的地上部分,此为正品。

旋覆花及同属植物欧亚旋复花的头状花序(旋覆花)、根(旋复花根)亦供药用,详见十一画“旋覆花”条。

【生品用名】金沸草。

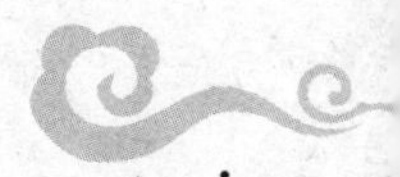

【**炮制品用名**】金沸草汁。

【**特殊要求用名**】鲜金沸草。

金荞麦
Jinqiaomai

为蓼科荞麦属多年生宿根草本植物金荞麦 *Fagopyrum dibotrys*（D. Don）Hara 的根茎，此为正品。

本植物的叶（金荞麦叶）、茎叶（金荞麦茎叶）、全草（金荞麦全草）亦供药用。

【**生品用名**】金荞麦、金荞麦叶、金荞麦茎叶、金荞麦全草。

【**炮制品用名**】金荞麦末、金荞麦汁、金荞麦茎叶末。

【**特殊要求用名**】鲜金荞麦、金荞麦鲜叶、金荞麦鲜茎叶、鲜金荞麦全草。

金莲花
Jinlianhua

为毛茛科金莲花属多年生草本植物金莲花 *Trollius chinensis* Bunge. 或宽瓣金莲花 *Trollius asiaticus* L.、矮金莲花 *Trollius farreri* Stapf 的干燥花，此为正品。

【**生品用名**】金莲花。

金钱草
Jinqiancao

为报春花科珍珠菜属多年生蔓生草本植物过路黄 *Lysimachia christinae* Hance 的全草，此为正品。

【**生品用名**】金钱草。

【**炮制品用名**】金钱草末、金钱草汁。

【**特殊要求用名**】鲜金钱草。

【**备注**】鲜金钱草煎水熏洗患处有引起接触性皮炎的报道，应注意。参见三画“广金钱草”条。

金铁锁
Jintiesuo

为石竹科金铁锁属多年生匍匐草本植物金铁锁 *Psammosilene tunicoides* W. C. Wu et C. Y. Wu 的干燥根，此为正品。

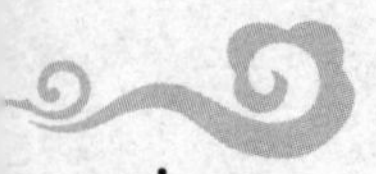

【生品用名】 金铁锁。

【炮制品用名】 金铁锁末。

【备注】 金铁锁有小毒，临床须注意用量。孕妇慎服。

金银花

Jinyinhua

为忍冬科忍冬属多年生半常绿缠绕灌木植物忍冬 *Lonicera japonica* Thunb. 的花蕾或带初开的花，此为正品。

本植物的果实(金银花子)、叶(金银花叶)、茎枝(忍冬藤)、花蕾的蒸馏液(金银花露)亦供药用。

【生品用名】 金银花(银花、忍冬花)、金银花叶(银花叶)、金银花子、忍冬藤(金银藤)。

【炮制品用名】 金银花末、炒金银花、金银花炭、金银花叶末、忍冬藤末、金银花露(银花露)。

【特殊要求用名】 鲜金银花、鲜金银花叶、鲜忍冬藤。

【常用并开药用名】 金银藤花(忍冬藤、金银花)、金银叶花(金银花叶、金银花)。

【备注】 并开药应注明各多少克。

金樱子

Jinyingzi

为蔷薇科蔷薇属常绿攀缘灌木植物金樱子 *Rosa laevigata* Michx. 的成熟果实，此为正品。

本植物的花(金樱花)、叶(金樱叶)、根或根皮(金樱根)亦供药用，果肉(金樱子肉)还单供药用。

【生品用名】 整金樱子、金樱子肉(金樱子)、金樱花、金樱叶、金樱根。

【炮制品用名】 砂烫金樱子肉、蜜金樱子肉、炒金樱子肉、麸炒金樱子肉、盐金樱子肉、金樱叶末。

【特殊要求用名】 鲜整金樱子、鲜金樱子肉、鲜金樱叶、鲜金樱根。

【备注】 整金樱子的毛、核在药材中所占比例约为44.06%，其有效成分虽与果肉基本一致，但含量较低，故用于临床的生品饮片多为金樱子肉。金樱子生品内服可见腹痛的副作用，临床中可注意使用金樱子肉的炮制品种。

金礞石

Jinmengshi

为变质岩类云母片岩的风化物蛭石片岩或水黑云母片岩，此为正品。为鳞片变晶结构，片状构造。含二氧化硅(SiO_2)、氧化亚铁(FeO)、三氧化二铝(Al_2O_3)、氧化铁(Fe_2O_3)、氧化锑

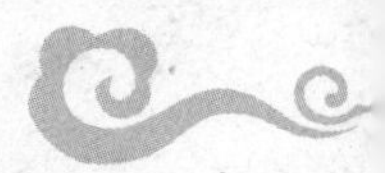

(TiO)、五氧化二磷(P_2O_5)、氧化锰(MnO)、氧化钙(CaO)、氧化镁(MgO)、氧化钾(K_2O)等,此外尚含锌、钴、镍、铬、锡、镓、钛、钇、镱、锆等无机元素。

【生品用名】生金礞石。

【炮制品用名】生金礞石末、煅金礞石(金礞石)、煅金礞石末(金礞石末)、硝煅金礞石。

【常用并开药用名】青金礞石(煅青礞石、煅金礞石)。

【备注】并开药应注明各多少克。金礞石煅后质地酥松,便于粉碎加工,且易于煎出有效成分。据考证古代诸家本草中均未见有关金礞石的记载,古医药文献中所载"礞石"均指青礞石而言。青礞石详见八画该条。

金龙胆草

Jinlongdancao

为菊科白酒草属一年生草本植物苦蒿 *Conyza blinii* Lévl.(别名:熊胆草)的地上部分,此为正品。

【生品用名】金龙胆草。

【炮制品用名】金龙胆草末、金龙胆草汁。

【特殊要求用名】鲜金龙胆草。

【备注】金龙胆草是 2020 年版《中华人民共和国药典》中所载的正名。2006 年第二版《中药大辞典》中的用名为"矮脚苦蒿",供查阅。

金钱白花蛇

Jinqianbaihuashe

为眼镜蛇科金环蛇属动物银环蛇 *Bungarus multicinctus* Blyth 的幼蛇除去内脏的干燥体,此为正品。

本动物成蛇除去内脏的干燥体(大金钱白花蛇)亦供药用。

【生品用名】金钱白花蛇、大金钱白花蛇。

【炮制品用名】金钱白花蛇末、酒金钱白花蛇、酒金钱白花蛇末、大金钱白花蛇末、酒大金钱白花蛇、酒大金钱白花蛇末。

【备注】金钱白花蛇以往有异名"白花蛇",因其同时又是蕲蛇、百花锦蛇等的异名,为避免混乱,今后"白花蛇""小白花蛇"药名在处方中停止使用。蕲蛇详见十五画该条。

乳　香

Ruxiang

为橄榄科乳香属矮小乔木植物乳香树 *Boswellia carterii* Birdw.(别名:卡氏乳香树)及同

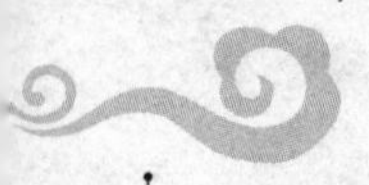

属小乔木植物鲍达乳香树 *Boswellia bhaw-dajiana* Birdw. 树皮渗出的油胶树脂，此为正品。

【生品用名】生乳香。

【炮制品用名】生乳香末、醋乳香（乳香、炙乳香）、醋乳香粉（乳香粉、炙乳香粉）、炒乳香、灯心制乳香、煮乳香。

【常用并开药用名】乳没（醋乳香、醋没药）。

【备注】并开药应注明各多少克。乳香孕妇及胃弱者慎用。乳香生品气味辛烈，对胃有较强的刺激性，内服易引起呕吐，故多外用，经醋炙后挥发油含量降低，药性缓和，便于内服，且可增强活血止痛和敛疮生肌功用。

肿 节 风
Zhongjiefeng

为金粟兰科草珊瑚属常绿半灌木植物草珊瑚 *Sarcandra glabra*（Thunb.）Nakai 的全株，此为正品。

本植物的叶（肿节风叶）、根（肿节风根）还单供药用。

【生品用名】肿节风、肿节风叶、肿节风根。

【炮制品用名】肿节风末、肿节风叶末。

【特殊要求用名】鲜肿节风。

鱼 脑 石
Yunaoshi

为石首鱼科黄鱼属动物大黄鱼 *Pseudosciaena crocea*（Richardson）或小黄鱼 *Pseudosciaena polyactis* Bleeker 头骨中的耳石，此为正品。

上述两种动物的肉（石首鱼）、头部（石首鱼头）、胆囊（石首鱼胆）、去除内脏的干制品（石首鱼鲞），上述两种动物及同科黄姑鱼属动物黄姑鱼、鮸属动物鮸鱼、鲟科鲟鱼属动物中华鲟、鳇属动物鳇鱼等的鳔（鱼鳔）亦供药用。

【生品用名】鱼脑石、石首鱼、石首鱼头、石首鱼胆、生鱼鳔。

【炮制品用名】鱼脑石粉、煅鱼脑石、煅鱼脑石末、石首鱼头末、石首鱼鲞、生鱼鳔末、蛤粉炒鱼鳔（鱼鳔）、滑石粉炒鱼鳔、鱼鳔烧灰末。

【品种要求用名】黄鱼鳔、鮸鱼鳔、黄姑鱼鳔、鲟鱼鳔、鳇鱼鳔。

【特殊要求用名】鲜石首鱼头、鲜石首鱼胆、鲜鱼鳔。

【备注】鱼鳔生品腥臭，很少用于内服，多外用，用蛤粉炒制后质地酥脆，气味微香，便于内服，且蛤粉收敛，可增强其补肾止遗及养血止血之功用。

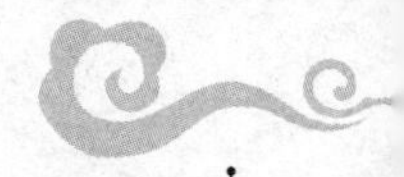

鱼腥草
Yuxingcao

为三白草科蕺菜属多年生腥臭气味草本植物蕺菜 *Houttuynia cordata* Thunb. 的新鲜全草或干燥地上部分，此为正品。

本植物的叶（鱼腥草叶）、根茎（鱼腥草根茎）、根（鱼腥草根）还单供药用。

【生品用名】鱼腥草、鱼腥草叶、鱼腥草根茎、鱼腥草根。

【炮制品种用名】鱼腥草末、鱼腥草汁、鱼腥草根汁。

【特殊要求用名】鲜鱼腥草、鲜鱼腥草叶、鲜鱼腥草根。

【备注】鱼腥草入汤剂不宜久煎。

狗脊
Gouji

为蚌壳蕨科金毛狗蕨属多年生大型蕨类植物金毛狗脊 *Cibotium barometz*（L.）J. Sm. 的根茎，此为正品。

【生品用名】生狗脊。

【炮制品用名】砂烫狗脊（狗脊、金毛狗脊）、蒸狗脊（熟狗脊）、酒狗脊。

【特殊要求用名】鲜狗脊。

【备注】狗脊生品干燥后质地坚硬，经砂烫后质地松脆利于粉碎和煎出有效成分，并似可增强补肝肾和强腰膝之功用。生狗脊的原药材外有绒毛，传统说法会刺激咽喉而伤肺，炮制后绒毛已除，无此虑也。

狗脊贯众
Goujiguanzhong

为乌毛蕨科狗脊蕨属多年生草本植物狗脊蕨 *Woodwardia japonica*（L. f.）Smith 或单芽狗脊蕨 *Woodwardia unigemmata*（Makino）Nakai 的根茎和叶柄残基，此为正品。

其中狗脊蕨根茎上的锈色鳞片（狗脊贯众鳞片）还单供药用。

【生品用名】狗脊贯众、狗脊贯众鳞片。

【炮制品用名】狗脊贯众末、狗脊贯众鳞片末。

【品种要求用名】狗脊蕨、单芽狗脊蕨。

【特殊要求用名】鲜狗脊贯众。

【备注】狗脊贯众孕妇慎服。参见十一画“绵马贯众”、九画“荚果蕨贯众”、十二画“紫萁贯众”诸条。

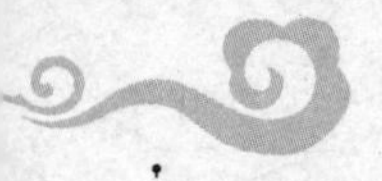

饴 糖

Yitang

为用高粱、米、大麦、小麦、粟、玉米等含淀粉质的粮食为原料，经发酵糖化制成的食药共用品，此为正品。

【炮制品用名】饴糖。

【备注】饴糖入煎剂宜烊化，冲入汤剂中服。

京 大 戟

Jingdaji

为大戟科大戟属多年生草本植物大戟 *Euphorbia pekinensis* Rupr. 的干燥根，此为正品。

【生品用名】生京大戟（生大戟）。

【炮制品用名】生京大戟末（生大戟末）、醋京大戟（京大戟、大戟、炙大戟、醋大戟）、醋京大戟末（炙京大戟末、大戟末）、煨京大戟（煨大戟）。

【备注】京大戟有毒，临床须注意用量。孕妇禁用。生品多外用，醋制可降低毒性，缓和峻泻作用。京大戟反甘草。以往作“大戟”用的还有茜草科红芽大戟属植物红大戟的根，因基原不同，功用有异，现按 2020 年版《中华人民共和国药典》所载分列之，参见六画“红大戟”条。今后处方中写“大戟”，调剂时一律付给京大戟。

夜 明 砂

Yemingsha

为蝙蝠科蝙蝠属动物蝙蝠 *Vespertilio superans* Thomas、鼠蝠属动物大管鼻蝠 *Murina leucogaster* Milne-Edwards、兔蝠属动物大耳蝠 *Plecotus auritus* Linnaeus、伏翼属动物普通伏翼 *Pipistrellus abramus* Temminck、狐蝠科棕蝠属动物华南大棕蝠 *Eptesicus andersoni*（Dobson）、蹄蝠科蹄蝠属动物大马蹄蝠 *Hipposideros armiger* Hodgson 或菊头蝠科菊头蝠属动物马铁菊头蝠 *Rhinolophus ferrumequinum* Schreber 等的干燥粪便，此为正品。

上述动物的干燥体（蝙蝠）亦供药用。

【生品用名】生夜明砂、蝙蝠。

【炮制品用名】生夜明砂末、炒夜明砂（夜明砂）、炒夜明砂末（夜明砂末）、蝙蝠末、焙蝙蝠末、焦蝙蝠末、蝙蝠烧灰末。

【备注】生夜明砂为腐浊污秽之物，文火微炒可消毒矫臭，临床内服多制用，入汤剂时宜包煎，孕妇慎服。蝙蝠有毒，临床须注意用量，孕妇禁服。蝙蝠入药可根据临床需要在脚注中有选择地注明去头、去翅、去足、去脂、去皮、去毛、去肚、去胃肠、去内脏等要求。

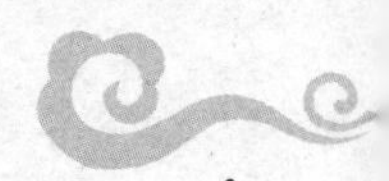

闹羊花
Naoyanghua

为杜鹃花科杜鹃花属落叶灌木植物羊踯躅 *Rhododendron molle* G. Don 的花，此为正品。本植物成熟未开裂的果实（六轴子）、根（羊踯躅根）亦供药用。

【生品用名】闹羊花、六轴子（闹羊花子）、羊踯躅根（闹羊花根）。

【炮制品用名】闹羊花末、酒闹羊花、酒闹羊花末、六轴子末、酒六轴子、酒六轴子末、羊踯躅根末。

【特殊要求用名】鲜闹羊花。

【备注】闹羊花、六轴子、羊踯躅根均有大毒，注意用量，不可久服，体质虚弱者及孕妇禁用。

卷柏
Juanbai

为卷柏科卷柏属多年生常绿草本植物卷柏 *Selaginella tamariscina*（Beauv.）Spring 或垫状卷柏 *Selaginella pulvinata*（Hook. et Grev.）Maxim. 的干燥全草，此为正品。

【生品用名】卷柏。

【炮制品用名】卷柏末、焦卷柏、卷柏炭。

【备注】卷柏孕妇慎服。

炉甘石
Luganshi

为碳酸盐类矿物方解石族菱锌矿，晶体结构属三方晶系，主含碳酸锌（$ZnCO_3$），此为正品。

【生品用名】生炉甘石。

【炮制品用名】生炉甘石粉、煅炉甘石（炉甘石）、煅炉甘石粉（炉甘石粉）、黄连汤制炉甘石、三黄汤制炉甘石。

【备注】炉甘石火煅水飞后能使其中铅的碳酸盐、硫酸盐转化为难溶的氧化物等，从而降低毒性。炉甘石为外用要药，不供内服。

泽兰
Zelan

为唇形科地笋属多年生草本植物毛叶地瓜儿苗 *Lycopus lucidus* Turcz. var. *hirtus* Regel 的

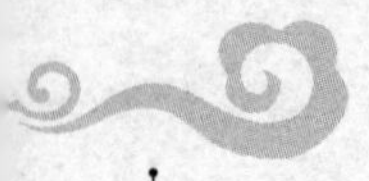

地上部分，此为正品。

本植物的根茎（地笋）、全草（泽兰全草）亦供药用。本植物的叶（泽兰叶）还单供药用。

【生品用名】泽兰、地笋（泽兰根）、泽兰叶、泽兰全草。

【炮制品用名】泽兰末、泽兰叶末。

【特殊要求用名】鲜泽兰、鲜地笋。

【常用并开药用名】泽兰泻（泽兰、泽泻）。

【备注】并开药应注明各多少克。

泽　泻
Zexie

为泽泻科泽泻属多年生沼泽生草本植物东方泽泻 *Alisma orientale*（Sam.）Juzep. 或泽泻 *Alisma plantago-aquatica* Linn. 的干燥块茎，此为正品。

本植物的花（泽泻花）、叶（泽泻叶）、果实（泽泻实）、全草（泽泻全草）亦供药用。

【生品用名】泽泻、泽泻花、泽泻叶、泽泻实、泽泻全草。

【炮制品用名】泽泻末、盐泽泻、麸炒泽泻、酒泽泻、焦泽泻。

【产地要求用名】建泽泻、川泽泻。

【特殊要求用名】鲜泽泻叶。

【常用并开药用名】泽兰泻（泽兰、泽泻）。

【备注】并开药应注明各多少克。

泽　漆
Zeqi

为大戟科大戟属一年或二年生草本植物泽漆 *Euphorbia helioscopia* L. 的地上部分，此为正品。

本植物的根（泽漆根）亦供药用。本植物的叶（泽漆叶）、泽漆鲜品中的乳白色汁液（鲜泽漆白浆）还单供药用。

【生品用名】泽漆、泽漆叶、泽漆根、鲜泽漆白浆。

【炮制品用名】泽漆末、炒泽漆叶。

【特殊要求用名】鲜泽漆。

【备注】泽漆有毒，但水煎服毒性较小，临床须注意用量，结核病患者慎服。鲜泽漆白浆对人的皮肤和黏膜有很强的刺激性，禁止内服。

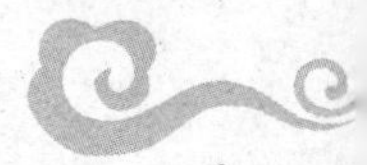

建　曲
Jianqu

为麦粉、麸皮与藿香、青蒿、辣蓼草、苍耳草、苦杏仁、赤小豆、荆芥、防风、紫苏、陈皮、香附、炒枳壳、槟榔、薄荷、木香、白芷、桂枝、炒山楂、炒麦芽、炒谷芽、苍术、厚朴、甘草等中药细粉混合后，经发酵制成的小块状曲剂。

【炮制品用名】建曲（建神曲）、炒建曲、焦建曲。

【备注】建曲又名范志曲、泉州神曲，据《本草纲目拾遗》载，原方由 96 味干药和 12 味鲜药合计 108 味药组成。近代各地配方不甚相同。目前尚无统一配方和炮制规定。

降　香
Jiangxiang

为豆科黄檀属乔木植物降香檀 *Dalbergia odorifera* T. Chen. 的树干和根的干燥心材，此为正品。

【生品用名】降香。

【炮制品用名】降香末。

【备注】降香入煎剂宜后下。

细　辛
Xixin

为马兜铃科细辛属多年生草本植物北细辛 *Asarum heterotropoides* Fr. Schmidt var. *mandshuricum*（Maxim.）Kitag.、汉城细辛 *Asarum sieboldii* Miq. var. *seoulense* Nakai 或华细辛 *Asarum sieboldii* Miq. 的根和根茎，此为正品。其中前两种习称“辽细辛”。

【生品用名】细辛。

【炮制品用名】细辛末。

【品种要求用名】辽细辛、北细辛、汉城细辛、华细辛。

【特殊要求用名】鲜细辛。

【备注】细辛有小毒，临床须注意用量，不宜久用。细辛反藜芦。

贯叶金丝桃
Guanyejinsitao

为藤黄科金丝桃属多年生草本植物贯叶金丝桃 *Hypericum perforatum* L. 的地上部分，此

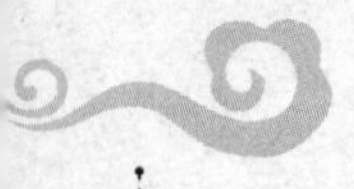

为正品。

本植物全草（贯叶金丝桃全草）亦供药用。本植物的叶（贯叶金丝桃叶）、叶尖（贯叶金丝桃叶尖）还单供药用。

【生品用名】贯叶金丝桃、贯叶金丝桃叶、贯叶金丝桃叶尖、贯叶金丝桃全草。

【炮制品用名】贯叶金丝桃末。

【特殊要求用名】鲜贯叶金丝桃、贯叶金丝桃嫩叶尖。

【备注】贯叶金丝桃为2020年版《中华人民共和国药典》中所载的正名。2006年第二版《中药大辞典》中的所载名为“贯叶连翘”，供查阅。

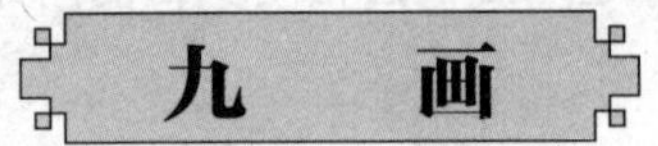

九 画

玳 瑁

Daimao

为海龟科玳瑁属动物玳瑁 *Eretmochelys imbricata*（Linnaeus）的背甲，此为正品。

本动物的肉（玳瑁肉）亦供药用。

【生品用名】玳瑁（玳瑁丝）、玳瑁肉。

【炮制品用名】玳瑁粉、滑石粉制玳瑁（制玳瑁）、制玳瑁粉、玳瑁磨汁。

【备注】玳瑁临床生用为多，用滑石粉拌炒后大部分氨基酸等有效成分破坏，虽可除去腥气，但会降低原有主要功效。

玳玳花

Daidaihua

为芸香科柑橘属常绿灌木或小乔木植物玳玳花 *Citrus aurantium* L. var. *amara* Engl. 的干燥花蕾，此为正品。

本植物的干燥未成熟果实（玳玳花枳壳）亦供药用，详见九画“枳壳”条。

【生品用名】玳玳花。

珍 珠

Zhenzhu

为珍珠贝科珠母贝属动物马氏珍珠贝 *Pteria martensii*（Dunker）（别名：合浦珍珠贝）、蚌科帆蚌属动物三角帆蚌 *Hyriopsis cumingii*（Lea）或冠蚌属动物褶纹冠蚌 *Cristaria plicata*

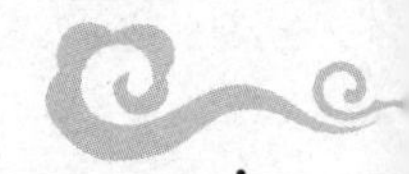

(Leach)等双壳类动物贝壳中外套膜受刺激形成的珍珠,此为正品。

上述三种动物的贝壳(珍珠母)、贝壳的内层(珍珠层)、三角帆蚌或褶纹冠蚌等蚌类动物的鲜肉(蚌肉)、体内分泌液(蚌泪)、贝壳制成的粉(蚌粉)亦供药用。

【生品用名】珍珠、珍珠母、蚌肉、蚌泪。

【炮制品用名】珍珠粉、豆腐制珍珠粉(制珍珠粉)、煅珍珠粉、珍珠母粉、煅珍珠母、煅珍珠母粉、珍珠层粉、蚌粉、煅蚌粉。

【品种要求用名】合浦珍珠、海水珍珠、淡水珍珠。

【备注】珍珠、珍珠层粉、蚌粉内服多入丸、散、膏、丹用。珍珠母入煎剂宜打碎先煎。

珊　瑚
Shanhu

为红珊瑚科红珊瑚属动物红珊瑚 *Corallium rubrum*(Linnaeus)、日本红珊瑚 *Corallium japonicum* Kishinouye、巧红珊瑚 *Corallium secundum* Dana、皮滑红珊瑚 *Corallium konojoi* Kishinouye、瘦长红珊瑚 *Corallium elatius* Ridley 等多种红珊瑚的骨胳,此为正品。

【炮制品用名】珊瑚粉。

珊瑚鹅管石
Shanhueguanshi

为珊瑚科海洋腔肠动物栎珊瑚 *Balanophyllia* sp. 的石灰质骨骼,此为正品。

【生品用名】生珊瑚鹅管石。

【炮制品用名】生珊瑚鹅管石粉、煅珊瑚鹅管石(珊瑚鹅管石)、煅珊瑚鹅管石粉(珊瑚鹅管石粉)、煅醋珊瑚鹅管石、煅醋珊瑚鹅管石粉。

【备注】珊瑚鹅管石生用温肺化痰,通利乳汁,煅用温肺肾而壮阳且易于粉碎,临床煅用为多,二者入汤剂宜打碎先煎。现商品鹅管石尚有方解石的细管状集合体(鹅管钟乳石),详见九画“钟乳石”条。二者基原不同,功用有异,现分别命名,分列之。

荆　芥
Jingjie

为唇形科裂叶荆芥属一年生草本植物荆芥 *Schizonepeta tenuifolia* Briq. 的地上部分,此为正品。

本植物的根(荆芥根)亦供药用。本植物的叶(荆芥叶)、花穗(荆芥穗)还单供药用。

【生品用名】荆芥、荆芥叶、荆芥穗、荆芥根。

【炮制品用名】荆芥末、荆芥炭、炒荆芥、蜜荆芥、醋荆芥、荆芥穗末、荆芥穗炭、荆芥根

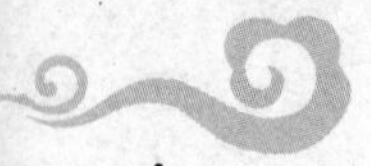

末、荆芥根汁、焦荆芥根。

【特殊要求用名】鲜荆芥、鲜荆芥叶、鲜荆芥根。

茜　草
Qiancao

为茜草科茜草属多年生攀缘草本植物茜草 *Rubia cordifolia* L. 的根和根茎，此为正品。

本植物的叶（茜草叶）、地上部分（茜草藤）亦供药用。

【生品用名】茜草、茜草叶、茜草藤。

【炮制品用名】茜草末、茜草炭、炒茜草、酒茜草、茜草汁。

【特殊要求用名】鲜茜草、鲜茜草叶、鲜茜草藤。

荚果蕨贯众
Jiaguojueguanzhong

为球子蕨科荚果蕨属多年生草本植物荚果蕨 *Matteuccia struthiopteris*（L.）Todaro 的根茎和叶柄残基，此为正品。

【生品用名】荚果蕨贯众。

【炮制品用名】荚果蕨贯众末、荚果蕨贯众炭。

【特殊要求用名】鲜荚果蕨贯众。

【备注】孕妇慎服荚果蕨贯众。参见十一画"绵马贯众"、八画"狗脊贯众"、十二画"紫萁贯众"诸条。

荜　茇
Bibo

为胡椒科胡椒属多年生草质藤本植物荜茇 *Piper longum* L. 的干燥近成熟或成熟果穗，此为正品。

本植物的根（荜茇根）亦供药用。

【生品用名】荜茇、荜茇根。

【炮制品用名】荜茇末、炒荜茇、炒荜茇末、盐炒荜茇、荜茇根末。

荜 澄 茄
Bichengqie

为樟科木姜子属落叶灌木或小乔木植物山鸡椒 *Litsea cubeba*（Lour.）Pers. 的干燥成熟果

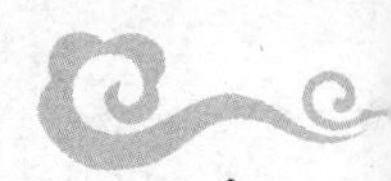

实，此为正品。

本植物的叶（山苍子叶）、根（豆豉姜）亦供药用。

【生品用名】荜澄茄（山鸡椒）、山苍子叶（山鸡椒叶）、豆豉姜（山鸡椒根）。

【炮制品用名】荜澄茄末、豆豉姜末。

【特殊要求用名】山苍子鲜叶（山鸡椒鲜叶）、鲜豆豉姜（山鸡椒鲜根）。

【备注】长期以来，我国许多地区以古代本草所载的胡椒科胡椒属植物荜澄茄作药材“荜澄茄”用，但其药源多需从国外进口，为避免与2020年版《中华人民共和国药典》所载的现今山鸡椒药源相违背，今将其处方用名命名为“南荜澄茄”，参见九画该条。山鸡椒果实2006年第二版《中药大辞典》所载的名称为“澄茄子”，供查阅。

草　乌

Caowu

为毛茛科乌头属多年生草本植物北乌头 *Aconitum kusnezoffii* Reichb. 的干燥块根，此为正品。

本植物的叶（草乌叶）、块根的汁制成的膏剂（射罔）亦供药用。

【生品用名】生草乌（生草乌头）、草乌叶。

【炮制品用名】生草乌末、煮或蒸制草乌（制草乌、草乌）、煮或蒸制草乌末（制草乌末、草乌末）、黑豆制草乌、甘草制草乌、白矾黑豆甘草制草乌、生姜皂角甘草制草乌、草乌叶末、射罔。

【常用并开药用名】川草乌（制川乌、制草乌）。

【备注】并开药应注明各多少克。草乌叶有小毒，注意用量，孕妇慎服。射罔有剧毒，只供外用，皮肤破损者及孕妇禁用。草乌有大毒，生品多外用，内服宜慎，皮肤破损者不宜外用。草乌经炮制后毒性降低，但入汤剂仍宜先煎、久煎，孕妇禁服。草乌类药材反贝母、半夏、白及、白蔹、天花粉、瓜蒌。以往我国南部地区以同属植物乌头的野生品作草乌用，因二者基原不同，功用有异，今按2020年版《中华人民共和国药典》所载分列之。详见三画“川乌”条。

草　果

Caoguo

为姜科砂仁属多年生草本植物草果 *Amomum tsao-ko* Crevost et Lemaire 干燥成熟果实中的种子，此为正品。

本植物外果皮未开裂的果实（连皮草果）亦供药用。

【生品用名】生草果（生草果仁）、连皮草果。

【炮制品用名】生草果末（生草果仁末）、姜草果（草果、草果仁、姜草果仁）、姜草果末（草果末、草果仁末、姜草果仁末）、炒草果（炒草果仁）、炒草果末（炒草果仁末）、煨草果（煨草

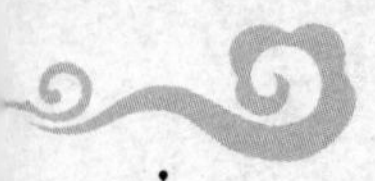

果仁)、焦连皮草果末。

【备注】草果生品辛温燥烈,姜制可矫正气味,缓和其燥烈之性,又可增强温中止呕功效,故临床较为常用,目前我国多数地区以姜草果作为常规给药。在中药著作中,“草果”均指果实,而临床中使用的饮片则是种子,除非写明要“连皮草果”。

草豆蔻

Caodoukou

为姜科山姜属多年生丛生草本植物草豆蔻 *Alpinia katsumadai* Hayata 近成熟的干燥种子团,此为正品。

【生品用名】草豆蔻(草蔻)。

【炮制品用名】草豆蔻末、炒草豆蔻、姜草豆蔻、盐草豆蔻。

【备注】草豆蔻入煎剂宜捣碎、后下。草豆蔻经加热炮制后,辛香之气易散失,若临床以化湿行气为目的,宜生用。

茵陈

Yinchen

为菊科蒿属二年生至多年生草本植物滨蒿 *Artemisia scoparia* Waldst. et Kit. 或半灌木状多年生草本植物茵陈蒿 *Artemisia capillaris* Thunb. 的干燥地上部分,此为正品。

上述植物春季采收的去根幼苗习称“绵茵陈”,秋季采割的地上部分习称“花茵陈”。

【生品用名】茵陈。

【产地要求用名】西茵陈。

【特殊要求用名】绵茵陈、花茵陈。

【备注】茵陈产于陕西者称“西茵陈”,品质为佳。临床若用于利胆时,选用秋季采收的“花茵陈”为宜,花茵陈为2020年版《中华人民共和国药典》所载名称,以往诸多中药著作中曾称为“茵陈蒿”,因与基原之一的植物学名“茵陈蒿”相同,易于混淆,故今后其处方名应依照药典所载名称使用。

茯苓

Fuling

为多孔菌科卧孔属真菌茯苓 *Poria cocos*(Schw.)Wolf 的干燥菌核除去外皮的部分,此为正品。

本真菌的带皮菌核(带皮茯苓)、菌核的外皮(茯苓皮)、菌核中间抱有的松根(茯神木)、白色菌核中间抱有松根的共同体(茯神)亦供药用。菌核除去棕褐色或黑褐色外皮的白色

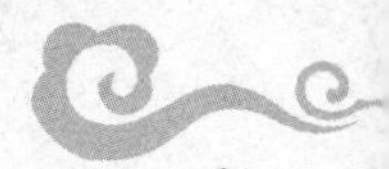

部分(白茯苓)、干燥菌核近外皮部的淡红色部分(赤茯苓)还单供药用。

【生品用名】茯苓、带皮茯苓、白茯苓、赤茯苓、茯苓皮、茯神、茯神木。

【炮制品用名】茯苓末、朱茯苓、带皮茯苓末、白茯苓末、赤茯苓末、茯神末、朱茯神、茯苓皮末、茯神木末、炒茯神木、炒茯神木末。

【产地要求用名】云茯苓。

【常用并开药用名】赤白茯苓(赤茯苓、白茯苓)。

【备注】并开药应注明各多少克。通常认为产于云南的"云茯苓"品质为佳。在中药著作中,"茯苓"均指带皮的菌核,而临床中使用的饮片则是去皮的茯苓块或片,除非写明要"带皮茯苓"。

茶 叶

Chaye

为山茶科茶属常绿灌木植物茶 *Camellia sinensis*(L.)O. Kuntze[*Thea sinensis* L.]的嫩叶或嫩芽(茶芽),此为正品。

本植物的种子(茶子)、花(茶花)、根(茶树根)、根内层皮(茶树根内层皮)、干燥嫩叶浸泡后加甘草、贝母、橘皮、丁香、桂子等合煎制成的膏(茶膏)亦供药用。霜降后采摘的老叶(霜茶叶)、泡过的茶叶(烂茶叶)还单供药用。

【生品用名】茶叶(绿茶)、茶子、茶花、茶树根、茶树根内层皮。

【炮制品用名】茶叶末、花茶、花茶末、红茶、红茶末、茶砖、茶砖末、茶子末、茶花末、茶膏、烂茶叶、烂茶叶末。

【产地要求用名】建茶叶。

【特殊要求用名】春茶叶、霜茶叶、鲜茶叶、茶芽、鲜茶花、鲜茶树根、老茶树根。

【备注】茶叶不宜与人参、土茯苓、使君子同服,由于可干扰胃肠道铁的吸收,故也不宜与富含铁的药物同服。

荠 菜

Jicai

为十字花科荠属一年或二年生草本植物荠菜 *Capsella bursa-pastoris*(L.)Medic.[*Thlaspi bursa-pastoris* L.]的带根全草,此为正品。

本植物的种子(荠菜子)、花序(荠菜花)、根(荠菜根)还单供药用。

【生品用名】荠菜、荠菜子、荠菜花、荠菜根。

【炮制品用名】荠菜汁、荠菜花末、荠菜根末、荠菜根汁。

【特殊要求用名】鲜荠菜、鲜荠菜花、鲜荠菜根。

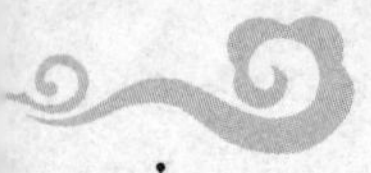

胡 椒
Hujiao

为胡椒科胡椒属攀缘状木质藤本植物胡椒 *Piper nigrum* L. 的干燥近成熟或成熟果实,此为正品。其中近成熟带皮果实经晒干或烘干者为黑胡椒;成熟果实经流水或石灰水浸泡数日,擦去外果皮和果肉晒干者为白胡椒。

【生品用名】胡椒、黑胡椒。

【炮制品用名】胡椒粉、黑胡椒粉、白胡椒、白胡椒粉。

胡 芦 巴
Huluba

为豆科葫芦巴属一年生草本植物胡芦巴 *Trigonella foenum-graecum* L. 的干燥成熟种子,此为正品。

【生品用名】生胡芦巴。

【炮制品用名】生胡芦巴末、盐胡芦巴(胡芦巴)、盐胡芦巴末(胡芦巴末)、炒葫芦巴、炒胡芦巴末、酒葫芦巴。

【备注】胡芦巴生品长于散寒逐湿,炒制品长于温肾逐湿,盐制可引药入肾,长于温补肾阳。古代以炒胡芦巴多用,现代以盐炒胡芦巴最为常用,二者经炒制后还有利于有效成分的煎出。

胡 黄 连
Huhuanglian

为玄参科胡黄连属多年生草本植物胡黄连 *Picrorhiza scrophulariiflora* Pennell(别名:西藏胡黄连)的干燥根茎,此为正品。

【生品用名】胡黄连。

【炮制品用名】胡黄连末。

【备注】过去胡黄连一直从印度进口,植物名为“印度胡黄连”。1960 年,中国医学科学院药物研究所西藏调查队发现了其同属植物西藏胡黄连。经研究,所含化学成分与印度胡黄连基本相同,因而作为胡黄连的正品基原使用至今。现海拔 3 600~5 500 米的云南、四川等高寒地区也是产区。

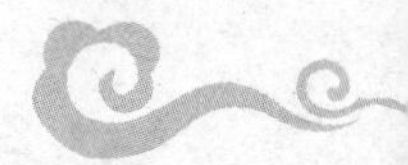

胡 颓 子

Hutuizi

为胡颓子科胡颓子属常绿直立灌木植物胡颓子 *Elaeagnus pungens* Thunb. 的干燥成熟果实,此为正品。

本植物的叶(胡颓子叶)、根(胡颓子根)亦供药用。

【生品用名】胡颓子、胡颓子叶、胡颓子根。

【炮制品用名】胡颓子末、炒胡颓子、炒胡颓子末、胡颓子叶末、胡颓子叶汁、胡颓子根末。

【特殊要求用名】胡颓子鲜叶、胡颓子鲜根。

荔 枝 草

Lizhicao

为唇形科鼠尾草属一年或二年生直立草本植物荔枝草 *Salvia plebeia* R. Br. 的地上部分,此为正品。

本植物的根(荔枝草根)、全草(荔枝草全草)亦供药用。

【生品用名】荔枝草、荔枝草根、荔枝草全草。

【炮制品用名】荔枝草汁。

【特殊要求用名】鲜荔枝草、鲜荔枝草根、鲜荔枝草全草。

荔 枝 核

Lizhihe

为无患子科荔枝属常绿乔木植物荔枝 *Litchi chinensis* Sonn. 的干燥成熟种子,此为正品。

本植物的叶(荔枝叶)、花(荔枝花)、果皮(荔枝壳)、果实(荔枝)、肉质假种皮(荔枝肉)、根(荔枝根)亦供药用。

【生品用名】荔枝核、荔枝(荔枝干)、荔枝肉(荔枝肉干)、荔枝壳、荔枝花、荔枝叶、荔枝根。

【炮制品用名】荔枝核末、盐荔枝核、炒荔枝核、炒荔枝核末、荔枝核烧末、荔枝烧末、焦荔枝末、盐煅荔枝末、荔枝叶烧灰末、荔枝壳末、荔枝壳烧灰末。

【特殊要求用名】鲜荔枝叶、鲜荔枝、鲜荔枝肉、鲜荔枝根。

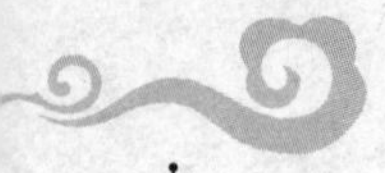

南 瓜 子
Nanguazi

为葫芦科南瓜属一年生蔓生草本植物南瓜 *Cucurbita moschata* (Duch. ex Lam.) Duch. ex Poir. 的干燥成熟种子,此为正品。

本植物的叶(南瓜叶)、花(南瓜花)、卷须(南瓜须)、根(南瓜根)、果蒂(南瓜蒂)、茎(南瓜藤)、果瓤(南瓜瓤)、成熟果实内种子所萌发的幼苗(盘肠草)、种子榨取的油(南瓜子油)、成熟果实(南瓜)亦供药用。

【生品用名】南瓜子、南瓜叶、南瓜花、南瓜须、南瓜根、南瓜蒂、南瓜藤、南瓜瓤、盘肠草、南瓜。

【炮制品用名】南瓜子末、炒南瓜子、炒南瓜子末、焦南瓜子末、南瓜子油、南瓜叶末、南瓜花末、南瓜根末、南瓜根汁、南瓜蒂末、南瓜蒂炭末、南瓜藤末、南瓜藤汁、南瓜瓤汁、炒盘肠草、南瓜汁、南瓜粉。

【特殊要求用名】鲜南瓜叶、鲜南瓜花、鲜南瓜须、鲜南瓜根、老南瓜蒂、霜南瓜蒂、鲜南瓜藤、秋南瓜藤、老南瓜瓤、鲜盘肠草、老南瓜。

南 沙 参
Nanshashen

为桔梗科沙参属多年生草本植物轮叶沙参 *Adenophora tetraphylla* (Thunb.) Fisch. 或沙参 *Adenophora stricta* Miq. 刮去粗皮的根,此为正品。

【生品用名】南沙参。

【炮制品用名】南沙参末、米炒南沙参、蜜南沙参。

【品种要求用名】轮叶沙参。

【特殊要求用名】鲜南沙参。

【常用并开药用名】南北沙参(南沙参、北沙参)。

【备注】并开药应注明各多少克。南沙参反藜芦。

南 鹤 虱
Nanheshi

为伞形科胡萝卜属二年生草本植物野胡萝卜 *Daucus carota* L. 的干燥成熟果实,此为正品。

本植物的叶(野胡萝卜叶)、地上部分(鹤虱风)、根(野胡萝卜根)亦供药用。

【生品用名】南鹤虱、野胡萝卜叶(南鹤虱叶)、鹤虱风、野胡萝卜根(南鹤虱根)。

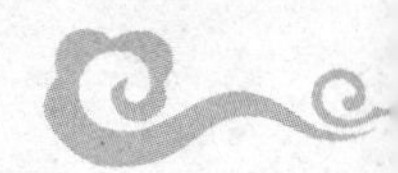

【炮制品用名】南鹤虱末、野胡萝卜叶末、鹤虱风末、野胡萝卜根汁。

【特殊要求用名】野胡萝卜鲜叶、鲜鹤虱风、野胡萝卜鲜根。

【备注】南鹤虱有小毒,临床须注意用量。

南五味子

Nanwuweizi

为木兰科五味子属落叶木质藤本植物华中五味子 *Schisandra sphenanthera* Rehd. et Wils. 的成熟果实,此为正品。

本植物的根(南五味子根)、藤茎和根(五香血藤)亦供药用。

【生品用名】生南五味子、南五味子根、五香血藤。

【炮制品用名】生南五味子末、醋南五味子(南五味子)、醋南五味子末(南五味子末)、炒南五味子、蒸南五味子、蜜南五味子、酒南五味子、酒蜜制南五味子、焦南五味子末、南五味子根末、五香血藤末。

【特殊要求用名】鲜南五味子、南五味子鲜根、鲜五香血藤。

【备注】南五味子醋制后收敛功效可增强,但入煎剂不如入丸散剂效果好。以往南五味子亦作五味子使用,因基原不同,功用有异,现按 2020 年版《中华人民共和国药典》所载分列,五味子(北五味子)详见四画该条。

南刘寄奴

Nanliujinu

为菊科蒿属多年生草本植物奇蒿 *Artemisia anomala* S. Moore 的带花全草,此为正品。

本植物的带子花穗(南刘寄奴穗实)还单供药用。

【生品用名】南刘寄奴(奇蒿)、南刘寄奴穗实。

【炮制品用名】南刘寄奴末、南刘寄奴穗实末。

【特殊要求用名】鲜南刘寄奴。

【备注】南刘寄奴孕妇忌服。刘寄奴基原复杂,南北用药存在争议。为与 2020 年版《中华人民共和国药典》所载的玄参科阴行草属植物阴行草(北刘寄奴)相区别(参见五画"北刘寄奴"条),现参照 2007 年版《新编中药志》所载将奇蒿的处方用名定为"南刘寄奴"。

南荜澄茄

Nanbichengqie

为胡椒科胡椒属常绿攀缘藤本植物荜澄茄 *Piper cubeba* L. 的已充分成长而未成熟的干燥果实,此为正品。

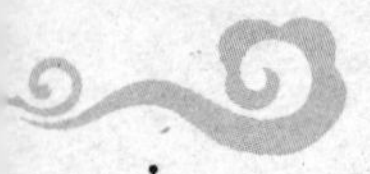

【生品用名】南荜澄茄。

【炮制品用名】南荜澄茄末。

【备注】2020年版《中华人民共和国药典》所载荜澄茄的基原为樟科木姜子属植物山鸡椒的成熟果实。为避免与之相违背，今将我国许多地区以往习用的"荜澄茄"药材胡椒科胡椒属的荜澄茄果实的处方用名命名为"南荜澄茄"。荜澄茄详见九画该条。

南板蓝根
Nanbanlangen

为爵床科马蓝属多年生草本植物马蓝 *Baphicacanthus cusia*（Nees）Bremek. 的根茎和根，此为正品。

本植物的叶（南板蓝叶）、叶或茎叶的加工制品（青黛）亦供药用。青黛详见八画该条。

【生品用名】南板蓝根、南板蓝叶（马蓝叶）。

【炮制品用名】南板蓝叶汁。

【特殊要求用名】南板蓝鲜叶、南板蓝鲜根。

相思子
Xiangsizi

为豆科相思子属攀缘灌木植物相思子 *Abrus precatorius* L. 的干燥成熟种子，此为正品。

本植物的茎叶（相思藤）、根（相思子根）亦供药用。

【生品用名】相思子、相思藤、相思子根。

【炮制品用名】相思子末、炒相思子、炒相思子末。

【特殊要求用名】鲜相思藤。

【备注】相思子有大毒，宜外用，不宜内服。相思藤、相思子根可以内服。

枳壳
Zhiqiao

为芸香科柑橘属常绿小乔木植物酸橙 *Citrus aurantium* L. 及其栽培变种的干燥未成熟果实，此为正品。其中四川产者称"川枳壳"；江西产者称"江枳壳"；湖南产者称"湘枳壳"；江苏、浙江产者称"苏枳壳"。栽培变种玳玳花的干燥未成熟果实称"玳玳花枳壳。"

本植物的幼果（枳实）亦供药用，详见以下"枳实"条。玳玳花的花蕾（玳玳花）也供药用，详见九画该条。

【生品用名】生枳壳。

【炮制品用名】生枳壳末、麸炒枳壳（枳壳）、麸炒枳壳末（枳壳末）、清炒枳壳、焦枳壳、盐

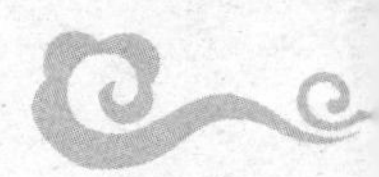

枳壳、蜜枳壳。

【产地要求用名】川枳壳、江枳壳、湘枳壳、苏枳壳。

【品种要求用名】玳玳花枳壳。

【备注】孕妇慎服。枳壳生品辛燥性烈，煎液有苦麻味，易引起肠胃不适，麸炒可缓和其峻烈之性，明显减少副作用。

枳 实
Zhishi

为芸香科柑橘属常绿小乔木植物酸橙 *Citrus aurantium* L. 及其栽培变种或甜橙 *Citrus sinensis* Osbeck 的干燥幼果，此为正品。其中酸橙产于四川江津者称“川枳实”，产于湖南沅江者称“湘枳实”，产于江西新干者称“江枳实”；甜橙产于广东化州者称“广枳实”，产于四川江津者称“广柑枳实”。

甜橙的叶（橙叶）、果皮（橙皮）、成熟果实（甜橙）亦供药用。

【生品用名】生枳实、橙叶（甜橙叶）、橙皮（甜橙皮）、干甜橙。

【炮制品用名】生枳实末、麸炒枳实（枳实）、麸炒枳实末（枳实末）、烫枳实、清炒枳实、蜜枳实、枳实炭、橙皮末、干甜橙末、甜橙汁。

【产地要求用名】川枳实、湘枳实、江枳实。

【品种要求用名】广枳实、广柑枳实。

【特殊要求用名】鲜橙叶、鲜甜橙。

【备注】孕妇慎服枳实。枳实生品辛窜性猛，麸炒后其挥发油降低约二分之一，能减轻对肠胃的刺激，可缓和其破气烈性。

枳 椇 子
Zhijuzi

为鼠李科拐枣属落叶乔木植物北枳椇 *Hovenia dulcis* Thunb.、枳椇 *Hovenia acerba* Lindl. 和毛果枳椇 *Hovenia trichocarpa* Chun et Tsiang 的干燥成熟种子，此为正品。

上述三种植物的叶（枳椇叶）、树皮（枳椇木皮）、树干中流出的液汁（枳椇木汁）、根（枳椇根）及后两种植物带肉质花序轴的果实（拐枣）亦供药用。

【生品用名】枳椇子、拐枣、枳椇叶、枳椇木皮、枳椇木汁、枳椇根。

【炮制品用名】枳椇子末。

【品种要求用名】北枳椇子、南枳椇子、毛果枳椇子。

【特殊要求用名】鲜拐枣、鲜枳椇叶、鲜枳椇根。

【备注】枳椇子入煎剂宜捣碎。为与北枳椇子相区分，今将枳椇的种子在处方中的品种要求用名参照安徽一带的习称，定名为“南枳椇子”。

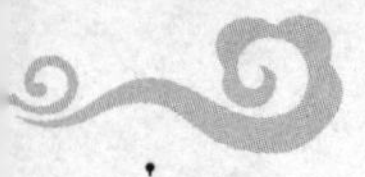

栀 子

Zhizi

为茜草科栀子属常绿灌木植物栀子 *Gardenia jasminoides* Ellis 的干燥成熟果实，此为正品。

本植物的花（栀子花）、叶（栀子叶）、根（栀子根）亦供药用。果仁（栀子仁）、果皮壳（栀子皮）还单供药用。

【生品用名】生栀子、生栀子仁、栀子皮、栀子花、栀子叶、栀子根。

【炮制品用名】生栀子末、炒栀子（栀子）、炒栀子末（栀子末）、焦栀子、栀子炭、姜栀子、盐栀子、炒栀子仁（栀子仁）、炒栀子仁末（栀子仁末）、焦栀子仁、栀子仁烧灰、栀子皮末、栀子花末、焙栀子花末。

【特殊要求用名】鲜栀子叶、鲜栀子根。

【备注】栀子苦寒，生品有泻下作用，易致恶心，易伤中气，炒制后其性缓和，副作用大减，故临床内服以制用为多。

枸 杞 子

Gouqizi

为茄科枸杞属灌木或经栽培而成的大灌木植物宁夏枸杞 *Lycium barbarum* L. 的干燥成熟果实，此为正品。

本植物的根皮（地骨皮）、嫩茎叶（枸杞叶）亦供药用，详见六画“地骨皮”条。

【生品用名】枸杞子（宁夏枸杞子）。

【炮制品用名】炒枸杞子、盐枸杞子。

【备注】茄科枸杞属植物枸杞的成熟果实处方用名“津枸杞子”，详见六画“地骨皮”条。

枸 骨 叶

Gouguye

为冬青科冬青属常绿小乔木或灌木植物枸骨 *Ilex cornuta* Lindl. ex Paxt. 的叶，此为正品。

本植物的嫩叶（枸骨嫩叶）、枝叶（枸骨枝叶）、果实（枸骨子）、树皮（枸骨树皮）、根（枸骨根）亦供药用。

【生品用名】枸骨叶、枸骨嫩叶、枸骨枝叶、枸骨子、枸骨树皮、枸骨根。

【炮制品用名】枸骨叶末、枸骨叶汁、枸骨嫩叶末、蒸枸骨根。

【特殊要求用名】鲜枸骨叶、枸骨鲜嫩叶、鲜枸骨枝叶、枸骨嫩枝叶、鲜枸骨根。

【备注】枸骨嫩叶以往亦作“苦丁茶”用，枸骨叶、枸骨根以往常用异名“功劳叶”“功劳

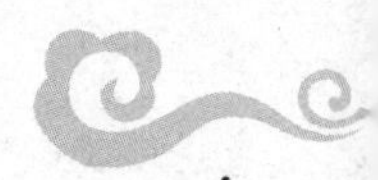

根”,为避免与苦丁茶和功劳木的正品基原相混,今后按2020年版《中华人民共和国药典》的命名原则,在处方中分别使用“枸骨嫩叶”“枸骨叶”和“枸骨根”药物名称。苦丁茶详见八画该条。功劳木详见五画该条。

柳　枝
Liuzhi

为杨柳科柳属乔木植物垂柳 *Salix babylonica* L. 的枝条,此为正品。

本植物的叶(柳叶)、花(柳花)、带毛种子(柳絮)、茎枝蛀孔中的蛀屑(柳屑)、根(柳根)、须根(柳根须)、根皮(柳根皮)、树皮(柳树皮)、根皮或树皮去除外层粗皮的内皮(柳白皮)亦供药用。枝皮(柳枝皮)还单供药用。

【生品用名】柳枝、柳枝皮、柳叶、柳花、柳絮、柳屑、柳根、柳根须、柳根皮、柳树皮、柳白皮。

【炮制品用名】柳枝烧灰、柳叶末、柳花末、柳花烧末、柳花汁、柳絮末、柳絮烧灰末、炒柳屑、柳根烧末、柳根皮烧末、柳树皮烧末、柳白皮烧末。

【特殊要求用名】鲜柳枝、嫩柳枝、鲜柳枝皮、鲜柳叶、鲜柳花、鲜柳根、鲜柳根皮、鲜柳白皮。

柿　蒂
Shidi

为柿树科柿树属落叶大乔木植物柿 *Diospyros kaki* Thunb. 的干燥宿萼,此为正品。

本植物的叶(柿叶)、花(柿花)、果实(柿子)、外果皮(柿皮)、果实经加工而成的饼状食品(柿饼)、果实制成柿饼时外表所生的白色粉霜(柿霜)、未成熟果实经加工制成的胶状液(柿漆)、树皮(柿木皮)、根(柿根)、根皮(柿根皮)亦供药用。

【生品用名】柿蒂、柿叶、柿花、柿子、柿皮、柿木皮、柿根、柿根皮。

【炮制品用名】柿蒂末、姜柿蒂、柿蒂烧末、柿叶末、柿花末、柿木皮末、柿木皮烧灰末、柿子汁、柿子烧炭末、柿饼、柿饼烧炭末、柿霜、柿霜烧末、柿漆。

【特殊要求用名】秋柿叶、霜打野柿子、鲜柿皮、鲜柿根、鲜柿根皮。

威 灵 仙
Weilingxian

为毛茛科铁线莲属木质藤本植物威灵仙 *Clematis chinensis* Osbeck、棉团铁线莲 *Clematis hexapetala* Pall. 或东北铁线莲 *Clematis manshurica* Rupr. 的根和根茎,此为正品。

其中威灵仙的叶(威灵仙叶)、全株(威灵仙全株)亦供药用。

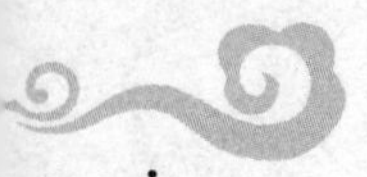

【生品用名】威灵仙、威灵仙叶、威灵仙全株。

【炮制品用名】威灵仙末、酒威灵仙、炒威灵仙、炒威灵仙末。

【特殊要求用名】鲜威灵仙、威灵仙鲜叶。

【备注】威灵仙有引产功用，孕妇慎服。

砒 石
Pishi

为氧化物类矿物砷华，或硫化物类矿物毒砂、雄黄、雌黄经加工制成，主含三氧化二砷(As_2O_3)，此为正品。商品砒石有红、白两种。其中砷华的晶体结构属等轴晶系。砒石经升华而成的三氧化二砷精制品（砒霜）亦供药用。

【生品用名】生砒石（生信石）。

【炮制品用名】生砒石粉、制砒石（砒石、信石）、制砒石粉（砒石粉、信石粉）、砒霜。

【品种要求用名】红砒石（红信石）、白砒石（白信石）。

【备注】因纯度原因，砒霜比砒石毒性剧烈，白砒石比红砒石毒性剧烈，故药用多以红砒石为主。因均有大毒，内服宜慎。因极易溶于乙醇，故忌以酒浸服。体虚者及孕妇和哺乳期妇女禁用，肝肾功能不全者禁用。外用面积不宜过大，不宜久用，疮口见血或皮肤破损者忌用，头部不宜使用。砒石炮制方法很多，目前尚无统一规定，有记载的有醋制、甘草制、豆腐制、矾制、白面煨制、萝卜制、绿豆制、红枣制、水飞等方法，目的都是为了减毒增效，但哪种炮制方法最好，目前尚无定论，因而临床即使制用也应慎重。

厚 朴
Houpo

为木兰科木兰属落叶乔木植物厚朴 *Magnolia officinalis* Rehd. et Wils. 或凹叶厚朴 *Magnolia officinalis* Rehd. et Wils. var. *biloba* Rehd. et Wils 刮去粗皮的干燥干皮、根皮和枝皮，此为正品。其产于四川、湖北者称“川厚朴”，品质较佳；产于浙江、福建者称“温厚朴”，产量较大。其干皮加工品称“筒厚朴”；近根部干皮加工品称“靴厚朴”；根皮加工品称“根厚朴”；枝皮加工品称“枝厚朴”。

上述两种植物的花蕾（厚朴花）、果实（厚朴果）亦供药用。

【生品用名】生厚朴、厚朴花、厚朴果。

【炮制品用名】生厚朴末、姜厚朴（厚朴）、姜厚朴末（厚朴末）、药汁制厚朴、厚朴花末、姜厚朴花、姜厚朴花末、蒸厚朴花、厚朴果末。

【产地要求用名】川厚朴、温厚朴。

【特殊要求用名】筒厚朴、靴厚朴、根厚朴、枝厚朴。

【备注】厚朴辛辣性烈，生用对喉舌有刺激性，姜制可基本消除对喉舌的刺激性并能增

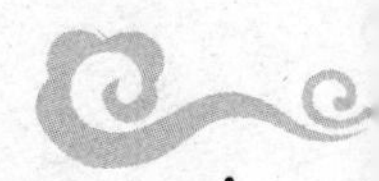

强其宽中、和胃、止呕之功。药汁制厚朴目前对所用辅料及工艺尚无统一规定，常用的辅料有鲜姜或干姜、紫苏叶或全紫苏等。

砂　仁

Sharen

为姜科砂仁属多年生直立草本植物阳春砂 *Amomum villosum* Lour.、绿壳砂 *Amomum villosum* Lour. var. *xanthioides* T. L. Wu et Senjen 或海南砂 *Amomum longiligulare* T. L. Wu 的干燥成熟果实（亦称：壳砂仁），此为正品。其进口品称“进口砂仁”。通常认为阳春砂仁品质较佳。

其中阳春砂的花朵和花序梗（春砂花）亦供药用。上述植物的种子（砂仁米）、果壳（砂仁壳）还单供药用。

【生品用名】砂仁（壳砂仁）、砂仁米（砂米）、砂仁壳（砂壳）、春砂花。

【炮制品用名】砂仁末、盐砂仁、姜砂仁、砂仁米末、砂仁壳末、砂仁壳烧灰末、春砂花末。

【产地要求用名】进口砂仁、进口砂仁米、进口砂仁壳。

【品种要求用名】阳春砂仁（春砂仁）、绿壳砂仁、海南砂仁、春砂壳。

【备注】砂仁、砂仁米、砂仁壳入汤剂宜捣碎后下。

牵　牛　子

Qianniuzi

为旋花科牵牛属一年生缠绕性草本植物裂叶牵牛 *Pharbitis nil*（L.）Choisy 或圆叶牵牛 *Pharbitis purpurea*（L.）Voigt 的干燥成熟种子，此为正品。种子表面呈灰黑色者亦称“黑丑”；表面呈淡黄白色者亦称“白丑”。

【生品用名】生牵牛子。

【炮制品用名】生牵牛子末、炒牵牛子（牵牛子）、炒牵牛子末（牵牛子末）。

【品种要求用名】生黑牵牛子（生黑丑）、生白牵牛子（生白丑）、炒黑牵牛子（黑丑）、炒白牵牛子（白丑）。

【常用并开药用名】黑白丑或二丑（炒黑牵牛子、炒白牵牛子）。

【备注】并开药应注明各多少克。牵牛子有毒，畏巴豆、巴豆霜，孕妇禁服。牵牛子生品力猛，泻下力强，炒制可降低毒性，缓和其峻下药性，减轻对正气的耗伤。

轻　粉

Qingfen

为氯化亚汞（Hg_2Cl_2），此为正品。

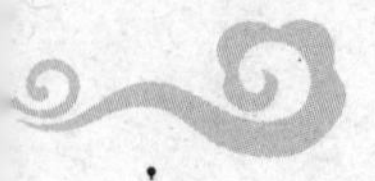

【炮制品用名】轻粉。

【备注】轻粉有毒,多作外用,内服宜慎,注意用量。若内服多入丸、散、丹,注意嘱患者服药后漱口,以免引起口腔糜烂和损伤牙齿。不入汤剂。不可久用。孕妇禁用。

鸦胆子

Yadanzi

为苦木科鸦胆子属半常绿大灌木或小乔木植物鸦胆子 *Brucea javanica*(L.) Merr. 的干燥成熟果实,此为正品。

本植物的叶(老鸦胆叶)、根(老鸦胆根)亦供药用。种仁(鸦胆子仁)还单供药用。

【生品用名】鸦胆子、鸦胆子仁、老鸦胆叶、老鸦胆根。

【炮制品用名】鸦胆子末、鸦胆子仁末、鸦胆子霜、鸦胆子油、老鸦胆叶末。

【特殊要求用名】老鸦胆鲜叶。

【备注】鸦胆子有小毒,对胃肠道有刺激作用,鸦胆子仁若口服宜用龙眼肉包裹或装入胶囊吞服,注意用量,不宜多服久服。鸦胆子霜为鸦胆子仁的去油炮制品。

韭菜子

Jiucaizi

为百合科葱属多年生草本植物韭菜 *Allium tuberosum* Rottl. ex Spreng. 的干燥成熟种子,此为正品。

本植物的叶(韭菜)、根(韭菜根)亦供药用。

【生品用名】韭菜子(韭子)、韭菜、韭菜根(韭根)。

【炮制品用名】韭菜子末、盐韭菜子、盐韭菜子末、炒韭菜子、焙韭菜子粉、酒韭菜子、韭菜汁、韭菜根汁、韭菜根末。

【特殊要求用名】鲜韭菜、鲜韭菜根。

虻虫

Mengchong

为虻科虻属昆虫华虻 *Tabanus mandarinus* Schiner 及其同属多种昆虫或黄虻属昆虫双斑黄虻 *Atylotus bivittateinus* Takahasi 的雌虫干燥体,此为正品。

【生品用名】生虻虫。

【炮制品用名】生虻虫末、焙虻虫(虻虫)、焙虻虫末(虻虫末)、炒虻虫、炒虻虫末、米炒虻虫。

【备注】虻虫有小毒,临床须注意用量。妇女月经期及孕妇禁服。虻虫生品腥臭,破血

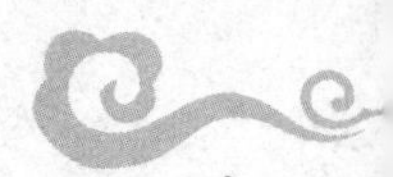

力猛，有致泻作用，经焙、炒或米炒后，毒性及副作用降低，便于粉碎，且可矫味便于内服。

蚂　蚁

Mayi

为蚁科蚁属昆虫丝光褐林蚁 *Formica fusca* Linnaeus 或刺黑蚁属昆虫拟黑多翅蚁 *Polyrhachis vicina* Roger. 等多种无毒蚂蚁的全虫，此为正品。

【生品用名】蚂蚁。

【炮制品用名】蚂蚁末、炒蚂蚁、烘蚂蚁、蚂蚁烘干粉。

【品种要求用名】黑蚂蚁。

【特殊要求用名】活蚂蚁。

【备注】蚂蚁很少入煎剂，多入丸、散或酒浸内服，亦可用活蚂蚁捣烂外用。

哈　蟆　油

Hamayou

为蛙科蛙属动物中国林蛙 *Rana temporaria chensinensis* David 雌蛙的输卵管，经采制干燥而得，此为正品。

中国林蛙或雌或雄除去内脏的干燥体（哈士蟆）亦供药用。

【生品用名】哈蟆油（哈士蟆油）、哈士蟆。

【特殊要求用名】鲜哈士蟆。

骨　碎　补

Gusuibu

为水龙骨科槲蕨属多年生附生草本植物槲蕨 *Drynaria fortunei*（Kunze）J. Sm. 的根茎，此为正品。

【生品用名】生骨碎补。

【炮制品用名】生骨碎补末、烫骨碎补（骨碎补）、烫骨碎补末（骨碎补末）、炒骨碎补、酒骨碎补、盐骨碎补、蜜骨碎补、焦骨碎补末。

【特殊要求用名】鲜骨碎补。

【备注】生骨碎补外被坚韧鳞片，不利于粉碎和药用成分煎出，经砂烫易于除去鳞片，且质地酥松，有利于煎出有效成分。

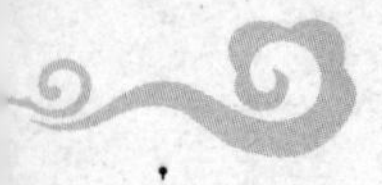

钟 乳 石

Zhongrushi

为碳酸盐类矿物方解石族方解石的钟乳状集合体下端较细的圆柱状管状部分，晶体结构属三方晶系，主含碳酸钙（$CaCO_3$），此为正品。

本矿物的细管状集合体（鹅管钟乳石）、钟乳状集合体附着于石上的粗大根盘（殷孽）亦供药用。

【生品用名】生钟乳石、生鹅管钟乳石、殷孽。

【炮制品用名】生钟乳石末、煅钟乳石（钟乳石）、煅钟乳石末（钟乳石末）、醋淬钟乳石、生鹅管钟乳石末、煅鹅管钟乳石（鹅管钟乳石）、煅鹅管钟乳石末（鹅管钟乳石末）、殷孽末。

【备注】钟乳石、鹅管钟乳石有时含微量砷，煅制可除去一部分或大部分。钟乳石不宜多服久服，否则易生成胃石。钟乳石、鹅管钟乳石、殷孽入汤剂时宜打碎先煎。以往市售“鹅管石”有钟乳鹅管石和珊瑚鹅管石两种。二者基原不同，功用有异，现分列之。钟乳鹅管石因基原与钟乳石相同，只是其中一种，故现更名为“鹅管钟乳石”。珊瑚鹅管石详见九画该条。

钩 藤

Gouteng

为茜草科钩藤属常绿木质藤本植物钩藤 *Uncaria rhynchophylla*（Miq.）Miq. ex Havil.、大叶钩藤 *Uncaria macrophylla* Wall.、毛钩藤 *Uncaria hirsuta* Havil.、华钩藤 *Uncaria sinensis*（Oliv.）Havil. 或无柄果钩藤 *Uncaria sessilifructus* Roxb. 的干燥带钩茎枝，此为正品。

其中钩藤的根（钩藤根）亦供药用。上述植物茎枝上的不育花序梗形成的钩（钩藤钩）还单供药用。

【生品用名】钩藤、钩藤钩、钩藤根。

【炮制品用名】钩藤末、钩藤钩末。

【备注】钩藤入煎剂宜后下。

香 附

Xiangfu

为莎草科莎草属多年生草本植物莎草 *Cyperus rotundus* L. 的干燥根茎，此为正品。

本植物的茎叶（莎草）亦供药用。

【生品用名】生香附、莎草。

【炮制品用名】生香附末、醋香附（香附）、醋香附末（香附末）、四制香附、七制香附、九制香附、酒香附、香附炭。

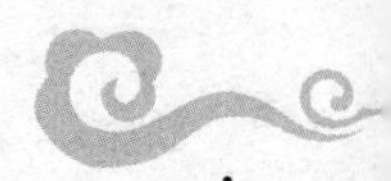

【特殊要求用名】鲜莎草。

【备注】有实验表明，香附的主要有效成分经醋制或四制后溶出率明显高于生品，目前临床醋香附最为常用。古代，香附的炮制方法很多，所用辅料也各有不同。近代，四制香附多为加辅料姜汁、盐水、黄酒、米醋的炮制品，在此基础上若再加秋石、红糖、老生姜炮制则为七制香附。七制香附再加牛（羊）奶、白蜜炮制则为九制香附。

香　橼

Xiangyuan

为芸香科柑橘属常绿小乔木或灌木植物枸橼 *Citrus medica* L. 或香圆 *Citrus wilsonii* Tanaka 的干燥成熟果实，此为正品。

上述两种植物的叶（香橼叶）、根（香橼根）、果实之蒸馏液（香橼露）亦供药用。

【生品用名】香橼、香橼叶、香橼根。

【炮制品用名】香橼末、炒香橼、炒香橼末、麸炒香橼、香橼露。

【特殊要求用名】陈香橼、鲜香橼叶。

香　薷

Xiangru

为唇形科石荠苎属直立草本植物石香薷 *Mosla chinensis* Maxim. 或江香薷 *Mosla chinensis* 'Jiangxiangru' 的地上部分，此为正品。前者习称"青香薷"。

【生品用名】香薷。

【炮制品用名】香薷末、香薷汁。

【品种要求用名】青香薷、江香薷。

【特殊要求用名】鲜香薷、陈香薷。

香加皮

Xiangjiapi

为萝藦科杠柳属落叶蔓生灌木植物杠柳 *Periploca sepium* Bge. 的干燥根皮，此为正品。

【生品用名】香加皮。

【备注】香加皮有毒，注意用量，不宜持续长期服用，不可作五加皮使用，为避免混淆，其异名"北五加皮"废止使用。五加皮详见四画该条。

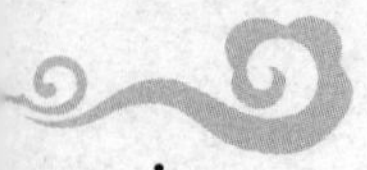

香排草

Xiangpaicao

为报春花科星宿菜属一年生草本植物细梗香草 *Lysimachia capillipes* Hemsl. 的全草，此为正品。

本植物的根（香排草根）还单供药用。

【生品用名】 香排草、香排草根。

【特殊要求用名】 鲜香排草。

重楼

Chonglou

为百合科重楼属多年生草本植物云南重楼 *Paris polyphylla* Smith var. *yunnanensis* (Franch.) Hand. -Mazz. 或七叶一枝花 *Paris polyphylla* Smith var. *chinensis* (Franch.) Hara 的根茎，此为正品。

上述植物的全草（重楼全草）亦供药用。

【生品用名】 重楼、重楼全草。

【炮制品用名】 重楼末。

【品种要求用名】 云南重楼、七叶一枝花。

【特殊要求用名】 鲜重楼、鲜重楼全草。

【备注】 重楼有小毒，注意用量。重楼为 2020 年版《中华人民共和国药典》所用药名，应作为正名使用。以往重楼曾有多个异名，最常见的有蚤休、草河车等，因基原存在争议，为避免混乱，这些异名今后停止在处方中使用。

鬼针草

Guizhencao

为菊科鬼针属一年生草本植物鬼针草 *Bidens bipinnata* L. 的地上部分，此为正品。

本植物的全草（鬼针草全草）亦供药用。

【生品用名】 鬼针草、鬼针草全草。

【炮制品用名】 鬼针草汁、鬼针草全草汁。

【特殊要求用名】 鲜鬼针草、鲜鬼针草全草。

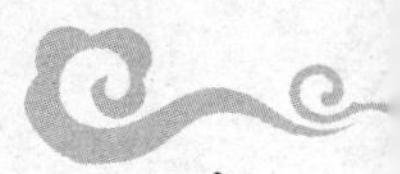

鬼 箭 羽
Guijianyu

为卫矛科卫矛属落叶灌木植物卫矛 *Euonymus alatus*（Thunb.）Sieb. 的具翅状物枝条或翅状附属物，此为正品。

本植物的枝叶（鬼箭羽枝叶）、茎皮（鬼箭羽茎皮）亦供药用。

【生品用名】鬼箭羽（卫矛）、鬼箭羽枝叶、鬼箭羽茎皮。

【炮制品用名】鬼箭羽末、鬼箭羽茎皮末。

【特殊要求用名】鲜鬼箭羽、鲜鬼箭羽枝叶。

【备注】孕妇禁服鬼箭羽。

禹 余 粮
Yuyuliang

为氢氧化物类矿物褐铁矿，晶体结构属斜方晶系，主含碱式氧化铁[FeO（OH）]，此为正品。

【生品用名】生禹余粮。

【炮制品用名】生禹余粮末、煅禹余粮（禹余粮）、煅禹余粮末（禹余粮末）、醋禹余粮。

【备注】孕妇慎服。入汤剂宜先煎去渣，取汁再入其他药煎煮。禹余粮煅制或醋煅制可除去部分被黏土吸附的砷，能降低毒性，煅后质酥易碎，有利于有效成分的煎出。

禹州漏芦
Yuzhouloulu

为菊科蓝刺头属多年生草本植物驴欺口（又名：蓝刺头）*Echinops latifolius* Tausch. 或华东蓝刺头 *Echinops grijisii* Hance 的根，此为正品。

其中驴欺口的花序（蓝刺头）亦供药用。

【生品用名】禹州漏芦、蓝刺头。

【炮制品用名】禹州漏芦末、蓝刺头末。

【特殊要求用名】鲜禹州漏芦。

【备注】孕妇慎服禹州漏芦。以往禹州漏芦、祁州漏芦均作漏芦使用，因二者基原不同，功用有异，现按 2020 年版《中华人民共和国药典》所载分列，参看十四画“漏芦”条。蓝刺头以往有异名“追骨风”，因“追骨风”同时又是其他多种药材的异名，为避免歧义，今后停止使用。

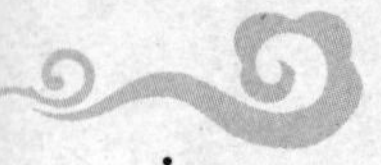

胆 矾
Danfan

为硫酸盐类矿物胆矾族胆矾的晶体或人工制成品，晶体结构属三斜晶系，主含含水硫酸铜（$CuSO_4 \cdot 5H_2O$），此为正品。

【生品用名】胆矾。

【炮制品用名】胆矾粉、煅胆矾、煅胆矾粉。

【备注】胆矾有毒，无论内服外用都应注意用量。孕妇及体弱者忌用。

胖 大 海
Pangdahai

为梧桐科苹婆属落叶乔木植物胖大海 *Sterculia lychnophora* Hance 的干燥成熟种子，此为正品。

【生品用名】胖大海。

【备注】胖大海宜入煎剂或开水泡服，脾虚泄泻者慎服。胖大海仁有毒，胖大海入丸、散时用量宜在常量基础上减半用或去仁后用。

独 活
Duhuo

为伞形科当归属多年生高大草本植物重齿毛当归 *Angelica pubescens* Maxim. f. *biserrata* Shan et Yuan 的干燥根，此为正品。

【生品用名】独活。

【炮制品用名】独活末、炒独活、炒独活末。

【产地要求用名】川独活。

【常用并开药用名】羌独活（羌活、独活）。

【备注】并开药应注明各多少克。

独 一 味
Duyiwei

为唇形科独一味属多年生无茎矮小草本植物独一味 *Lamiophlomis rotata*（Benth.）Kudo 的干燥地上部分，此为正品。独一味是藏医习用药材。

本植物的根和根茎（独一味根）、全草（独一味全草）亦供药用。

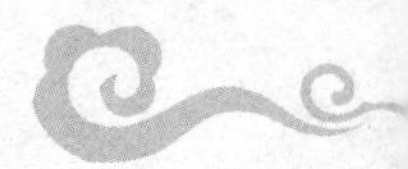

【生品用名】独一味、独一味根、独一味全草。

【炮制品用名】独一味末、独一味根末、独一味全草末。

急　性　子
Jixingzi

为凤仙花科凤仙花属一年生草本植物凤仙花 *Impatiens balsamina* L. 的干燥成熟种子，此为正品。

本植物的叶（凤仙叶）、花（凤仙花）、根（凤仙根）、茎（凤仙透骨草）亦供药用。

【生品用名】急性子（凤仙花子）、凤仙叶、凤仙花、凤仙根、凤仙透骨草。

【炮制品用名】急性子末、炒急性子、炒急性子末、凤仙花末、凤仙根末、凤仙透骨草汁。

【特殊要求用名】鲜凤仙叶、鲜凤仙花、鲜凤仙根、鲜凤仙透骨草。

【备注】急性子、凤仙叶、凤仙花、凤仙根、凤仙透骨草均有小毒，临床须注意用量，孕妇慎服。急性子有避孕作用，欲生育夫妇慎服。

前　　胡
Qianhu

为伞形科前胡属多年生草本植物白花前胡 *Peucedanum praeruptorum* Dunn 的干燥根，此为正品。

【生品用名】前胡（白花前胡）。

【炮制品用名】前胡末、炒前胡、炒前胡末、蜜前胡（炙前胡）。

【备注】以往我国许多地区以同科同属植物紫花前胡也作前胡使用，因基原不同，功用有异，现按 2020 年版《中华人民共和国药典》所载分列之。紫花前胡详见十二画该条。

洪　连
Honglian

为玄参科兔耳草属多年生草本植物短筒兔耳草 *Lagotis brevituba* Maxim. 的全草，此为正品。洪连是藏医习用药材。

本植物的叶（洪连叶）、根（洪连根）还单供药用。

【生品用名】洪连、洪连叶、洪连根。

【炮制品用名】洪连末、洪连叶末、洪连根末。

【特殊要求用名】鲜洪连、鲜洪连叶、鲜洪连根。

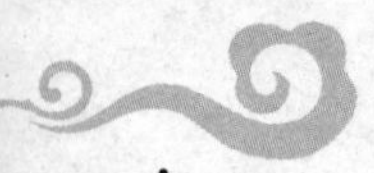

洋金花

Yangjinhua

为茄科曼陀罗属一年生草本植物白花曼陀罗 *Datura metel* L. 的干燥花，此为正品。

本植物的全草（白曼陀罗全草）、果实或种子（白曼陀罗子）、叶（白曼陀罗叶）、根（白曼陀罗根）、根皮（白曼陀罗根皮）亦供药用。

【生品用名】洋金花（白曼陀罗花）、白曼陀罗全草、白曼陀罗子、白曼陀罗叶、白曼陀罗根、白曼陀罗根皮。

【炮制品用名】洋金花末、制洋金花、制洋金花末、白曼陀罗全草末、白曼陀罗叶末、白曼陀罗叶汁、白曼陀罗根末、白曼陀罗根皮末。

【特殊要求用名】鲜白曼陀罗全草、白曼陀罗鲜叶、白曼陀罗鲜根。

【备注】白曼陀罗全株有毒，种子的毒性最大，花、果实、种子、叶、根、全草均应注意用量，孕妇及外感、痰热咳喘、青光眼、高血压、心动过速患者禁用。另外，同属植物毛曼陀罗的花以往部分地区亦作洋金花使用，因基原不同，功用有异，现分列。详见五画“北洋金花”条。

穿山龙

Chuanshanlong

为薯蓣科薯蓣属多年生缠绕草质藤本植物穿龙薯蓣 *Dioscorea nipponica* Makino 的根茎，此为正品。

【生品用名】穿山龙。

【炮制品用名】穿山龙末。

【特殊要求用名】鲜穿山龙。

【备注】以往我国部分地区以其亚种同属植物柴黄姜作穿山龙使用，因基原不同，功用有异，现分列。详见十画“柴黄姜”条。

穿山甲

Chuanshanjia

为鲮鲤科鲮鲤属动物穿山甲 *Manis pentadactyla* Linnaeus 的鳞甲，此为正品。

本动物的肉（鲮鲤肉）亦供药用。

【生品用名】生穿山甲、鲮鲤肉。

【炮制品用名】生穿山甲末、醋山甲（炙山甲、穿山甲）、醋山甲末（炙山甲末、穿山甲末）、炮山甲、炮山甲末、油制山甲、干鲮鲤肉末、酥制鲮鲤肉、酥制鲮鲤肉末。

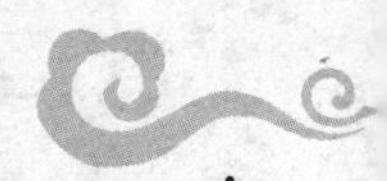

【特殊要求用名】鲜鲮鲤肉。

【备注】孕妇慎服穿山甲。穿山甲生品质地坚硬,有腥臭气,很少直接入药。经砂烫醋淬后质变酥脆,既可矫味又易于粉碎及煎出有效成分,故临床一般多炮制后用。

穿 心 莲
Chuanxinlian

为爵床科穿心莲属一年生草本植物穿心莲 *Andrographis paniculata*(Burm. f.)Nees 的地上部分,此为正品。

本植物的叶(穿心莲叶)还单供药用。

【生品用名】穿心莲、穿心莲叶。

【炮制品用名】穿心莲末、穿心莲叶末。

【特殊要求用名】鲜穿心莲、鲜穿心莲叶。

祖 师 麻
Zushima

为瑞香科瑞香属直立落叶小灌木植物黄瑞香 *Daphne giraldii* Nitsche、陕甘瑞香 *Daphne tangutica* Maxim. 或凹叶瑞香 *Daphne retusa* Hemsl. 的干燥茎皮和根皮,此为正品。

【生品用名】祖师麻。

【备注】祖师麻有小毒,临床须注意用量。孕妇禁服。

神 曲
Shenqu

为辣蓼、青蒿、苍耳草、杏仁、赤豆等药加入面粉或麸皮混合后,经发酵制成的干燥曲剂,此为正品。

【生品用名】生神曲(生六神曲)。

【炮制品用名】麸炒神曲(神曲)、麸炒神曲末(神曲末)、炒神曲、炒神曲末、焦神曲、焦神曲末。

【常用并开药用名】生三仙(生神曲、生山楂、生麦芽)、三仙或炒三仙(麸炒神曲、炒山楂、炒麦芽)、焦三仙(焦神曲、焦山楂、焦麦芽)、焦四仙(焦神曲、焦山楂、焦麦芽、焦槟榔)。

【备注】并开药应注明各多少克。孕妇慎服神曲。神曲生品有发散作用,常用于外感食滞患者。经麸炒后有甘香气,可醒脾和胃,消滞除满,临床更为常用。

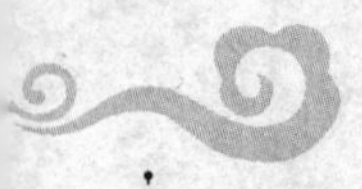

络石藤
Luoshiteng

为夹竹桃科络石属常绿木质藤本植物络石 *Trachelospermum jasminoides*（Lindl.）Lem. 的带叶藤茎，此为正品。

【生品用名】络石藤。

【炮制品用名】络石藤末、络石藤汁。

【特殊要求用名】鲜络石藤。

绞股蓝
Jiaogulan

为葫芦科绞股蓝属多年生攀缘草本植物绞股蓝 *Gynostemma pentaphyllum*（Thunb.）Makino 的地上部分，此为正品。

【生品用名】绞股蓝。

【炮制品用名】绞股蓝末。

【特殊要求用名】鲜绞股蓝。

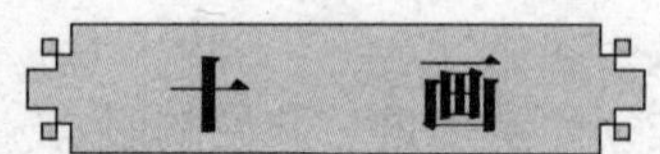

十　画

秦艽
Qinjiao

为龙胆科龙胆属多年生草本植物秦艽 *Gentiana macrophylla* Pall.、麻花秦艽 *Gentiana straminea* Maxim.、粗茎秦艽 *Gentiana crassicaulis* Duthie ex Burk. 或小秦艽 *Gentiana dahurica* Fisch. 的干燥根，此为正品。

【生品用名】秦艽。

【炮制品用名】秦艽末、炒秦艽、酒秦艽（炙秦艽）。

【品种要求用名】麻花秦艽、粗茎秦艽、小秦艽。

秦皮
Qinpi

为木犀科白蜡树属落叶大乔木植物苦枥白蜡树 *Fraxinus rhynchophylla* Hance、白蜡

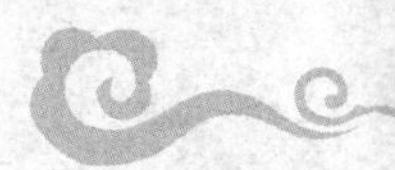

树 *Fraxinus chinensis* Roxb.、尖叶白蜡树 *Fraxinus szaboana* Lingelsh. 或宿柱白蜡树 *Fraxinus stylosa* Lingelsh. 的干燥枝皮和干皮,此为正品。

【生品用名】秦皮。

【炮制品用名】秦皮末。

【备注】以往部分地区以胡桃科胡桃属植物核桃楸的枝皮或干皮当"秦皮"使用,二者基原不同,功用有异,现分列之。参见十画"核桃楸皮"条。

珠 子 参
Zhuzishen

为五加科人参属多年生草本植物珠子参 *Panax japonicus* C. A. Mey. var. *major*(Burk.)C. Y. Wu et K. M. Feng 或羽叶三七 *Panax japonicus* C. A. Mey. var. *bipinnatifidus*(Seem.)C. Y. Wu et K. M. Feng 的根茎,此为正品。

其中珠子参的叶(珠子参叶)亦供药用。

【生品用名】珠子参、珠子参叶。

【炮制品用名】珠子参末。

【品种要求用名】羽叶三七。

【特殊要求用名】鲜珠子参、珠子参鲜叶。

【备注】珠子参以往有异名"珠儿参",今按 2020 年版《中华人民共和国药典》所载,正名用珠子参。

莱 菔 子
Laifuzi

为十字花科莱菔属一年或二年生草本植物萝卜 *Raphanus sativus* L. 的干燥成熟种子,此为正品。

本植物的新鲜根(莱菔),结果植株的老根(地骷髅)、基生叶(莱菔叶)亦供药用。

【生品用名】生莱菔子、莱菔叶、莱菔、地骷髅。

【炮制品用名】炒莱菔子(莱菔子)、炒莱菔子末(莱菔子末)、莱菔汁(萝卜汁)、莱菔叶末、莱菔叶汁、地骷髅末。

【特殊要求用名】鲜莱菔叶。

【备注】莱菔子生用易致恶心,临床炒用为多。

莲 子
Lianzi

为睡莲科莲属多年生水生草本植物莲 *Nelumbo nucifera* Gaertn. 的成熟种子,此为正品。

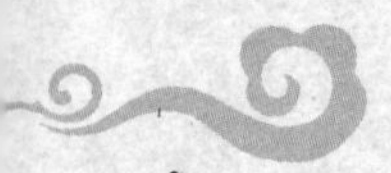

本植物的种皮（莲衣）、叶（荷叶）、叶柄或花柄（荷梗）、叶的基部（荷叶蒂）、花蕾（莲花）、花托（莲房）、雄蕊（莲须）、根茎的节（藕节）、细瘦根茎（藕蔤）、肥厚根茎（藕）、藕加工制成的淀粉（藕粉）、花蕾蒸馏所得的芳香液（白荷花露）亦供药用。成熟种子中的幼叶和胚根（莲子心）、去除绿心的肉仁（莲子肉）、老熟的带壳果实（石莲子）、去壳留心的石莲子（带心石莲肉）、去除壳和心的石莲子（石莲肉）还单供药用。

【生品用名】莲子、莲子肉、莲子心、莲衣、石莲子、石莲肉、带心石莲肉、荷叶、荷叶蒂、荷梗、莲花（荷花）、莲须、莲房、藕节、藕蔤、藕。

【炮制品用名】炒莲子肉、麸炒莲子肉、莲子心末、朱莲子心、石莲子末、石莲肉末、带心石莲肉末、荷叶末、荷叶炭、荷叶蒂末、盐荷叶蒂、焦荷叶蒂、莲房末、炒莲房末、莲房炭、莲花末、莲须末、藕节末、藕节炭、藕节汁、藕粉、藕汁、白荷花露。

【特殊要求用名】鲜莲子、鲜莲子肉、陈莲子、鲜荷叶、霜败荷叶、鲜莲花、鲜荷梗、鲜荷叶蒂、鲜藕节、隔年莲房。

【常用并开药用名】荷叶梗（荷叶、荷梗）、苏荷梗（紫苏梗、荷梗）、广藿荷梗（广藿香梗、荷梗）。

【备注】并开药应注明各多少克。

莪　术

Ezhu

为姜科姜黄属多年生草本植物蓬莪术 *Curcuma phaeocaulis* Val.、广西莪术 *Curcuma kwangsiensis* S. G. Lee et C. F. Liang 或温郁金 *Curcuma. wenyujin* Y. H. Chen et C. Ling 的干燥根茎，此为正品。前者习称“文莪术”，中者习称“桂莪术”，后者习称“温莪术”。

其中温郁金的根茎纵切片（片姜黄）亦供药用。上述三种植物的块根（郁金）也供药用，详见八画“郁金”条。

【生品用名】生莪术、片姜黄。

【炮制品用名】生莪术末、醋莪术（莪术、炙莪术）、醋莪术末（莪术末、炙莪术末）、酒莪术、煨莪术、炒莪术、片姜黄末。

【品种要求用名】蓬莪术（文莪术）、桂莪术、温莪术。

【备注】莪术辛温性烈，炮制后可缓和其猛烈之性，故临床多制用，尤以醋制品最为常用。孕妇禁服莪术。孕妇慎服片姜黄。

莴　苣　子

Wojuzi

为菊科山莴苣属一年或两年生草本植物莴苣 *Lactuca sativa* L. 的干燥成熟果实，此为正品。

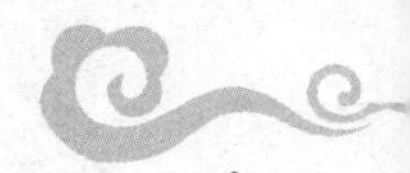

本植物的茎（莴苣）、叶（莴苣叶）亦供药用。本植物的肥大嫩茎和叶还供食用。莴苣之变种，同属植物生菜 *Lactuca sativa* L. var. *romana* Hort. 的茎和叶（白苣）也供药用。

【生品用名】莴苣子、莴苣、莴苣叶。

【炮制品用名】莴苣子末、莴苣汁、莴苣叶汁。

【品种要求用名】白苣、白苣汁。

桔　梗
Jiegeng

为桔梗科桔梗属多年生草本植物桔梗 *Platycodon grandiflorum*（Jacq.）A. DC. 的干燥根，此为正品。

本植物的根茎（桔梗芦头）亦供药用。

【生品用名】桔梗、桔梗芦头。

【炮制品用名】蜜桔梗（炙桔梗）、炒桔梗、桔梗烧灰、桔梗芦头末。

【产地要求用名】北桔梗、南桔梗。

【备注】桔梗内服过量可引起恶心呕吐，咳血者禁服，胃溃疡患者慎服。产于华东地区的“南桔梗”品质较好。

桃　仁
Taoren

为蔷薇科桃属落叶小乔木植物桃 *Prunus persica*（L.）Batsch 或山桃 *Prunus davidiana*（Carr.）Franch. 的干燥成熟种子，此为正品。

上述植物的叶（桃叶）、嫩叶（桃叶芯）、花（桃花）、成熟的果实（桃子）、未成熟的幼果（碧桃干）、果实上的毛（桃毛）、枝条（桃枝）、去掉栓皮的树皮（桃茎白皮）、树脂（桃胶）、根（桃根）、内层根皮（桃根白皮）等亦供药用。

【生品用名】生桃仁、桃叶、桃叶芯、桃花、桃子、碧桃干、桃毛、桃枝、桃胶、桃茎白皮、桃根、桃根白皮。

【炮制品用名】焯桃仁（桃仁、净桃仁）、炒桃仁、麸炒桃仁、桃仁霜、桃叶末、桃叶汁、桃汁、酒碧桃干（制碧桃干）、碧桃干炭、碧桃干烧灰末、桃花末、桃枝末、桃胶末、炒桃胶末、桃茎白皮末、桃茎白皮烧灰、桃茎白皮汁、桃根末、桃根白皮末。

【品种要求用名】生山桃仁、焯山桃仁（山桃仁）、炒山桃仁、麸炒山桃仁、山桃叶、山桃叶芯、山桃花、山桃、山桃毛、山桃枝、山桃茎白皮、山桃胶、山桃根、山桃根白皮。

【特殊要求用名】鲜桃叶、鲜桃叶芯、鲜桃花、瘪桃干、桃奴、鲜桃枝、鲜桃茎白皮、鲜桃根、鲜桃根白皮。

【常用并开药用名】桃杏仁（焯桃仁、炒苦杏仁）。

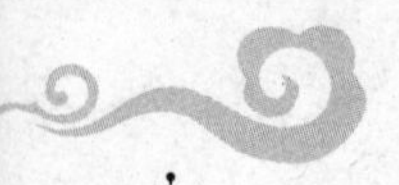

【备注】并开药应注明各多少克。桃仁含有苦杏仁苷,生用、制用均应注意用量,孕妇慎服。燀桃仁除去了非药用的种皮,有效成分更易于煎出。桃仁霜、桃毛入煎剂时应包煎。桃叶、桃枝、桃根、桃茎白皮、桃根白皮孕妇慎服。碧桃干中核已硬化者习称“瘪桃干”,核未硬化者习称“桃奴”。

核　桃　仁

Hetaoren

为胡桃科核桃属落叶乔木植物胡桃 *Juglans regia* L. 的干燥成熟种仁,此为正品。

本植物的叶(胡桃叶)、花(胡桃花)、未成熟果实(青胡桃果)、未成熟果实的外果皮(胡桃青皮)、成熟果实(胡桃果)和除去外果皮的果核(胡桃)、成熟果实的木质内果皮(胡桃壳)和木质隔膜(分心木)、种仁的脂肪油(胡桃油)、核仁返油而变成黑色者(油胡桃)、嫩枝(胡桃枝)、树皮(胡桃树皮)、根(胡桃根)、根皮(胡桃根皮)等亦供药用。

【生品用名】核桃仁(胡桃仁、胡桃肉)、胡桃叶、胡桃花、胡桃果、胡桃、青胡桃果、胡桃青皮(青龙衣)、胡桃壳、分心木、油胡桃、胡桃枝、胡桃树皮、胡桃根、胡桃根皮。

【炮制品用名】核桃仁末、胡桃油、青胡桃果末、胡桃青皮末、胡桃青皮烧灰、胡桃果烧灰末、胡桃炭、胡桃壳末、煅胡桃壳末、油胡桃末、胡桃树皮末、胡桃根皮末。

【特殊要求用名】鲜胡桃叶、鲜胡桃花、鲜胡桃青皮、鲜青胡桃果、鲜胡桃枝、鲜胡桃根皮。

【备注】油胡桃有毒,宜外用,不宜内服。

核桃楸皮

Hetaoqiupi

为胡桃科胡桃属落叶乔木植物核桃楸 *Juglans mandshurica* Maxim. 的干燥枝皮或干皮,此为正品。

本植物的未成熟果实(核桃楸果)、果皮(核桃楸果皮)、成熟果实中的种仁(核桃楸果仁)亦供药用。

【生品用名】核桃楸皮、核桃楸果、核桃楸果皮、核桃楸果仁。

【炮制品用名】核桃楸果汁、核桃楸果皮汁。

【特殊要求用名】鲜核桃楸果、鲜核桃楸果皮。

【备注】以往部分地区以核桃楸皮当“秦皮”使用,2020 年版《中华人民共和国药典》中,秦皮的基原为木犀科植物苦枥白蜡树、白蜡树、尖叶白蜡树或宿柱白蜡树的枝皮和干皮。二者基原不同,功用有异,现分列。秦皮详见十画该条。

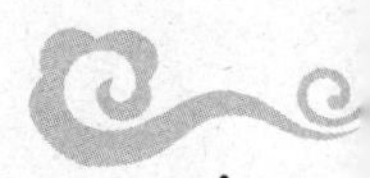

桉　叶

Anye

为桃金娘科桉属常绿大乔木植物蓝桉 *Eucalyptus globulus* Labill. 的成长叶，此为正品。

本植物的果实（蓝桉果）、根皮（蓝桉根皮）亦供药用。

【生品用名】桉叶（蓝桉叶）、蓝桉果（桉树果）、蓝桉根皮。

【炮制品用名】桉叶末、桉叶油、蓝桉果末、蓝桉根皮末。

【特殊要求用名】鲜桉叶、老桉叶。

【备注】桉叶内服对消化道有刺激作用，临床须注意用量。孕妇及胃、十二指肠溃疡患者慎服。桉叶油有毒，临床多外用，需注意用量。

夏 天 无

Xiatianwu

为罂粟科紫堇属多年生草本植物伏生紫堇 *Corydalis decumbens*（Thunb.）Pers. 的块茎，此为正品。

本植物的全草（夏天无全草）亦供药用。

【生品用名】夏天无、夏天无全草。

【炮制品用名】夏天无末。

【特殊要求用名】鲜夏天无。

夏 枯 草

Xiakucao

为唇形科夏枯草属多年生草本植物夏枯草 *Prunella vulgaris* L. 的果穗，此为正品。

本植物的全草（夏枯草全草）、全草经蒸馏而得的芳香水（夏枯草露）亦供药用。

【生品用名】夏枯草、夏枯草全草。

【炮制品用名】夏枯草末、夏枯草露。

【特殊要求用名】鲜夏枯草、鲜夏枯草全草。

柴　胡

Chaihu

为伞形科柴胡属多年生草本植物柴胡 *Bupleurum chinense* DC. 或狭叶柴胡 *Bupleurum scorzonerifolium* Willd. 的干燥根，此为正品。按性状不同又分别习称“北柴胡”和“南柴胡”。

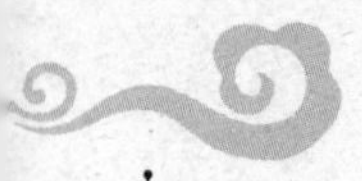

其中狭叶柴胡幼嫩的全草(春柴胡)亦供药用。

【生品用名】柴胡、春柴胡(芽柴胡)。

【炮制品用名】柴胡末、醋柴胡(炙柴胡)、鳖血柴胡、酒柴胡、蜜柴胡、清炒柴胡(炒柴胡)、春柴胡末。

【品种要求用名】北柴胡、南柴胡。

【备注】柴胡的茎、叶与根的药用成分相差较大。根含柴胡皂苷而茎叶不含,叶所含的挥发油量多,约为根的3倍。因二者组分不同,故带茎叶的柴胡不能替代柴胡根使用。同属植物大叶柴胡有毒,不可当柴胡使用。同属植物膜缘柴胡在以往一些地区也作柴胡使用,因基原不同,功用有异,现分列,详见六画“竹叶柴胡”条。

柴 黄 姜
Chaihuangjiang

为薯蓣科薯蓣属多年生缠绕草质藤本植物柴黄姜 *Dioscorea nipponica* Makino subsp. *Rosthornii*(Prain et Burkill)C. T. Ting 的根茎,此为正品。

【生品用名】柴黄姜。

【炮制品用名】柴黄姜末。

【特殊要求用名】鲜柴黄姜。

【备注】2020年版《中华人民共和国药典》所载“穿山龙”的正品基原为薯蓣科薯蓣属植物穿龙薯蓣的根茎。以往我国部分地区以穿龙薯蓣的亚种柴黄姜作“穿山龙”使用,因基原不同,功用有异,现分列。穿山龙详见九画该条。

党 参
Dangshen

为桔梗科党参属多年生草本植物党参 *Codonopsis pilosula*(Franch.)Nannf.、素花党参 *Codonopsis pilosula* Nannf. var. *modesta*(Nannf.)L. T. Shen 或川党参 *Codonopsis tangshen* Oliv. 的干燥根,此为正品。前者习称“东党参”“潞党参”“台党参”,中者习称“西党参”“文党参”“纹党参”“庙党参”,后者习称“条党参”“板桥党参”。

【生品用名】党参。

【炮制品用名】党参末、米炒党参、蜜党参(炙党参)、麸炒党参、蜜麸皮炒党参、清炒党参(炒党参)、土炒党参、赤石脂炒党参、酒党参。

【产地要求用名】潞党参、台党参、文党参、纹党参、庙党参、板桥党参。

【品种要求用名】西党参、东党参、川党参(条党参)。

【备注】党参反藜芦。通常认为,产于甘肃文县、武都及四川南坪、松潘等地的文党参和四川万县的庙党参品质最好。产于山西的潞党参和台党参产量最大。庙党参和产于湖北恩

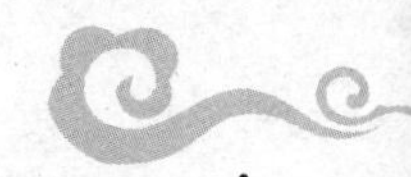

施一带的板桥党参为主要出口规格。

鸭 跖 草
Yazhicao

为鸭跖草科鸭跖草属一年生草本植物鸭跖草 *Commelina communis* L. 的地上部分，此为正品。

本植物的全草（鸭跖草全草）亦供药用，叶（鸭跖草叶）还单供药用。

【生品用名】鸭跖草、鸭跖草叶、鸭跖草全草。

【炮制品用名】鸭跖草汁。

【特殊要求用名】鲜鸭跖草、鲜鸭跖草叶、鲜鸭跖草全草。

钻 地 风
Zuandifeng

为虎耳草科钻地风属落叶木质藤本植物钻地风 *Schizophragma integrifolium*（Franch.）Oliv.［*S. hydrangeoides* Sieb. et Zucc. var. *integrifolium* Franch.］的干燥根和茎藤，此为正品。

本植物的茎藤（钻地风藤）还单供药用。

【生品用名】钻地风、钻地风藤。

【炮制品用名】钻地风末。

铁 落
Tieluo

为生铁煅至红赤，外层氧化时被锤落的铁屑，主含四氧化三铁（Fe_3O_4）或名磁性氧化铁（$FeO\cdot Fe_2O_3$），此为正品。

由赤铁矿、褐铁矿、磁铁矿等矿石冶炼而成的灰黑色金属（铁）、生铁或钢铁飞炼或水飞而得的细粉（铁粉）、冶炼炉中的灰烬中崩落的赤铁矿质细末（铁精）、铁在空气中氧化后生成的红褐色锈衣（铁锈）、铁浸渍于水中生锈后形成的一种混悬液（铁浆）、铁与醋酸作用形成的锈粉（铁华粉）亦供药用。

【生品用名】铁落（生铁落）、铁、铁精、铁锈。

【炮制品用名】醋淬铁落、生铁末、铁粉、铁锈末、铁浆、铁华粉。

铁 皮 石 斛
Tiepishihu

为兰科石斛属多年生附生草本植物铁皮石斛 *Dendrobium officinale* Kimura et Migo 的茎，

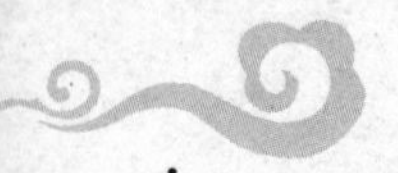

此为正品。其中加工成螺旋形或弹簧状者称"铁皮枫斗",圆柱形切成段者称"铁皮石斛"。

【生品用名】铁皮石斛、铁皮枫斗(耳环石斛)。

【炮制品用名】铁皮石斛末、酒铁皮石斛。

【特殊要求用名】鲜铁皮石斛。

【备注】铁皮石斛入煎剂宜用文火,不宜高温。以往铁皮石斛亦作"石斛"使用,因基原不同,功用有异,现按2020年版《中华人民共和国药典》所载分列,参见五画"石斛"条。

铁丝灵仙
Tiesilingxian

为百合科菝葜属攀缘灌木或半灌木植物短梗菝葜 *Smilax scobinicaulis* C. H. Wright、华东菝葜 *Smilax sieboldii* Miq.、黑叶菝葜 *Smilax nigrescens* Wang et Tang ex P. L. Li或鞘柄菝葜 *Smilax stans* Maxim. 的根和根茎,此为正品。

【生品用名】铁丝灵仙。

【炮制品用名】铁丝灵仙末。

【特殊要求用名】鲜铁丝灵仙。

铃　兰
Linglan

为百合科铃兰属多年生草本植物铃兰 *Convallaria majalis* L.[*C. keiskei* Miq.]的干燥全草或根,此为正品。

【生品用名】铃兰。

【炮制品用名】铃兰末、铃兰烧灰。

【备注】铃兰有毒,临床须注意用量。急性心肌炎、心内膜炎患者忌用。

铅
Qian

为硫化物类矿物方铅矿族方铅矿冶炼制成的灰白色金属铅,此为正品。

其经加工制成的四氧化三铅(铅丹)、碱式碳酸铅(铅粉)、醋酸铅(铅霜)、以氧化铅为主要成分的加工品(密陀僧)、金属铅制成的的黑灰样物质(铅灰)亦供药用。

【生品用名】铅(黑锡)。

【炮制品用名】煅铅末、铅丹、铅粉、铅霜、铅霜末、密陀僧、密陀僧末、铅灰(黑锡灰)。

【备注】铅为多亲和性毒物,铅及其制品对人体全身各个系统皆可有刺激和损伤、损害的副作用。内服、外用皆应慎重,临床须注意用量。狼毒畏密陀僧。

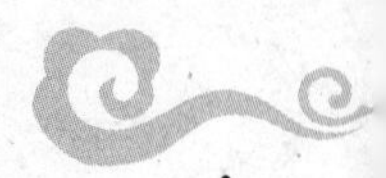

积　雪　草
Jixuecao

为伞形科积雪草属多年生匍匐草本植物积雪草 *Centella asiatica*（L.）Urb. 的全草，此为正品。

本植物的叶（积雪草叶）还单供药用。

【生品用名】积雪草、积雪草叶。

【炮制品用名】积雪草末、积雪草汁、积雪草叶末。

【特殊要求用名】鲜积雪草、鲜积雪草叶。

透　骨　草
Tougucao

为大戟科地构叶属多年生草本植物地构叶 *Speranskia tuberculata*（Bunge）Baill［*Croton tuberculata* Bunge］的全草，此为正品。

本植物的根（透骨草根）还单供药用。

【生品用名】透骨草、透骨草根。

【特殊要求用名】鲜透骨草、鲜透骨草根。

【备注】以往我国部分地区以毛茛科铁线莲属植物黄花铁线莲（异名：铁线透骨草）当作透骨草使用，因基原不同，功用有异，其又有小毒，今后不可代替使用，现分列。黄花铁线莲详见十一画该条。

透　骨　香
Touguxiang

为杜鹃花科白珠树属常绿灌木植物滇白珠 *Gaultheria yunnanensis*（Franch.）Rehd.［*G. crenulata* Kurzi；*Vaccinium yunnanense* Franch.］的全株，此为正品。

本植物的根（透骨香根）还单供药用。

【生品用名】透骨香、透骨香根。

【炮制品用名】透骨香末、透骨香根末。

【特殊要求用名】鲜透骨香、透骨香鲜根。

臭　梧　桐
Chouwutong

为马鞭草科大青属灌木或小乔木植物海州常山 *Clerodendrum trichotomum* Thunb. 的嫩枝

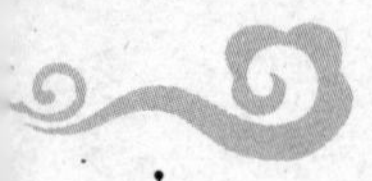

和叶,此为正品。

本植物的花(臭梧桐花)、果实(臭梧桐子)、根(臭梧桐根)、根皮(臭梧桐根皮)、根皮捣取的液汁凝结后的干燥品(土阿魏)亦供药用。本植物的嫩枝(臭梧桐梗)、叶(臭梧桐叶)还单供药用。

【生品用名】臭梧桐、臭梧桐叶、臭梧桐梗、臭梧桐花、臭梧桐子、臭梧桐根、臭梧桐根皮。

【炮制品用名】臭梧桐末、臭梧桐花末、臭梧桐子末、臭梧桐根汁、土阿魏。

【特殊要求用名】鲜臭梧桐、臭梧桐鲜叶、臭梧桐鲜花、鲜臭梧桐子、臭梧桐鲜根。

【备注】臭梧桐若入汤剂治疗高血压病宜后下或开水泡服,不宜高温久煎,否则降压作用会减弱。

臭灵丹草
Choulingdancao

为菊科臭灵丹属多年生草本植物翼齿六棱菊 *Laggera pterodonta*(DC.)Benth. 的地上部分,此为正品。

本植物的根(臭灵丹根)亦供药用。

【生品用名】臭灵丹草、臭灵丹根。

【炮制品用名】臭灵丹草末、臭灵丹草汁、臭灵丹根末。

【特殊要求用名】鲜臭灵丹草、鲜臭灵丹草尖、臭灵丹草尖汁。

【备注】臭灵丹草有毒,注意用量。

射　干
Shegan

为鸢尾科射干属多年生草本植物射干 *Belamcanda chinensis*(L.)DC. 的根茎,此为正品。

【生品用名】射干。

【炮制品用名】射干末、炒射干、炒射干末、射干汁。

【特殊要求用名】鲜射干。

徐长卿
Xuchangqing

为萝藦科白前属多年生直立草本植物徐长卿 *Cynanchum paniculatum*(Bge.)Kitag. 的根和根茎,此为正品。

本植物的带根全草(徐长卿全草)亦供药用。

【生品用名】徐长卿、徐长卿全草。

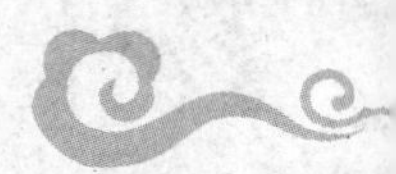

【炮制品用名】徐长卿末。

【特殊要求用名】鲜徐长卿。

【备注】徐长卿入煎剂宜后下。

狼　毒

Langdu

为大戟科大戟属多年生草本植物月腺大戟 *Euphorbia ebracteolata* Hayata 或狼毒大戟 *Euphorbia fischeriana* Steud. 的根，此为正品。

【生品用名】生狼毒（生白狼毒）。

【炮制品用名】生狼毒末、醋狼毒（狼毒）、醋狼毒末（狼毒末）、炒狼毒、炒狼毒末。

【特殊要求用名】鲜狼毒。

【备注】狼毒有毒，内服、生用均宜慎重，注意用量，孕妇禁服。狼毒经醋制可降低毒性。狼毒畏密陀僧。狼毒的基原存在争议，今以 2020 年版《中华人民共和国药典》为准。以往一些地区以瑞香科狼毒属植物瑞香狼毒作狼毒使用，因基原不同，功用有异，现分列之，详见十三画“瑞香狼毒”条。

凌 霄 花

Lingxiaohua

为紫葳科凌霄花属落叶木质藤本植物凌霄 *Campsis grandiflora*（Thunb.）K. Schum 或美洲凌霄 *Campsis radicans*（L.）Seem. 的干燥花，此为正品。

上述两种植物的叶（紫葳叶）、茎叶（紫葳茎叶）、根（紫葳根）亦供药用。

【生品用名】凌霄花、紫葳叶、紫葳茎叶、紫葳根。

【炮制品用名】凌霄花末、紫葳叶汁、紫葳根末、焙紫葳根、焙紫葳根末。

【特殊要求用名】鲜紫葳叶、鲜紫葳茎叶、鲜紫葳根。

【备注】孕妇慎服凌霄花。孕妇禁服紫葳叶、紫葳茎叶、紫葳根。

高 良 姜

Gaoliangjiang

为姜科山姜属多年生草本植物高良姜 *Alpinia officinarum* Hance 的干燥根茎，此为正品。

【生品用名】高良姜。

【炮制品用名】高良姜末、焙高良姜、焙高良姜末、焦高良姜。

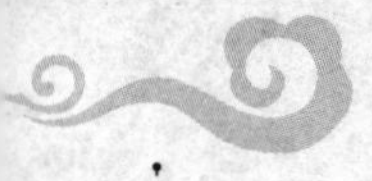

高山辣根菜

Gaoshanlagencai

为十字花科无茎荠属多年生矮小丛生草本植物无茎荠 *Pegaeophyton scapiflorum*(Hook. f. et Thoms.)Marq. et Shaw 的干燥根和根茎,此为正品。

本植物的带根全草(高山辣根菜全草)亦供药用。

【生品用名】高山辣根菜、高山辣根菜全草。

【炮制品用名】高山辣根菜末、高山辣根菜全草末。

【备注】高山辣根菜 2006 年第二版《中药大辞典》中用名为"单花芥",供查阅。

羖 羊 角

Guyangjiao

为牛科山羊属动物中雄性山羊 *Capra hircus* Linnaeus 或绵羊属动物中雄性绵羊 *Ovis aries* Linnaeus 的角,此为正品。其色青者(青羖羊角)为佳。

上述两种动物不分雌雄的肉(羊肉)、胆(羊胆)、新鲜胆汁(鲜羊胆汁)、皮(羊皮)、骨(羊骨)、髓(羊髓)、血(羊血)、脑(羊脑)、甲状腺体(羊靥)、头和蹄(羊头蹄)、心(羊心)、肝(羊肝)、肺(羊肺)、肾(羊肾)、胰(羊胰)、胃(羊肚)、膀胱(羊脬)、脂肪(羊脂)、雄性睾丸(羊外肾)、雌性乳汁(羊乳)、羊乳经提炼而成的酥油(羊酥)、羊乳制品(羊酪)、胎兽或胎盘(羊胎)以及山羊的胡须(羊须)、胆囊结石(羊黄)、胃中的草结(羊胲子)等亦供药用。

【生品用名】羖羊角、羊肉、羊胆、鲜羊胆汁、羊皮、羊骨、羊髓、干羊血、羊脑、干羊靥、羊头蹄、羊心、羊肝、羊肺、羊肾、羊胰、羊肚、羊脬、羊外肾、羊乳、羊胎、羊黄、羊胲子(羊草结)。

【炮制品用名】羖羊角屑、焦羖羊角、羖羊角烧灰、羊胆末、羊胆膏、煅羊骨、煅羊骨末、羊骨烧灰、羊血炭、羊心末、羊皮烧灰、炙羊靥、炮羊肾、羊肾末、羊肚烧灰、焙羊脬末、羊黄末、羊脂、盐羊外肾、羊酥、羊酪、羊须烧灰、煅羊胲子。

【品种要求用名】青羖羊角(青羖)、山羊角、绵羊角、山羊脑、绵羊脑。

【特殊要求用名】陈羖羊角、羊头肉、羊蹄肉、羊头骨、羊脊骨、羊胫骨、羊尾骨、羊脊髓、羊胫骨髓、羊蹄骨髓、鲜羊血、鲜羊靥。

拳 参

Quanshen

为蓼科蓼属多年生草本植物拳参 *Polygonum bistorta* L. 的根茎,此为正品。

【生品用名】拳参。

【炮制品用名】拳参末。

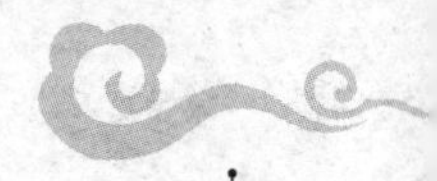

【特殊要求用名】 鲜拳参。

粉　葛
Fenge

为豆科葛属藤本植物甘葛藤 *Pueraria thomsonii* Benth. 的根,此为正品。

本植物的叶(粉葛叶)、花(粉葛花)、种子(粉葛谷)、藤茎(粉葛蔓)、块根经水磨而澄取的淀粉(粉葛粉)亦供药用。

【生品用名】 粉葛、粉葛叶、粉葛花、粉葛谷、粉葛蔓。

【炮制品用名】 粉葛末、煨粉葛、炒粉葛、粉葛汁、粉葛粉、粉葛花末、粉葛谷末、炒粉葛谷、炒粉葛谷末、粉葛蔓烧灰。

【特殊要求用名】 鲜粉葛、鲜粉葛叶、鲜粉葛蔓。

【备注】 以往我国许多地区把甘葛藤和同科同属植物野葛的根均作为"葛根"使用。因二者基原不同,功用有异,现按 2020 年版《中华人民共和国药典》所载分列。参见十二画"葛根"条。

粉 萆 薢
Fenbixie

为薯蓣科薯蓣属多年生缠绕草质藤本植物粉背薯蓣 *Dioscorea hypoglauca* Palibin 的干燥根茎,此为正品。

【生品用名】 粉萆薢。

【炮制品用名】 粉萆薢末、泔制粉萆薢、麸炒粉萆薢。

【备注】 粉萆薢是 2020 年版《中华人民共和国药典》中的用名。2006 年第二版《中药大辞典》中的用名为"萆薢"。"萆薢"的基原从古至今比较混乱,薯蓣科薯蓣属和百合科菝葜属的多种植物都有异名"萆薢"。为避免争议,今后在处方中不宜使用"萆薢"这一名称。参见十一画"菝葜""绵萆薢"各条。

益　智
Yizhi

为姜科山姜属多年生丛生草本植物益智 *Alpinia oxyphylla* Miq. 的干燥成熟果实,此为正品。

本植物的种子(益智仁)、果壳(益智壳)还单供药用。

【生品用名】 生益智、生益智仁、生益智壳。

【炮制品用名】 生益智末、盐益智(益智)、盐益智末、盐益智仁(益智仁)、盐益智仁末、炒益智仁、炒益智仁末、益智壳末。

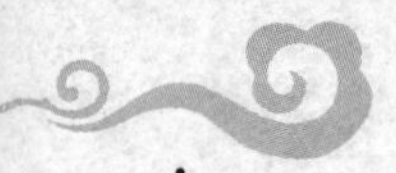

【备注】益智、益智仁辛温性燥，盐制可缓和其辛香温燥之性，但阴虚火旺者仍不宜服用。有研究表明，益智壳中的挥发油含量约占到益智的32.7%，且所含其余微量元素与益智仁也相近，若弃壳只用仁对药源而言似是一种浪费。

益 母 草
Yimucao

为唇形科益母草属一年或二年生草本植物益母草 *Leonurus japonicus* Houtt. 的地上部分，此为正品。

本植物的根（益母草根）亦供药用。本植物的花（益母草花）、果实（茺蔚子）、叶（益母草叶）还单供药用。

【生品用名】益母草、益母草花、茺蔚子、益母草叶、益母草根。

【炮制品用名】益母草末、焙益母草末、酒益母草、益母草汁、益母草烧灰、益母草叶汁、炒茺蔚子、炒茺蔚子末、酒茺蔚子、茺蔚子汁、益母草根末。

【特殊要求用名】鲜益母草、益母草鲜叶、鲜茺蔚子。

【备注】孕妇慎服益母草、益母草叶、茺蔚子、益母草根。

浙 贝 母
Zhebeimu

为百合科贝母属多年生草本植物浙贝母 *Fritillaria thunbergii* Miq. 的干燥鳞茎，此为正品。其大者除去芯芽，习称“大贝”；小者不去芯芽，习称“珠贝”。

【生品用名】浙贝母。

【炮制品用名】浙贝片、浙贝末。

【产地要求用名】苏贝母、象贝母。

【特殊要求用名】大浙贝（元宝贝）、珠浙贝。

【备注】浙贝母产于宁波象山一带者称“象贝母”，产于江苏一带者称“苏贝母”。浙贝母反乌头类药材。

娑 罗 子
Suoluozi

为七叶树科七叶树属落叶乔木植物七叶树 *Aesculus chinensis* Bge.、浙江七叶树 *Aesculus chinensis* Bge. var. *chekiangensis*（Hu et Fang）Fang 或天师栗 *Aesculus wilsonii* Rehd. 的干燥成熟种子，此为正品。其中浙江七叶树的种子又习称“苏罗子”。

【生品用名】娑罗子。

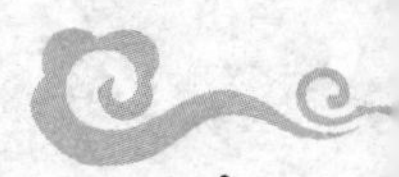

【炮制品用名】娑罗子烧灰。

【品种要求用名】苏罗子。

消　石
Xiaoshi

为硝酸盐类矿物硝石族钾硝石经加工精制成的结晶体或人工制品，钾硝石的晶体结构属斜方晶系。制成品呈六棱长柱状或板柱状，主含硝酸钾（KNO_3），此为正品。

【生品用名】消石。

【炮制品用名】消石粉、制消石、制消石粉。

【备注】消石有小毒，临床须注意用量，孕妇禁服。常用的消石的炮制方法有清炒和萝卜水煮制两种。

海　马
Haima

为海龙科海马属动物线纹海马 *Hippocampus kelloggi* Jordan et Snyder、刺海马 *Hippocampus histrix* Kaup、大海马 *Hippocampus kuda* Bleeker、三斑海马 *Hippocampus trimaculatus* Leach 或小海马（海蛆）*Hippocampus japonicus* Kaup 的干燥体，此为正品。

【生品用名】海马。

【炮制品用名】海马末、制海马、制海马末、酒海马（炙海马）、焙海马末。

【常用并开药用名】海马龙（海马、海龙）、制海马龙（制海马、制海龙）、酒海马龙（酒海马、酒海龙）。

【备注】并开药应注明各多少克。制海马通常用滑石粉文火炒制。

海　龙
Hailong

为海龙科刁海龙属动物刁海龙 *Solenognathus hardwickii*（Gray）、拟海龙属动物拟海龙 *Syngnathoides biaculeatus*（Bloch）除去外皮膜的干燥体或海龙属动物尖海龙 *Syngnathus acus* Linnaeus 的干燥全体，此为正品。

【生品用名】海龙。

【炮制品用名】海龙末、制海龙、制海龙末、酒海龙（炙海龙）、焙海龙末。

【常用并开药用名】海马龙（海马、海龙）、制海马龙（制海马、制海龙）、酒海马龙（酒海马、酒海龙）。

【备注】并开药应注明各多少克。制海龙通常用滑石粉文火炒制。

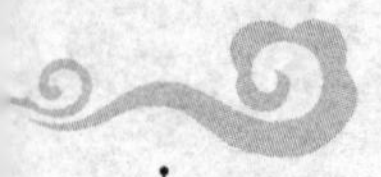

海　藻
Haizao

为马尾藻科马尾藻属多年生褐藻植物海蒿子 *Sargassum pallidum*（Turn.）C. Ag. 或羊栖菜 *Sargassum fusiforme*（Harv.）Setch. 的干燥藻体，此为正品。前者习称"大叶海藻"，后者习称"小叶海藻"。

【生品用名】海藻。

【炮制品用名】海藻末。

【品种要求用名】大叶海藻、小叶海藻。

【备注】海藻反甘草。

海　风　藤
Haifengteng

为胡椒科胡椒属木质藤本植物风藤 *Piper kadsura*（Choisy）Ohwi 的干燥藤茎，此为正品。

【生品用名】海风藤。

【常用并开药用名】青海风藤（青风藤、海风藤）。

【备注】并开药应注明各多少克。

海　金　沙
Haijinsha

为海金沙科海金沙属多年生攀缘草质藤本植物海金沙 *Lygodium japonicum*（Thunb.）Sw. 的干燥成熟孢子，此为正品。

本植物的叶（海金沙叶）、茎（海金沙藤）、地上部分（海金沙草）、根和根茎（海金沙根）亦供药用。

【生品用名】海金沙、海金沙叶、海金沙藤、海金沙草、海金沙根。

【炮制品用名】海金沙末、海金沙草末、海金沙草烧灰、海金沙根末。

【特殊要求用名】鲜海金沙叶、鲜海金沙草、鲜海金沙根。

【备注】海金沙入汤剂宜包煎。

海　狗　肾
Haigoushen

为海狮科海狗属动物海狗 *Callorhimus ursinus* Linnaeus 或海豹科海豹属动物斑海豹

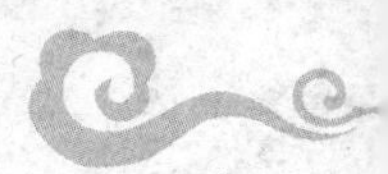

Phoca largha Pallas、点斑海豹 *Phoca vitulina* Linnaeus 的干燥阴茎和睾丸，此为正品。

其中斑海豹和点斑海豹的脂肪油（海豹油）亦供药用。

【生品用名】生海狗肾。

【炮制品用名】制海狗肾（海狗肾）、制海狗肾末（海狗肾末）、酒海狗肾、海豹油。

【备注】制海狗肾目前多用滑石粉炒制法，海狗肾经此炮制既可矫味矫臭，又利于有效成分的溶出。

海　桐　皮

Haitongpi

为豆科刺桐属大乔木植物刺桐 *Erythrina variegata* L.[*E. indica* Lam.]或乔木植物乔木刺桐 *Erythrina arborescens* Roxb.[*E. tienensis* Wang et Tang]的干燥干皮和根皮，此为正品。

上述两种植物的叶（刺桐叶）、花（刺桐花）亦供药用。

【生品用名】海桐皮、刺桐叶、刺桐花。

【炮制品用名】海桐皮末、炒海桐皮、炒海桐皮末、刺桐叶末、刺桐花末。

【特殊要求用名】鲜刺桐叶。

海　螵　蛸

Haipiaoxiao

为乌贼科无针乌贼属动物无针乌贼 *Sepiella maindroni* de Rochebrune 或乌贼属动物金乌贼 *Sepia esculenta* Hoyle 的干燥骨状内壳，此为正品。

上述两种动物的肉（乌贼鱼肉）、缠卵腺（乌鱼蛋）、墨囊（乌贼鱼墨囊）及墨囊中的墨液（乌贼鱼腹中墨）亦供药用。

【生品用名】海螵蛸（乌贼骨）、乌鱼蛋、干乌贼鱼肉（乌贼鱼干）、乌贼鱼墨囊、乌贼鱼腹中墨（乌贼墨）。

【炮制品用名】海螵蛸末、炒海螵蛸、醋海螵蛸、海螵蛸烧灰、乌贼鱼墨囊末、乌贼鱼腹中墨粉（乌贼墨粉）。

【特殊要求用名】鲜乌贼鱼肉。

浮　　石

Fushi

为火山喷出的岩浆凝固形成的多孔状石块，为多矿物集合体，主要成分为二氧化硅（SiO_2），此为正品。

【生品用名】生浮石。

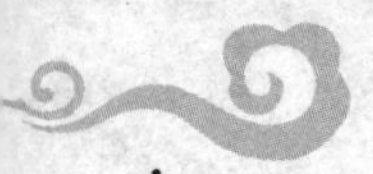

【炮制品用名】生浮石末、煅浮石(浮石)、煅浮石末(浮石末)、醋淬浮石、醋淬浮石末。

【特殊要求用名】白浮石、黄烂浮石。

【备注】浮石煅制后质脆,有利于粉碎和有效成分的煎出。浮石与胞孔科动物骨骼形成的浮海石以往有共用异名"海浮石"。因基原不同,功用有异,现分列。为避免歧义,今后"海浮石"名称停止在处方中使用。浮海石详见十画该条。

浮　萍

Fuping

为浮萍科紫萍属浮生水面的多年生细小草本植物紫萍 *Spirodela polyrrhiza* (L.) Schleid. 的全草,此为正品。

【生品用名】浮萍(紫萍)。

【炮制品用名】浮萍末(紫萍末)、浮萍汁(紫萍汁)。

【特殊要求用名】鲜浮萍(鲜紫萍)。

【备注】以往紫萍与同科浮萍属植物浮萍(处方用名:青萍)有共同的药用名称"浮萍",因基原不同,功用有异,现分列。青萍详见八画该条。为避免歧义,紫萍属植物紫萍在医师处方中推荐使用"紫萍"名称。

浮 小 麦

Fuxiaomai

为禾本科小麦属一年或越年生草本植物小麦 *Triticum aestivum* L. 干瘪轻浮的颖果,此为正品。

本植物的成熟种子(小麦)、磨成的面粉(白面)、嫩茎叶(小麦苗)、种子磨取面粉后筛下的种皮(小麦麸)、小麦麸洗制面筋后澄淀的淀粉(小粉)亦供药用。

【生品用名】浮小麦、小麦、白面、小麦苗、小麦麸、小粉。

【炮制品用名】浮小麦末、炒浮小麦、炒浮小麦末、焦浮小麦、焦浮小麦末、炒小麦、炒小麦末、焦小麦末、炒白面、小麦苗汁、小麦苗烧灰、小麦麸末、醋小麦麸、焦小麦麸末、小麦麸烧灰、炒小粉。

【特殊要求用名】鲜小麦苗、隔年小粉。

浮 海 石

Fuhaishi

为胞孔科脊突苔虫属动物脊突苔虫 *Costazia aculeata* Canu et Bassler 或分胞苔虫属动物瘤分胞苔虫 *Cellporina costazii* (Audouin) [*Costazia costazii* Audouin] 等的死后群体骨骼干燥

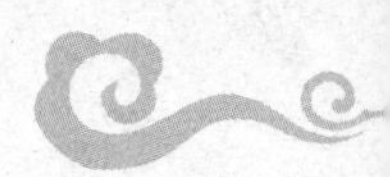

体，主含碳酸钙（$CaCO_3$），此为正品。

【生品用名】生浮海石。

【炮制品用名】生浮海石末、煅浮海石（浮海石）、煅浮海石末（浮海石末）、醋淬浮海石、醋淬浮海石末。

【备注】浮海石煅制后有利于粉碎和有效成分的煎出。浮海石与火山岩浆凝固形成的浮石以往有共用异名“海浮石”。因基原不同，功用有异，现分列。为避免歧义，今后“海浮石”名称停止在处方中使用。参见十画“浮石”条。

通　草

Tongcao

为五加科通脱木属常绿灌木或小乔木植物通脱木 *Tetrapanax papyrifer*（Hook.）K. Koch 的干燥茎髓，此为正品。

本植物的花蕾（通花花）、花粉（通脱木花上粉）、根（通花根）及根皮（通花根皮）亦供药用。

【生品用名】通草、通花花、通脱木花上粉、通花根、通花根皮。

【炮制品用名】朱通草、蜜通草（炙通草）、通花根汁。

【特殊要求用名】鲜通花根、鲜通花根皮。

【备注】孕妇慎服通草、通花根、通花根皮。

通关藤

Tongguanteng

为萝藦科牛奶菜属坚韧木质藤本植物通关藤 *Marsdenia tenacissima*（Roxb.）Wight et Arn. 的干燥藤茎，此为正品。

本植物的叶（通关藤叶）、根（通关藤根）亦供药用。

【生品用名】通关藤、通关藤叶、通关藤根。

【炮制品用名】通关藤末、通关藤叶末、通关藤根末。

【特殊要求用名】鲜通关藤叶。

【备注】通关藤是 2020 年版《中华人民共和国药典》中采用的名称，今后医师在处方中作为正名使用。2006 年第二版《中药大辞典》中采用的名称为“通光散”，供查阅。

桑　叶

Sangye

为桑科桑属落叶灌木或小乔木植物桑 *Morus alba* L. 的叶，此为正品。

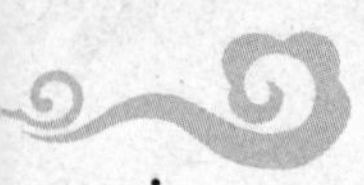

本植物的果穗(桑椹)、果穗同药曲酿成的酒(桑椹酒)、嫩枝(桑枝)、枝条经烧灼后沥出的液汁(桑沥)、枝茎烧成的灰(桑柴灰)、枝茎烧成灰加水过滤取滤液蒸发后所得的结晶(桑霜)、老树枝上的结节(桑瘿)、叶汁(桑叶汁)、叶的水蒸馏液(桑叶露)、树皮中的液汁(桑皮汁)、根(桑根)及根皮(桑白皮)等亦供药用。

银耳科银耳属和木耳科木耳属寄生于桑上的可食用真菌的子实体(桑耳)也供药用。

【生品用名】桑叶、桑椹(桑椹子)、桑枝、桑瘿、桑根、桑白皮、桑耳。

【炮制品用名】桑叶末、炒桑叶、蒸桑叶、蜜桑叶(炙桑叶)、蜜桑白皮(炙桑白皮)、炒桑白皮、桑白皮汁、酒桑枝、炒桑枝、麸炒桑枝、桑枝烧灰、桑枝烧灰淋汁、桑叶汁、桑叶露、桑椹汁、桑椹酒、桑皮汁、桑沥、桑霜、桑柴灰、桑柴灰淋汁、桑耳末、焙桑耳末、桑耳烧灰末。

【品种要求用名】黑桑耳、白桑耳、黄桑耳。

【特殊要求用名】霜桑叶、晚桑叶、嫩桑叶、鲜桑叶、鲜桑枝、鲜桑椹、鲜桑根、鲜桑白皮。

【常用并开药用名】桑枝叶(桑枝、桑叶)、桑苏叶(桑叶、紫苏叶)。

【备注】并开药应注明各多少克。桑霜入汤剂宜烊化冲服。

桑寄生

Sangjisheng

为桑寄生科钝果寄生属常绿寄生小灌木植物桑寄生 *Taxillus chinensis* (DC.) Danser 的带叶茎枝,此为正品。

【生品用名】桑寄生。

【炮制品用名】桑寄生末、酒桑寄生、桑寄生汁。

【特殊要求用名】鲜桑寄生。

桑螵蛸

Sangpiaoxiao

为螳螂科大刀螂属昆虫大刀螂 *Tenodera sinensis* Saussure、小刀螂属昆虫小刀螂 *Statilia maculata* (Thunberg)或巨斧螳螂属昆虫巨斧螳螂 *Hierodula patellifera* (Serville)的干燥卵鞘,此为正品。前者习称"团螵蛸",中者习称"长螵蛸",后者习称"黑螵蛸"。

上述昆虫的全体(螳螂)亦供药用。

【生品用名】螳螂。

【炮制品用名】蒸桑螵蛸(桑螵蛸)、蒸桑螵蛸末(桑螵蛸末)、炒桑螵蛸、炒桑螵蛸末、盐桑螵蛸、醋桑螵蛸、酒桑螵蛸、蜜桑螵蛸、焦桑螵蛸末、桑螵蛸烧灰、螳螂末、螳螂烧灰、焦螳螂。

【品种要求用名】团螵蛸、长螵蛸、黑螵蛸。

【备注】桑螵蛸生品有致泻的副作用,且不利贮存,一旦条件合适,虫卵可能孵化,故都

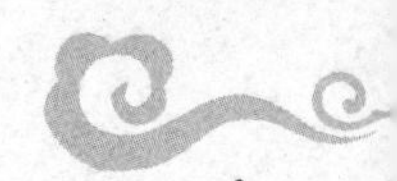

制用,目前临床最为常用的是其蒸制品。

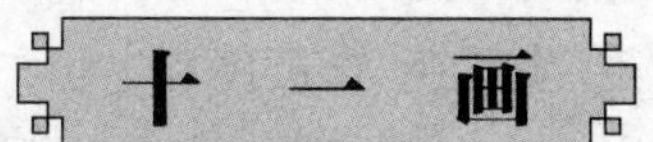

十一画

菥蓂
Ximing

为十字花科遏蓝菜属一年生草本植物菥蓂 *Thlaspi arvense* L. 的地上部分,此为正品。

本植物的种子(菥蓂子)、全草(菥蓂全草)亦供药用。

【生品用名】 菥蓂、菥蓂子、菥蓂全草。

【炮制品用名】 菥蓂汁、菥蓂子末。

【特殊要求用名】 鲜菥蓂、鲜菥蓂全草。

【备注】 菥蓂为2020年版《中华人民共和国药典》所载的正名。以往其异名有"苏败酱""南败酱""败酱草"等,为避免歧义,今后停止使用。参见五画"北败酱"和八画"败酱"条。

黄芩
Huangqin

为唇形科黄芩属多年生草本植物黄芩 *Scutellaria baicalensis* Georgi 的干燥根,此为正品。其中老根中空者习称"枯黄芩",新根形圆者习称"子黄芩",内实条细者习称"枝黄芩"。

本植物的果实(黄芩子)亦供药用。

【生品用名】 黄芩、黄芩子。

【炮制品用名】 黄芩末、酒黄芩、酒黄芩末、炒黄芩、炒黄芩末、蜜黄芩、姜黄芩、姜黄芩末、黄芩炭、炒黄芩子。

【特殊要求用名】 枯黄芩、子黄芩、枝黄芩(条黄芩)。

黄芪
Huangqi

为豆科黄芪属多年生草本植物蒙古黄芪 *Astragalus membranaceus* (Fisch.) Bge. var. *mongholicus* (Bge.) Hsiao 或膜荚黄芪 *Astragalus membranaceus* (Fisch.) Bge. 的干燥根,此为正品。

上述植物茎叶(黄芪茎叶)亦供药用。

【生品用名】 生黄芪、黄芪茎叶。

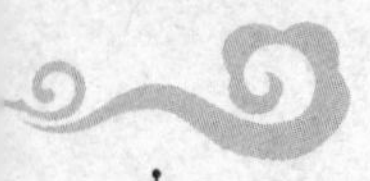

【炮制品用名】生黄芪末、蜜黄芪（炙黄芪、黄芪）、炒黄芪、炒黄芪末、酒黄芪、盐黄芪、盐黄芪末。

【品种要求用名】蒙古黄芪、膜荚黄芪。

【常用并开药用名】生炙黄芪（生黄芪、蜜黄芪）。

【备注】并开药应注明各多少克。蜜黄芪的补气作用强于生黄芪，故处方中无特殊要求的“黄芪”用名常规给付品为蜜炙黄芪。

黄　连
Huanglian

为毛茛科黄连属多年生草本植物黄连 *Coptis chinensis* Franch.、三角叶黄连 *Coptis deltoidea* C. Y. Cheng et Hsiao 或云南黄连 *Coptis teeta* Wall. 的干燥根茎，此为正品。前者习称“味连”，中者习称“雅连”，后者习称“云连”。

上述植物的叶（黄连叶）、叶柄基部（剪口连）、叶柄（千子连）、须根（黄连须）、撞笼中撞下的渣子（黄连渣）部分地区亦供药用。

【生品用名】黄连、黄连叶、剪口连、千子连、黄连须、黄连渣。

【炮制品用名】黄连末、酒黄连、姜黄连、萸黄连、炒黄连、土炒黄连、黄连炭。

【品种要求用名】味连（鸡爪黄连）、雅连、云连。

黄　柏
Huangbo

为芸香科黄檗属落叶乔木植物黄皮树 *Phellodendron chinense* Schneid. 的干燥树皮，此为正品。

【生品用名】黄柏（川黄柏）。

【炮制品用名】黄柏末、炒黄柏、盐黄柏、酒黄柏、黄柏炭。

【常用并开药用名】知柏（知母、黄柏）、盐知柏（盐知母、盐黄柏）、炒知柏（炒知母、炒黄柏）、酒知柏（酒知母、酒黄柏）。

【备注】并开药应注明各多少克。以往我国部分地区以同科同属植物黄檗的树皮（关黄柏）作“黄柏”使用。因基原不同，功用有异，现分列。详见六画“关黄柏”条。

黄　精
Huangjing

为百合科黄精属多年生草本植物滇黄精 *Polygonatum kingianum* Coll. et Hemsl.、黄精 *Polygonatum sibiricum* Red. 或多花黄精 *Polygonatum cyrtonema* Hua 的根茎，此为正品。前者

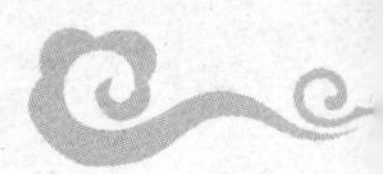

通称“大黄精”，中者通称“鸡头黄精”，后者通称“姜形黄精”。

【生品用名】生黄精。

【炮制品用名】酒黄精（黄精）、蜜炙黄精、蒸黄精。

【品种要求用名】大黄精、鸡头黄精、姜形黄精。

【特殊要求用名】鲜黄精。

【备注】黄精生品有麻味，刺激咽喉，故临床制用为多。黄精经酒制滋而不腻，可增强其补脏精益气血之功。

黄　藤
Huangteng

为防已科天仙藤属攀缘状木质藤本植物黄藤 *Fibraurea recisa* Pierre. 的干燥藤茎，此为正品。

本植物的叶（黄藤叶）、根（黄藤根）亦供药用。

【生品用名】黄藤、黄藤叶、黄藤根。

【炮制品用名】黄藤末、黄藤叶末、黄藤根末。

黄山药
Huangshanyao

为薯蓣科薯蓣属缠绕草质藤本植物黄山药 *Dioscorea panthaica* Prain et Burk. 的根茎，此为正品。

【生品用名】黄山药。

【炮制品用名】黄山药末、黄山药汁。

【特殊要求用名】鲜黄山药。

【备注】黄山药是 2020 年版《中华人民共和国药典》中的用名，今后医师在处方中作为正名使用。2006 年第二版《中药大辞典》中的用名为“姜黄草”，供查阅。

黄荆子
Huangjingzi

为马鞭草科牡荆属直立灌木植物黄荆 *Vitex negundo* L. 的干燥果实，此为正品。

本植物的叶（黄荆叶）、枝条（黄荆枝）、根（黄荆根）、根皮（黄荆根皮）、茎枝用火烤灼流出的液汁（黄荆沥）亦供药用。

【生品用名】黄荆子、黄荆叶、黄荆枝、黄荆根、黄荆根皮。

【炮制品用名】黄荆子末、炒黄荆子、炒黄荆子末、焙黄荆子、焙黄荆子末、焙黄荆叶、焙黄荆叶末、黄荆叶汁、黄荆枝末、黄荆枝煅灰末、酒黄荆根、黄荆沥。

【特殊要求用名】鲜黄荆叶、鲜黄荆枝、鲜黄荆根。

黄药子
Huangyaozi

为薯蓣科薯蓣属多年生缠绕草质藤本植物黄独 *Dioscorea bulbifera* L. 的块茎，此为正品。

本植物叶腋内生长的紫褐色珠芽（黄独零余子）亦供药用。

【生品用名】黄药子、黄独零余子。

【炮制品用名】黄药子末、炒黄药子、炒黄药子末。

【特殊要求用名】鲜黄药子、鲜黄独零余子。

【备注】黄药子、黄独零余子有毒，临床须注意用量，不宜久服。据报道，黄药子与当归配伍使用可减轻毒副作用。

黄蜀葵花
Huangshukuihua

为锦葵科秋葵属一年或多年生草本植物黄蜀葵 *Abelmoschus manihot*（L.）Medic. 的花冠，此为正品。

本植物的种子（黄蜀葵子）、叶（黄蜀葵叶）、茎（黄蜀葵茎）、茎皮（黄蜀葵茎皮）、根（黄蜀葵根）亦供药用。

【生品用名】黄蜀葵花、黄蜀葵子、黄蜀葵叶、黄蜀葵茎、黄蜀葵茎皮、黄蜀葵根。

【炮制品用名】黄蜀葵花末、炒黄蜀葵花、炒黄蜀葵花末、盐黄蜀葵花、黄蜀葵子末、炒黄蜀葵子、炒黄蜀葵子末、黄蜀葵茎末、蜜黄蜀葵茎、黄蜀葵根末、蜜黄蜀葵根。

【特殊要求用名】鲜黄蜀葵花、黄蜀葵鲜叶、黄蜀葵鲜根。

【备注】孕妇慎服黄蜀葵花、黄蜀葵子、黄蜀葵根。

黄花铁线莲
Huanghuatiexianlian

为毛茛科铁线莲属草质藤本植物黄花铁线莲 *Clematis intricate* Bunge. 的全草，此为正品。

本植物的叶（黄花铁线莲叶）还单供药用。

【生品用名】黄花铁线莲、黄花铁线莲叶。

【特殊要求用名】鲜黄花铁线莲、黄花铁线莲鲜叶。

【备注】以往我国部分地区以黄花铁线莲当作“透骨草”使用，因基原不同，功用有异，其又有小毒，今后不可代替使用，现分列。透骨草详见十画该条。2006 年第二版《中药大辞

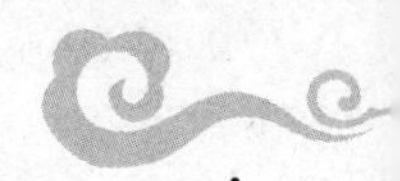

典》中的用名为“铁线透骨草”，因仍易与“透骨草”相混淆，故今后处方用名使用其植物名黄花铁线莲。消化道溃疡患者及孕妇慎服黄花铁线莲，临床须注意用量。

菴 藺 子
Anlüzi

为菊科蒿属多年生草本植物菴藺 *Artemisia keiskeana* Miq. 的果实，此为正品。

本植物的全草（菴藺）亦供药用。

【生品用名】 菴藺子、菴藺。

【炮制品用名】 炒菴藺子、炒菴藺子末、菴藺子汁、菴藺末、菴藺汁。

【特殊要求用名】 鲜菴藺子、鲜菴藺。

【备注】 孕妇禁服菴藺子。

菝 葜
Baqia

为百合科菝葜属攀缘状灌木植物菝葜 *Smilax china* L. 的根茎，此为正品。

本植物的叶（菝葜叶）亦供药用。

【生品用名】 菝葜、菝葜叶。

【炮制品用名】 菝葜末、炒菝葜、炒菝葜末、菝葜叶末。

【特殊要求用名】 鲜菝葜、鲜菝葜叶。

萝 藦
Luomo

为萝藦科萝藦属多年生草质藤本植物萝藦 *Metaplexis japonica*（Thunb.）Makino［*Pergularia japonica* Thunb.］的全株，此为正品。

本植物的成熟果实（萝藦子）、果壳（天浆壳）、茎藤（萝藦茎藤）、茎叶（萝藦茎叶）、根（萝藦根）还单供药用。

【生品用名】 萝藦、萝藦子、天浆壳、萝藦茎藤、萝藦茎叶、萝藦根。

【炮制品用名】 萝藦末、萝藦汁、萝藦子末、天浆壳末、萝藦茎藤末、萝藦茎叶末、萝藦根末。

【特殊要求用名】 鲜萝藦、鲜萝藦子、鲜天浆壳、鲜萝藦茎藤。

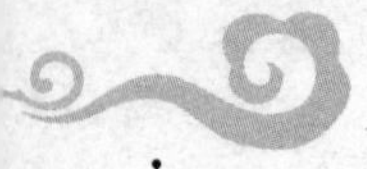

萝芙木

Luofumu

为夹竹桃科萝芙木属灌木植物萝芙木 *Rauvolfia verticillata*（Lour.）Baill. [*Dissolaena verticillata* Lour.]的根，此为正品。

本植物的叶（萝芙木叶）、茎叶（萝芙木茎叶）亦供药用。

【生品用名】 萝芙木（萝芙木根）、萝芙木叶、萝芙木茎叶。

【炮制品用名】 萝芙木末。

【特殊要求用名】 鲜萝芙木、萝芙木鲜叶、萝芙木鲜茎叶。

【备注】 萝芙木有小毒，若非水煎服以用小量为宜，胃病及虚寒患者慎服。

菟丝子

Tusizi

为旋花科菟丝子属一年生缠绕性寄生草本植物南方菟丝子 *Cuscuta australis* R. Br. 或菟丝子 *Cuscuta chinensis* Lam. 的成熟种子，此为正品。

其中菟丝子的全草（菟丝）亦供药用。

【生品用名】 生菟丝子、菟丝（菟丝子全草）。

【炮制品用名】 炒菟丝子（菟丝子）、炒菟丝子末（菟丝子末）、酒菟丝子（炙菟丝子）、盐菟丝子、菟丝子汁、菟丝子饼、酒菟丝子饼、菟丝末、菟丝汁。

【品种要求用名】 南方菟丝子。

【特殊要求用名】 鲜菟丝子、鲜菟丝。

【备注】 菟丝子生品坚硬细小，不易粉碎，有效成分煎出率很低。炒后功用与生品近似，且明显有利于有效成分的煎出，故临床汤剂处方中无特殊要求的“菟丝子”用名宜付给清炒菟丝子。

菊苣

Juju

为菊科菊苣属多年生草本植物毛菊苣 *Cichorium glandulosum* Boiss. et Huet 或菊苣 *Cichorium intybus* L. 的干燥地上部分，此为正品。

上述植物的根（菊苣根）亦供药用。

【生品用名】 菊苣、菊苣根。

【炮制品用名】 菊苣根末。

【品种要求用名】 毛菊苣、毛菊苣根。

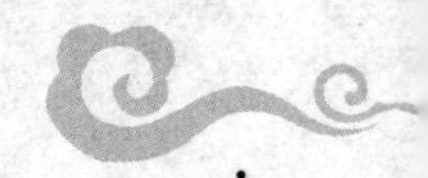

【备注】菊苣系维吾尔医习用药材。

菊　花
Juhua

为菊科菊属多年生草本植物菊 *Chrysanthemum morifolium* Ramat. 的头状花序，此为正品。其中产于安徽亳县、涡阳及河南商丘者称“亳菊”；产于安徽滁县者称“滁菊”；产于安徽歙县和浙江德清者称“贡菊”；产于浙江嘉兴、桐乡、吴兴、海宁者称“杭菊”。通常认为亳菊和滁菊品质最佳。

本植物的幼嫩茎叶（菊花苗）、叶（菊花叶）、根（菊花根）、头状花序的蒸馏液（甘菊花露）亦供药用。

【生品用名】菊花、菊花苗、菊花叶、菊花根。

【炮制品用名】菊花末、焙菊花、焙菊花末、炒菊花、菊花炭、甘菊花露、菊花苗末、菊花叶汁、菊花根汁。

【产地要求用名】亳菊花、滁菊花、贡菊花、杭菊花。

【品种要求用名】白菊花、黄菊花、杭白菊、杭黄菊、白菊花叶、白菊花苗、白菊花根。

【特殊要求用名】鲜菊花、鲜菊花苗、鲜菊花叶、鲜菊花根。

【常用并开药用名】菊银花（菊花、金银花）、菊荷花（菊花、荷花）。

【备注】并开药应注明各多少克。

梧　桐　子
Wutongzi

为梧桐科梧桐属落叶乔木植物梧桐 *Firmiana plantanifolia*（L. f.）Marsili［*F. simplex*（L.）W. F. Wight］的干燥成熟种子，此为正品。

本植物的叶（梧桐叶）、花（梧桐花）、去掉栓皮的树皮（梧桐白皮）、根（梧桐根）亦供药用。

【生品用名】梧桐子、梧桐叶、梧桐花、梧桐白皮、梧桐根。

【炮制品用名】梧桐子末、炒梧桐子、煨梧桐子、焦梧桐子末、梧桐花末、梧桐叶末、盐炒梧桐白皮、梧桐白皮烧灰。

【特殊要求用名】鲜梧桐叶、鲜梧桐白皮、鲜梧桐根。

梅花冰片
Meihuabingpian

为龙脑香科龙脑香属常绿乔木植物龙脑香树 *Dryobalanops aromatica* Gaertn. f. 的树脂中析出的天然结晶或树干、树枝经水蒸气蒸馏、升华所得的结晶性化合物，主含右旋龙脑，此为

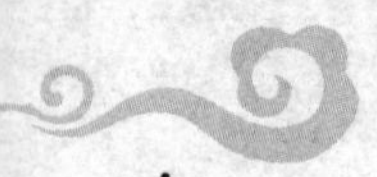

正品。

本植物的成熟种子（龙脑香子）、油树脂（龙脑膏香）亦供药用。

【生品用名】龙脑香子、龙脑膏香。

【炮制品用名】梅花冰片、梅花冰片末、龙脑香子末。

【备注】梅花冰片原属“天然冰片”，主产于印度尼西亚苏门答腊等地，一向依靠进口。后因检验大多含人工合成冰片成分，故《中华人民共和国药典》自2005年版起“天然冰片”条中只收载樟科樟属植物樟的加工品，详见四画“天然冰片”条。人工合成冰片参见六画“冰片”条。艾片参见五画该条。梅花冰片不入煎剂，孕妇慎用。

梓白皮

Zibaipi

为紫葳科梓树属乔木植物梓 *Catalpa ovata* G. Don［*C. kaempferi* Sieb. et Zucc.；*C. henryi* Dode］的干燥树皮的韧皮部，此为正品。

本植物的叶（梓叶）、成熟果实（梓实）、木材（梓木）、根皮（梓根皮）、根皮的韧皮部（梓根白皮）亦供药用。

【生品用名】梓白皮、梓叶、梓实、梓木、梓根皮、梓根白皮。

【炮制品用名】梓白皮末、焙梓白皮、焙梓白皮末、梓白皮烧灰、梓根皮末、梓根白皮末。

【特殊要求用名】鲜梓叶。

雪莲花

Xuelianhua

为菊科风毛菊属多年生草本植物绵头雪莲花 *Saussurea laniceps* Hand.-Mazz.、鼠曲雪莲花 *Saussurea gnaphaloides*（Royle）Sch.-Bip.、水母雪莲花 *Saussurea medusa* Maxim.、三指雪莲花 *Saussurea tridactyla* Sch.-Bip. ex Hook. f. 或槲叶雪莲花 *Saussurea quercifolia* W. W. Smith 的带根全草，此为正品。

【生品用名】雪莲花。

【特殊要求用名】鲜雪莲花。

【备注】雪莲花内服应注意用量，孕妇禁服。

接骨木

Jiegumu

为忍冬科接骨木属落叶灌木或小乔木植物接骨木 *Sambucus williamsii* Hance、毛接骨木 *Sambucus williamsii* Hance var. *miquelii*（Nakai）Y. C. Tang 或西洋接骨木 *Sambucus nigra* L. 的

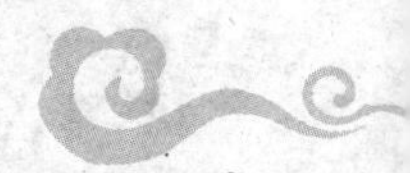

茎枝，此为正品。

上述植物的叶（接骨木叶）、花（接骨木花）、根（接骨木根）及根皮（接骨木根皮）亦供药用。

【生品用名】接骨木、接骨木叶、接骨木花、接骨木根、接骨木根皮。

【炮制品用名】接骨木末、接骨木叶末、接骨木根末、接骨木根皮末。

【特殊要求用名】鲜接骨木、鲜接骨木叶、鲜接骨木根皮。

【备注】孕妇禁服接骨木。孕妇慎服接骨木根、接骨木根皮。

救 必 应

Jiubiying

为冬青科冬青属常绿乔木或灌木植物铁冬青 *Ilex rotunda* Thunb. 的树皮，此为正品。

本植物的根皮（铁冬青根皮）亦供药用。

【生品用名】救必应、铁冬青根皮。

【炮制品用名】救必应末、铁冬青根皮末。

【特殊要求用名】鲜救必应、铁冬青鲜根皮。

常 山

Changshan

为虎耳草科黄常山属落叶灌木植物常山 *Dichroa febrifuga* Lour. 的干燥根，此为正品。

本植物的嫩枝叶（蜀漆）亦供药用。

【生品用名】常山、蜀漆。

【炮制品用名】常山末、酒常山、酒常山末、醋常山、醋常山末、炒常山、炒常山末、蜀漆末、炒蜀漆、炒蜀漆末、酒蜀漆、酒蜀漆末。

【备注】常山、蜀漆有毒，有催吐副作用，注意用量，孕妇慎服。

野 山 楂

Yeshanzha

为蔷薇科山楂属落叶灌木或乔木植物野山楂 *Crataegus cuneata* Sieb. et Zucc.、湖北山楂 *Crataegus hupehensis* Sarg.、华中山楂 *Crataegus wilsonii* Sarg.、辽宁山楂 *Crataegus sanguinea* Pall.、甘肃山楂 *Crataegus kansuensis* Wils.、毛山楂 *Crataegus maximowiczii* Schneid. 或云南山楂 *Crataegus scabrifolia*（Franch.）Rehd.[*Pyrus scabrifolia* Franch.]的果实，此为正品。其中野山楂的果实习称“南山楂”。

其中野山楂的叶（野山楂叶）、木材（野山楂木）、根（野山楂根）、野山楂或云南山楂的种

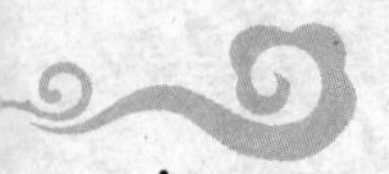

子(野山楂核)、云南山楂的树皮(山林果皮)亦供药用。

【生品用名】野山楂、野山楂核、野山楂叶、野山楂木、野山楂根、山林果皮。

【炮制品用名】野山楂末、炒野山楂、焦野山楂、野山楂核末、炒野山楂核、野山楂核烧灰末、野山楂根汁。

【品种要求用名】南山楂。

【特殊要求用名】鲜野山楂、野山楂鲜根。

【备注】同属植物山里红或山楂的果实,习称"北山楂",详见三画"山楂"条。

野马追
Yemazhui

为菊科泽兰属多年生草本植物轮叶泽兰 *Eupatorium lindleyanum* DC. 的干燥地上部分,此为正品。

本植物的全草(野马追全草)亦供药用。

【生品用名】野马追、野马追全草。

野木瓜
Yemugua

为木通科野木瓜属木质常绿藤本植物野木瓜 *Stauntonia chinensis* DC. 的带叶茎枝,此为正品。

本植物的果实(野木瓜果)、根(野木瓜根)、根皮(野木瓜根皮)亦供药用。本植物的叶(野木瓜叶)还单供药用。

【生品用名】野木瓜、野木瓜果、野木瓜叶、野木瓜根、野木瓜根皮。

【特殊要求用名】鲜野木瓜、鲜野木瓜果、野木瓜鲜叶、野木瓜鲜根、野木瓜鲜根皮。

野菊花
Yejuhua

菊科菊属多年生草本植物野菊 *Chrysanthemum indicum* L. 的头状花序,此为正品。

本植物的茎叶(野菊茎叶)、根(野菊根)、全草(野菊)亦供药用。

【生品用名】野菊花、野菊茎叶、野菊根、野菊。

【炮制品用名】野菊汁。

【特殊要求用名】鲜野菊花、鲜野菊茎叶、鲜野菊根、鲜野菊。

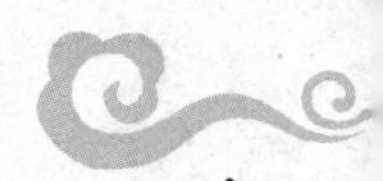

蛇　胆

Shedan

为眼镜蛇科眼镜蛇属动物眼镜蛇 *Naja naja*（Linnaeus）、金环蛇属动物金环蛇 *Bungarus fasciatus*（Schneider）、游蛇科乌梢属动物乌梢蛇 *Zaocys dhumnades*（Cantor）、鼠蛇属动物灰鼠蛇（黄梢蛇）*Ptyas korros*（Schlegel）、蝰科蝮蛇属动物蝮蛇 *Agkistrodon halys*（Pallas）等多种蛇的胆囊，此为正品。

上述动物的胆汁（蛇胆汁）还单供药用。其中眼镜蛇除去内脏的全体（眼镜蛇）、毒腺分泌的毒液（眼镜蛇毒）、鲜血（眼镜蛇鲜血）、金环蛇除去内脏的干燥全体（金环蛇）、灰鼠蛇除去内脏的干燥全体（黄梢蛇）、蝮蛇除去内脏的全体（蝮蛇）、皮（蝮蛇皮）、骨骼（蝮蛇骨）、脂肪（蝮蛇脂）、毒腺分泌的毒液经干燥后的结晶（蝮蛇毒）亦供药用。

【生品用名】蛇胆、蛇胆汁、眼镜蛇、眼镜蛇鲜血、金环蛇、黄梢蛇、蝮蛇、蝮蛇皮、蝮蛇骨、蝮蛇脂。

【炮制品用名】蛇胆粉、眼镜蛇毒、蝮蛇毒、蝮蛇末、醋蝮蛇、酒蝮蛇、蝮蛇烧灰末、蝮蛇皮末、蝮蛇皮烧灰、蝮蛇骨烧末。

【品种要求用名】眼镜蛇胆、眼镜蛇胆汁、金环蛇胆、金环蛇胆汁、乌梢蛇胆、乌梢蛇胆汁、黄梢蛇胆、黄梢蛇胆汁、蝮蛇胆、蝮蛇胆汁。

【特殊要求用名】鲜蛇胆、鲜眼镜蛇、鲜黄梢蛇、活蝮蛇。

【备注】蛇胆、蛇胆汁有小毒，注意用量，不宜久用。乌梢蛇的其他药用部位详见四画“乌梢蛇”和十一画“蛇蜕”条。眼镜蛇、金环蛇、蝮蛇有毒，临床须注意用量。眼镜蛇毒、蝮蛇毒为制剂用原料，临床不直接使用。

蛇　莓

Shemei

为蔷薇科蛇莓属多年生草本植物蛇莓 *Duchesnea indica*（Andr.）Focke［*Fragaria indica* Andr.］的全草，此为正品。

本植物的叶（蛇莓叶）、根（蛇莓根）还单供药用。

【生品用名】蛇莓、蛇莓叶、蛇莓根。

【炮制品用名】蛇莓末、蛇莓汁、蛇莓根末。

【特殊要求用名】鲜蛇莓、鲜蛇莓叶、鲜蛇莓根。

蛇　蜕

Shetui

为游蛇科锦蛇属动物黑眉锦蛇 *Elaphe taeniura* Cope、锦蛇 *Elaphe carinata*（Guenther）或

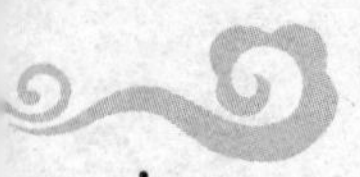

乌梢属动物乌梢蛇 *Zaocys dhumnades*（Cantor）等多种蛇蜕下的干燥表皮膜，此为正品。

【生品用名】生蛇蜕。

【炮制品用名】酒蛇蜕（蛇蜕）、酒蛇蜕末（蛇蜕末）、焙蛇蜕、焙蛇蜕末、甘草制蛇蜕、蜜蛇蜕、蛇蜕炭、蛇蜕烧灰。

【备注】蛇蜕生品有腥气，酒炙可矫味，利于内服，并可增强祛风之功。

蛇 床 子

Shechuangzi

为伞形科蛇床属一年生草本植物蛇床 *Cnidium monnieri*（L.）Cuss. 的干燥成熟果实，此为正品。

【生品用名】蛇床子。

【炮制品用名】蛇床子末、炒蛇床子、炒蛇床子末。

银 柴 胡

Yinchaihu

为石竹科繁缕属多年生草本植物银柴胡 *Stellaria dichotoma* L. var. *lanceolata* Bge. 的干燥根，此为正品。

【生品用名】银柴胡。

【炮制品用名】银柴胡末。

甜 瓜 子

Tianguazi

为葫芦科香瓜属一年生匍匐或攀缘草本植物甜瓜 *Cucumis melo* L. 的干燥成熟种子，此为正品。

本植物的果实（甜瓜）、果皮（甜瓜皮）、果柄（甜瓜蒂）、叶（甜瓜叶）、花（甜瓜花）、茎藤（甜瓜茎）、根（甜瓜根）亦供药用。

【生品用名】甜瓜子、甜瓜、甜瓜皮、甜瓜蒂、甜瓜叶、甜瓜花、甜瓜茎、甜瓜根。

【炮制品用名】甜瓜子末、炒甜瓜子、炒甜瓜子末、焙甜瓜末、甜瓜汁、甜瓜皮汁、甜瓜蒂末、炒甜瓜蒂、炒甜瓜蒂末、甜瓜叶末、甜瓜叶汁、甜瓜花末、甜瓜茎末。

【特殊要求用名】鲜甜瓜皮、鲜甜瓜蒂、鲜甜瓜叶、鲜甜瓜花、鲜甜瓜茎。

【备注】甜瓜蒂有毒，临床须注意用量。

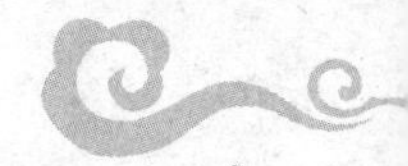

梨 皮

Lipi

为蔷薇科梨属乔木植物白梨 *Pyrus bretschneideri* Rehd.、沙梨 *Pyrus pyrifolia*（Burm. f.）Nakai[*Ficus pyrifolia* Burm. f.]或秋子梨 *Pyrus ussuriensis* Maxim. 等的果皮，此为正品。

上述植物的果实（梨）、叶（梨叶）、花（梨花）、树枝（梨枝）、树皮（梨木皮）、根（梨树根）、木材烧的灰（梨木灰）亦供药用。

【生品用名】梨皮、梨、梨叶、梨花、梨枝、梨木皮、梨树根。

【炮制品用名】梨皮汁、梨汁、梨叶汁、梨花末、梨木皮末、梨木灰。

【品种要求用名】沙梨皮、白梨皮、秋子梨皮、雪梨、白梨、沙梨、秋子梨（青梨）。

【特殊要求用名】鲜梨皮、鲜梨叶。

猪 苓

Zhuling

为多孔菌科多孔菌属真菌猪苓 *Polyporus umbellatus*（Pers.）Fries 的干燥菌核，此为正品。

【生品用名】猪苓。

【炮制品用名】猪苓末、去皮猪苓、去皮猪苓末。

【常用并开药用名】猪茯苓（猪苓、茯苓）。

【备注】并开药应注明各多少克。

猪胆粉

Zhudanfen

为猪科猪属动物猪 *Sus scrofa domestica* Brisson. 的胆汁经滤过、干燥制成的细粉，此为正品。

本动物的胆囊（猪胆）、胆汁（猪胆汁）、皮肤（猪肤）、毛（猪毛）、肉（猪肉）、骨（猪骨）、血（猪血）、骨髓或脊髓（猪髓）、骨及髓经加热干馏制得馏液（猪骨馏油）、脑髓（猪脑）、甲状腺（猪靥）、蹄（猪蹄）、蹄甲（猪蹄甲）、心（猪心）、肝（猪肝）、脾（猪脾）、肺（猪肺）、肾（猪肾）、胃（猪肚）、胰（猪胰）、肠（猪肠）、舌（猪舌）、齿（猪齿）、膀胱（猪脬）、脂肪油（猪脂膏）、乳汁（猪乳）、腿肉的腌制品（火腿）、睾丸（豚卵）、小猪的隐睾（隐豚卵）亦供药用。

猪及牛科野牛属动物黄牛、水牛属动物水牛的膀胱结石（肾精子）也供药用，详见四画“牛鞭”条。

【生品用名】猪胆、猪胆汁、猪舌、猪肉、猪肤（猪皮）、猪齿、猪骨、猪血、猪乳、猪髓、猪脑、猪蹄、猪蹄甲、猪靥、猪心、猪肝、猪脾、猪肺、猪肾（猪腰子）、猪肚、猪胰、猪肠、猪脬、豚卵、隐

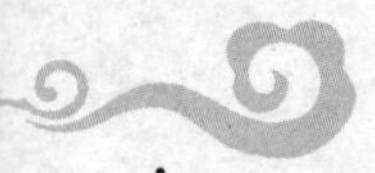

豚卵。

【炮制品用名】猪胆粉、猪胆末、猪毛烧灰、猪齿烧灰末、干猪血末、猪骨馏油、煅猪骨末、猪骨烧灰末、猪蹄甲烧灰、焙猪心末、焙猪肝末、焙猪脾末、烘猪胰粉、猪靥末、焙猪靥、焙猪靥末、猪脬烧灰末、焙猪脬末、猪脂膏、火腿、焙豚卵末、焙隐豚卵末。

【特殊要求用名】鲜猪胆、雄猪胆、腊月猪胆、雄猪肝、雄猪肚、雄猪肠、雄猪肾、黑雄猪肾、猪脊髓、猪骨髓、雄猪脑、黑猪蹄甲、母猪蹄、腊月猪脂膏、陈火腿。

猫爪草
Maozhaocao

为毛茛科毛茛属多年生小草本植物小毛茛 *Ranunculus ternatus* Thunb. 的块根，此为正品。

本植物的叶（猫爪草叶）、全草（猫爪草全草）亦供药用。

【生品用名】猫爪草、猫爪草叶、猫爪草全草。

【炮制品用名】猫爪草末。

【特殊要求用名】鲜猫爪草、猫爪草鲜叶、鲜猫爪草全草。

猕猴桃根
Mihoutaogen

为猕猴桃科猕猴桃属藤本植物猕猴桃 *Actinidia chinensis* Planch. 的根，此为正品。

本植物的果实（猕猴桃）、叶（猕猴桃叶）、枝叶（猕猴桃枝叶）、藤茎（猕猴桃藤）亦供药用。

【生品用名】猕猴桃根、猕猴桃、猕猴桃叶、猕猴桃枝叶、猕猴桃藤。

【炮制品用名】猕猴桃汁、猕猴桃叶末、猕猴桃藤中汁。

【特殊要求用名】猕猴桃鲜根、鲜猕猴桃叶、猕猴桃鲜枝叶、鲜猕猴桃藤。

【备注】猕猴桃根有小毒，孕妇慎服。

猕猴梨根
Mihouligen

为猕猴桃科猕猴桃属大型藤本植物软枣猕猴桃 *Actinidia arguta*（Sieb. et Zucc.）Planch. ex Miq. 的根，此为正品。

本植物的果实（软枣子）、叶（猕猴梨叶）亦供药用。

【生品用名】猕猴梨根、软枣子、猕猴梨叶。

【炮制品用名】猕猴梨根汁、猕猴梨叶末。

【特殊要求用名】鲜猕猴梨根、鲜软枣子。

【备注】同属植物猕猴桃与软枣猕猴桃以往有共同异名“藤梨”。二者基原不同，功用有

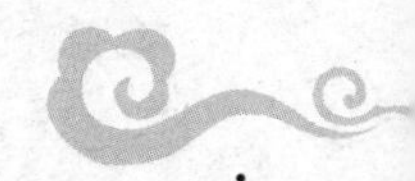

异，现分列之。为避免歧义，今后处方中停止使用“藤梨”“藤梨根”异名。

麻黄
Mahuang

为麻黄科麻黄属草本状小灌木植物草麻黄 *Ephedra sinica* Stapf、直立小灌木植物木贼麻黄 *Ephedra equisetina* Bge. 或灌木植物中麻黄 *Ephedra intermedia* Schrenk et C. A. Mey. 的干燥草质茎，此为正品。

其中草麻黄或中麻黄的干燥根和根茎（麻黄根）亦供药用。

【生品用名】麻黄、麻黄根。

【炮制品用名】麻黄末、麻黄绒、蜜麻黄绒（炙麻黄绒）、蜜麻黄（炙麻黄）、炒麻黄、生姜甘草制麻黄（制麻黄）、麻黄烧灰、麻黄根粉、蜜麻黄根（炙麻黄根）。

【备注】麻黄如要求去节，目前药房难以统一做到，可注明单包，嘱患者自去其节。麻黄煎剂如要求去沫，应注明单煎去沫，嘱患者单煎时自去其沫。

鹿角
Lujiao

为鹿科鹿属动物马鹿 *Cervus elaphus* Linnaeus 或梅花鹿 *Cervus nippon* Temminck 已骨化的角或锯茸后翌年春季脱落的角基，此为正品。分别习称“马鹿角”“梅花鹿角”“鹿角脱盘”。

上述动物雄鹿未骨化密生茸毛的幼角（鹿茸）、阴茎和睾丸（鹿鞭）、妊娠雌鹿的胎兽或胎盘（鹿胎），雌或雄鹿的皮（鹿皮）、骨（鹿骨）、骨髓或脊髓（鹿髓）、肉（鹿肉）、头部肌肉（鹿头肉）、蹄肉（鹿蹄肉）、血（鹿血）、锯茸时流出的鹿血（鹿茸血）、四肢的肌腱（鹿筋）、尾巴（鹿尾）、牙齿（鹿齿）、甲状腺体（鹿靥）、肝管末端的膨大部分（鹿胆）、心脏（鹿心）、脂肪油（鹿脂）、骨化角煎熬、浓缩制成的固体胶块（鹿角胶）、骨化角熬制鹿角胶后剩余的骨块（鹿角霜）等均供药用。

同属动物水鹿、白唇鹿、白臀鹿的雄性茸角（水鹿茸、白唇鹿茸、白臀鹿茸）在一些地区也供药用。

【生品用名】鹿角片（鹿角镑）、鹿角屑、鹿鞭、干鹿胎、鹿皮、生鹿骨、鹿髓、干鹿肉、干鹿头肉、干鹿蹄肉、干鹿血、干鹿茸血、鹿筋、鹿尾块、鹿齿、鹿靥、鹿胆、鹿心。

【炮制品用名】鹿角粉、醋鹿角、鹿角烧灰、鹿茸片（鹿茸）、鹿茸粉、乳制鹿茸、酒鹿茸、醋鹿茸、鹿角霜、鹿角霜末、鹿角胶、鹿角胶末、炒鹿角胶、炒鹿角胶末、鹿鞭粉、鹿胎粉、炙鹿胎、鹿胎膏、鹿皮烧灰、煅鹿骨、煅鹿骨末、鹿骨烧灰末、鹿齿粉、烫鹿筋、鹿髓膏、炒鹿血、鹿胆末、鹿脂、酒鹿尾、酒鹿靥（炙鹿靥）。

【产地要求用名】东马鹿茸、西马鹿茸。

【品种要求用名】马鹿角、梅花鹿角、梅花鹿茸（黄毛鹿茸）、马鹿茸（青毛鹿茸）、水鹿茸

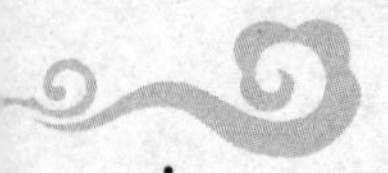

(春鹿茸)、白唇鹿茸(岩鹿茸)、白臀鹿茸(草鹿茸)、梅花鹿尾、马鹿尾、梅花鹿胎、马鹿胎、梅花鹿筋、马鹿筋、梅花鹿鞭、马鹿鞭、梅花鹿心、马鹿心。

【特殊要求用名】鹿角脱盘、带血鹿茸、排血鹿茸、鲜鹿血、鲜鹿茸血、鲜鹿胎、鲜鹿肉、鲜鹿头肉、鲜鹿蹄肉、鲜鹿筋、毛鹿尾、光鹿尾、雄鹿尾、鹿顶骨、鹿胫骨、鲜鹿胆、鲜鹿靥、鲜鹿脂。

【备注】"毛鹿尾"为有毛皮的阴干全鹿尾;"光鹿尾"为去掉毛和尾根残肉经加工缝合的阴干鹿尾。"鹿尾块"为用火燎去毛鹿尾毛茸,刷洗干净切制而成的干燥鹿尾小块;"酒鹿尾"为光鹿尾的黄酒制品。马鹿茸产于黑龙江、吉林、内蒙古等地者称"东马鹿茸",产于四川、云南、青海、新疆等地者称"西马鹿茸"。若入汤剂,鹿角胶宜烊化兑服,鹿角霜宜捣碎先煎,鹿茸片宜研末冲服。

鹿衔草

Luxiancao

为鹿蹄草科鹿蹄草属多年生常绿亚灌木状小草本植物鹿蹄草 *Pyrola calliantha* H. Andres 或普通鹿蹄草 *Pyrola decorata* H. Andres 的全草,此为正品。

【生品用名】鹿衔草。

【炮制品用名】鹿衔草末。

【特殊要求用名】鲜鹿衔草。

【备注】鹿衔草有抗生育功用,欲生育妇女及孕妇慎服。

旋覆花

Xuanfuhua

为菊科旋覆花属多年生草本植物旋覆花 *Inula japonica* Thunb. 或欧亚旋覆花 *Inula britannica* L. 的干燥头状花序,此为正品。

上述植物的根(旋覆花根)亦供药用。旋覆花或同属植物条叶旋覆花的地上部分(金沸草)也供药用,详见八画"金沸草"条。

【生品用名】旋覆花、旋覆花根。

【炮制品用名】旋覆花末、蜜旋覆花(炙旋覆花)、炒旋覆花。

【特殊要求用名】旋覆花鲜根。

【备注】旋覆花、旋覆花末入汤剂时应包煎。

商陆

Shanglu

为商陆科商陆属多年生草本植物商陆 *Phytolacca acinosa* Roxb. 或垂序商陆 *Phytolacca*

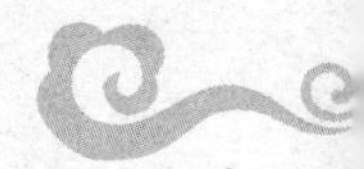

americana L. 的根，此为正品。

上述两种植物的花（商陆花）、商陆的叶（商陆叶）、垂序商陆的叶（美商陆叶）、垂序商陆的成熟种子（美商陆子）亦供药用。

【生品用名】生商陆、商陆花、商陆叶、美商陆叶、美商陆子。

【炮制品用名】生商陆末、醋商陆（商陆、炙商陆）、醋商陆末（商陆末、炙商陆末）、蒸商陆、蒸商陆末、商陆汁、商陆花末。

【特殊要求用名】鲜商陆、商陆鲜叶、美商陆鲜叶。

【备注】商陆有毒，临床须注意用量，孕妇禁用。商陆经醋制可降低毒性。

望 月 砂

Wangyuesha

为兔科兔属动物东北兔 *Lepus mandschuricus* Radde、华南兔 *Lepus sinensis* Gray、蒙古兔 *Lepus tolai* Pallas 等野兔的干燥粪便，此为正品，家兔的粪便不供药用。

上述动物和同属动物高原兔或穴兔属动物家兔等的肉（兔肉）、血（兔血）、肝（兔肝）、骨骼（兔骨）、头骨（兔头骨）、脑（兔脑）、胎（兔胎）、皮毛（兔皮毛）亦供药用。

【生品用名】望月砂、兔肉、兔血、兔肝、兔骨、兔头骨、兔脑、兔胎、兔皮毛。

【炮制品用名】炒望月砂、炒望月砂末、望月砂烧灰、烘兔胎末、面炒兔血、醋兔骨粉、兔头骨屑、兔头骨烧灰、兔皮毛烧灰。

【特殊要求用名】雄兔肉、腊月兔血、腊月兔头骨。

【备注】孕妇慎服望月砂。

羚 羊 角

Lingyangjiao

为牛科羚羊属动物赛加羚羊 *Saiga tatarica* Linnaeus 的角，此为正品。

本动物的肉（羚羊肉）亦供药用。

【生品用名】羚羊角片、羚羊角丝、羚羊角屑、羚羊肉。

【炮制品用名】羚羊角粉、羚羊角磨汁、羚羊角烧灰、烘羚羊肉。

【备注】羚羊角片、丝、屑、粉入汤剂宜先煎 2 小时以上。羚羊角粉亦可单包冲服。

断 血 流

Duanxueliu

为唇形科风轮菜属多年生草本植物灯笼草 *Clinopodium polycephalum*（Vaniot）C. Y. Wu et Hsuan 或风轮菜 *Clinopodium chinense*（Benth.）O. Kuntze 的地上部分，此为正品。

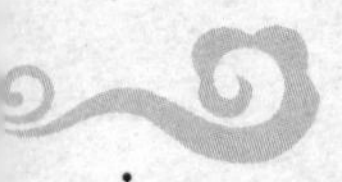

上述植物的全草(断血流全草)亦供药用。

【生品用名】 断血流、断血流全草。

【炮制品用名】 断血流末、断血流汁。

【品种要求用名】 风轮菜。

【特殊要求用名】 鲜断血流、鲜断血流全草。

淫羊藿
Yinyanghuo

为小檗科淫羊藿属多年生草本植物淫羊藿 *Epimedium brevicornu* Maxim.、箭叶淫羊藿 *Epimedium sagittatum*(Sieb. et Zucc.) Maxim.、柔毛淫羊藿 *Epimedium pubescens* Maxim. 或朝鲜淫羊藿 *Epimedium koreanum* Nakai 的干燥叶,此为正品。其中淫羊藿的叶习称"小叶淫羊藿"。

上述植物的根和根茎(淫羊藿根)亦供药用。

【生品用名】 生淫羊藿、淫羊藿根。

【炮制品用名】 羊脂炙淫羊藿(淫羊藿、炙淫羊藿、仙灵脾)、羊脂炙淫羊藿末(淫羊藿末)、酥油淫羊藿、酒淫羊藿、炒淫羊藿、淫羊藿根末。

【品种要求用名】 小叶淫羊藿、箭叶淫羊藿、柔毛淫羊藿、朝鲜淫羊藿。

【备注】 羊脂炙淫羊藿增强性功能的功用强于生品,故处方中无特殊要求的"淫羊藿"用名常规付给羊脂炙淫羊藿。若有其他用途,应注意使用有要求的其他用名。

淡竹叶
Danzhuye

为禾本科淡竹叶属多年生草本植物淡竹叶 *Lophatherum gracile* Brongn. 的茎叶,此为正品。

本植物的全草(淡竹叶全草)、淡竹叶与同属植物中华淡竹叶 *Lophatherum sinense* Rendle 的根茎和块根(碎骨子)亦供药用。

【生品用名】 淡竹叶、碎骨子、淡竹叶全草。

【特殊要求用名】 鲜淡竹叶。

淡豆豉
Dandouchi

为豆科大豆属一年生草本植物大豆 *Glycine max*(L.) Merr. 的成熟黑色种子的发酵加工品,此为正品。

本植物的黑色种子(黑大豆)、种皮(黑大豆皮)、叶(黑大豆叶)、花(黑大豆花)、黑大豆的

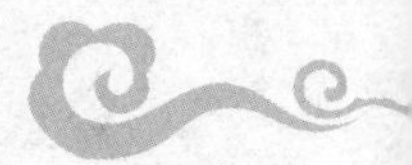

蒸罨加工品（豆黄）、黑色种子经先干馏后蒸馏所得的黑色有光泽的浓稠液体（黑豆馏油）、黄色种子（黄大豆）、大豆种子的加工制成品（豆腐、豆腐皮、豆腐浆、豆腐渣、豆腐泔水）、种子榨取的脂肪油（豆油）、种子发芽初期的制成品（大豆黄卷）、根（大豆根）亦供药用。

【生品用名】黑大豆（黑豆）、黑大豆皮（黑豆衣、穞豆衣）、黑大豆叶、黑大豆花、黄大豆、大豆根。

【炮制品用名】淡豆豉、炒淡豆豉、炒淡豆豉末、焦淡豆豉末、制豆豉、黑大豆末、炒黑大豆、炒黑大豆末、黄大豆末、炒黄大豆、炒黄大豆末、焦黄大豆末、豆黄、豆黄末、豆腐、豆腐皮、豆腐皮烧灰、豆腐浆、豆腐渣、炒豆腐渣、豆腐泔水、豆油、大豆黄卷（大豆卷）、大豆黄卷末、大豆黄卷汁、炒大豆黄卷、炒大豆黄卷末、醋大豆黄卷、制大豆黄卷、制大豆黄卷末、黑豆馏油。

【特殊要求用名】鲜黑大豆叶、鲜大豆黄卷。

【备注】淡豆豉为桑叶和青蒿的水煎汁与黑大豆拌蒸、发酵、干燥的加工品。豆豉的炮制方法从古至今有10余种之多。除前述2020年版《中华人民共和国药典》规定的炮制方法外，尚有辅料加入麻黄、苏叶或再加辣蓼、青蒿、藿香、佩兰、薄荷鲜品等炮制方法。炮制方法不同，功用自然有异。为相区别，本规范将其他炮制方法所得之豆豉命名为“制豆豉”，以免与淡豆豉相混淆。制大豆黄卷为灯心草和淡竹叶的水煎汁加入大豆黄卷再煮，直至吸尽药汁的干燥品。

淡花当药
Danhuadangyao

为龙胆科獐牙菜属一年生草本植物北方獐牙菜 *Swertia diluta*（Turcz.）Benth. et Hook. F.［*Gentiana diluta* Turcz.；*Ophelia chinensis* Bunge ex Griseb.；*Swertia chinensis* Franch. ex Hemsl.］的全草，此为正品。

【生品用名】淡花当药。

【炮制品用名】淡花当药末、淡花当药汁。

【特殊要求用名】鲜淡花当药。

【备注】淡花当药以往有异名“当药”。2020年版《中华人民共和国药典》记载，当药的正品基原为同属植物瘤毛獐牙菜的全草。二者基原不同，功用有异，先分列之。当药详见六画该条。

密蒙花
Mimenghua

为马钱科醉鱼草属落叶灌木植物密蒙花 *Buddleja officinalis* Maxim. 的干燥花蕾和花序，此为正品。

本植物的叶（羊耳朵叶）亦供药用。

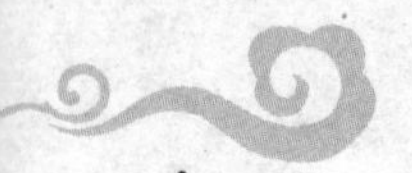

【生品用名】密蒙花、羊耳朵叶(密蒙花叶)。

【炮制品用名】密蒙花末、蜜制密蒙花(炙密蒙花)、羊耳朵叶末。

【特殊要求用名】鲜羊耳朵叶。

续　断
Xuduan

为川续断科川续断属多年生草本植物川续断 *Dipsacus asper* Wall. ex Henry 的根,此为正品。

【生品用名】续断(川续断)。

【炮制品用名】续断末、酒续断(炙续断)、炒续断、盐续断、续断炭。

【特殊要求用名】鲜续断。

绵　萆　薢
Mianbixie

为薯蓣科薯蓣属多年生缠绕草质藤本植物绵萆薢 *Dioscorea spongiosa* J. Q. Xi, M. Mizuno et W. L. Zhao 或福州薯蓣 *Dioscorea futschauensis* Uline ex R. Kunth 的根茎,此为正品。

【生品用名】绵萆薢。

【炮制品用名】麸炒绵萆薢。

【品种要求用名】福州薯蓣。

【特殊要求用名】鲜绵萆薢。

绵 马 贯 众
Mianmaguanzhong

为鳞毛蕨科鳞毛蕨属多年生草本植物粗茎鳞毛蕨 *Dryopteris crassirhizoma* Nakai(别名:东北贯众)的根茎和叶柄残基,此为正品。

【生品用名】绵马贯众(贯众)。

【炮制品用名】绵马贯众末、绵马贯众炭。

【特殊要求用名】鲜绵马贯众。

【备注】绵马贯众有小毒,临床须注意用量。有报道称其有抗早孕及堕胎作用,欲生育妇女及孕妇慎服。历史上"贯众"的基原非常复杂,据统计其原植物有 5 科 31 种之多,绵马贯众是最为多用的基原之一,今后处方中写"贯众",调剂时一律付给绵马贯众。狗脊贯众见八画该条,荚果蕨贯众见九画该条,紫萁贯众见十二画该条。

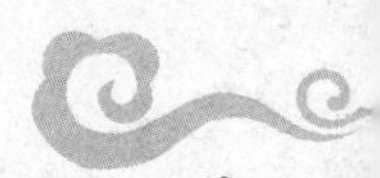

绿　豆

Lüdou

为豆科豇豆属一年生直立或顶端微缠绕草本植物绿豆 *Vigna radiata* (L.) R. Wilczak [*Phaseolus radiatus* L.]的干燥成熟种子,此为正品。

本植物的叶(绿豆叶)、花(绿豆花)、种皮(绿豆皮)、种子经浸罨后发出的嫩芽(绿豆芽)、种子经水磨加工而成的淀粉(绿豆粉)亦供药用。

【生品用名】绿豆、绿豆叶、绿豆花、绿豆皮(绿豆衣)。

【炮制品用名】绿豆末、绿豆生研汁、绿豆叶汁、绿豆皮末、绿豆芽、绿豆芽汁、绿豆粉、炒绿豆粉。

【特殊要求用名】鲜绿豆叶。

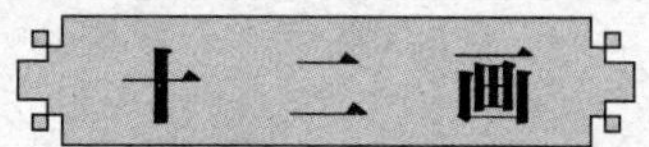

十　二　画

琥　珀

Hupo

为古代松科松属等植物的树脂埋藏地下年久转化而成的化石样物质,属非晶质均质体,主含树脂、挥发油及钠、锶、硅、铁、钨、镁、铝、钴、镓等多种元素,此为正品。其中在煤层中采集到者称"煤珀"。

【生品用名】琥珀(琥珀块)。

【炮制品用名】琥珀粉。

【产地要求用名】云南琥珀、广西琥珀、河南琥珀、湖南琥珀、抚顺琥珀。

【特殊要求用名】煤珀。

【备注】琥珀粉内服时多冲服。琥珀块可入煎剂。

斑　蝥

Banmao

为芫青科斑芫青属昆虫南方大斑蝥 *Mylabris phalerata* Pallas 或黄黑小斑蝥 *Mylabris cichorii* Linnaeus 的干燥体,此为正品。

上述两种昆虫的头(斑蝥头)还单供药用。药材净斑蝥和各种炮制品常为去除头、足、翅的干燥体。

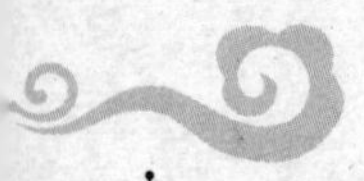

【生品用名】生斑蝥、斑蝥头。

【炮制品用名】生斑蝥末、净斑蝥、净斑蝥末、米炒斑蝥(斑蝥)、米炒斑蝥末(斑蝥末)、烘斑蝥、甘草糯米制斑蝥。

【品种要求用名】南方大斑蝥、黄黑小斑蝥。

【备注】斑蝥有大毒,内服宜慎,注意用量,孕妇禁用。斑蝥经炮制可矫正其腥臭气味,降低毒性,故处方中无特殊要求的“斑蝥”用名常规给付米炒斑蝥。

款 冬 花

Kuandonghua

为菊科款冬属多年生草本植物款冬 *Tussilago farfara* L. 的干燥花蕾,此为正品。产于甘肃灵台和陕西榆林者称“灵台款冬花”,品质佳。

【生品用名】款冬花(款冬)。

【炮制品用名】款冬花末、蜜款冬花(炙款冬花)、炒款冬花、炒款冬花末。

【产地要求用名】灵台款冬花。

葛 根

Gegen

为豆科葛属多年生落叶藤本植物野葛 *Pueraria lobata*(Willd.)Ohwi 的根,此为正品。

本植物的种子(葛谷)、未全开放的花(葛花)、叶(葛叶)、藤茎(葛蔓)、块根经水磨而澄取的淀粉(葛粉)亦供药用。

【生品用名】葛根(野葛根)、葛谷、葛花、葛叶、葛蔓。

【炮制品用名】葛根末、煨葛根、炒葛根、葛根汁、葛谷末、炒葛谷、炒葛谷末、葛花末、葛蔓烧灰末、葛粉。

【特殊要求用名】鲜葛根、鲜葛叶、鲜葛蔓。

【备注】葛根入煎剂时可参考《伤寒论》的观点先煎。以往我国许多地区把同属植物甘葛藤的根亦作葛根使用,因基原不同,功用有异,现按 2020 年版《中华人民共和国药典》所载分列之。详见十画“粉葛”条。

葎 草

Lücao

为桑科葎草属一年或多年生蔓性草本植物葎草 *Humulus scandens*(Lour.)Merr. 的全草,此为正品。

本植物的叶(葎草叶)还单供药用。

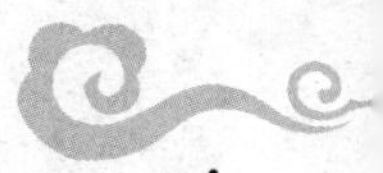

【生品用名】葎草、葎草叶。

【炮制品用名】葎草汁。

【特殊要求用名】鲜葎草、鲜葎草叶。

葱 白

Congbai

为百合科葱属多年生草本植物葱 *Allium fistulosum* L. 的新鲜鳞茎,此为正品。

本植物的种子(葱实)、花(葱花)、鲜叶(葱叶)、茎或全株捣取的汁(葱汁)、须根(葱须)亦供药用。

【生品用名】葱白、葱花、葱实(葱子)、葱叶、葱须。

【炮制品用名】葱汁、葱须末。

【特殊要求用名】萎黄葱叶。

【备注】葱实入煎剂宜捣碎。

葶 苈 子

Tinglizi

为十字花科独行菜属一年或二年生草本植物独行菜 *Lepidium apetalum* Willd. 或播娘蒿属一年或二年生草本植物播娘蒿 *Descurainia sophia*(L.)Webb. ex Prantl. 的干燥成熟种子,此为正品。前者习称"北葶苈子",后者习称"南葶苈子"。

其中独行菜的地上部分(独行菜)、播娘蒿的全草(播娘蒿)亦供药用。

【生品用名】葶苈子、独行菜、播娘蒿。

【炮制品用名】葶苈子末、炒葶苈子、炒葶苈子末、蜜葶苈子(炙葶苈子)。

【品种要求用名】北葶苈子(苦葶苈子)、南葶苈子(甜葶苈子)。

【特殊要求用名】鲜独行菜、鲜播娘蒿。

【备注】葶苈子入汤剂时宜包煎。南葶苈子对胃肠有一定刺激作用,内服须注意用量。

萱 草 根

Xuancaogen

为百合科黄花菜属多年生草本植物萱草 *Hemerocallis fulva*(L.)L. 、黄花菜 *Hemerocallis citrina* Baroni、北黄花菜 *Hemerocallis lilio-asphodelus* L.[*Hemerocallis flava*(L.)L.]或小黄花菜 *Hemerocallis minor* Mill. 的根,此为正品。

上述植物的嫩苗(萱草嫩苗)、黄花菜的花蕾(金针菜)、黄花菜的全草(金针菜全草)亦供药用。

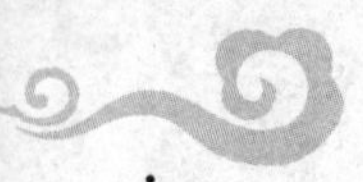

【**生品用名**】萱草根、萱草嫩苗、金针菜(萱草花)、金针菜全草。

【**炮制品用名**】金针菜末。

【**特殊要求用名**】鲜萱草根、鲜金针菜、鲜金针菜全草。

【**备注**】萱草根有毒,内服须注意用量,不宜久服。入煎剂时若配伍黄连、黄柏可减轻萱草根的毒性。《浙江药用植物志》记载:萱草根"大剂量服用可致失明"。

萹　蓄
Bianxu

为蓼科蓼属一年生或多年生草本植物萹蓄 *Polygonum aviculare* L. 的地上部分,此为正品。

本植物的根(萹蓄根)亦供药用,叶(萹蓄叶)还单供药用。

【**生品用名**】萹蓄、萹蓄叶、萹蓄根。

【**炮制品用名**】萹蓄末、萹蓄汁。

【**特殊要求用名**】鲜萹蓄、鲜萹蓄叶。

楮 实 子
Chushizi

为桑科构树属落叶乔木植物构树 *Broussonetia papyrifera*(L.) Vent. 的干燥成熟果实,此为正品。

本植物的叶(楮叶)、枝条(楮茎)、嫩根或根皮(楮树根)、树皮的韧皮部(楮树白皮)、茎皮部的乳白色浆汁(楮皮间白汁)亦供药用。

【**生品用名**】楮实子(楮实)、楮叶、楮茎、楮树根、楮树白皮、楮皮间白汁。

【**炮制品用名**】楮实子末、炒楮实子、炒楮实子末、酒楮实子、楮叶末、炒楮叶末、楮叶汁、楮茎汁、楮茎烧灰、楮树白皮末、楮树白皮烧灰末。

【**特殊要求用名**】鲜楮叶、嫩楮茎、鲜楮树白皮。

棉 花 子
Mianhuazi

为锦葵科棉属一年生草本至亚灌木植物草棉 *Gossypium herbaceum* L.、陆地棉 *Gossypium hirsutum* L. 或多年生亚灌木至灌木植物海岛棉 *Gossypium barbadense* L. 、树棉 *Gossypium arboreum* L. 的干燥种子,此为正品。

上述植物种子上的棉毛(棉花)、种子所榨取的脂肪油(棉花油)、外果皮(棉花壳)、根(棉花根)、根皮(棉花根皮)亦供药用。

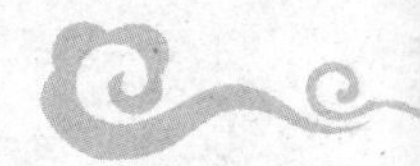

【生品用名】棉花子、棉花、棉花壳、棉花根、棉花根皮。

【炮制品用名】炒棉花子、炒棉花子末、棉花烧灰、棉花油、棉花壳末。

【备注】棉花子、棉花根、棉花根皮有抗生育作用,欲生育夫妇及孕妇禁服。

棕 榈
Zonglü

为棕榈科棕榈属常绿乔木植物棕榈 *Trachycarpus fortunei*(Hook. f.)H. Wendl. 的旧叶柄下延部分和叶鞘纤维状物,此为正品。其中削去外面纤维的叶柄称"棕骨"(棕板)、陈久的叶鞘纤维状物或旧蓑衣、棕绳的净制物称"陈棕"。

本植物的叶(棕榈叶)、花蕾及花(棕榈花)、成熟果实(棕榈子)、心材(棕树心)、根(棕榈根)亦供药用。

【生品用名】棕榈(棕榈皮)、棕榈叶、棕榈花、棕榈子、棕树心、棕榈根。

【炮制品用名】棕榈末、棕榈炭、棕榈烧灰末、棕榈花末、炒棕榈子末、棕树心末。

【特殊要求用名】鲜棕榈、棕骨(棕板)、陈棕、鲜棕榈叶、鲜棕榈根。

酢 浆 草
Cujiangcao

为酢浆草科酢浆草属多年生草本植物酢浆草 *Oxalis corniculata* L.[*O. repens* Thunb.]的全草,此为正品。

【生品用名】酢浆草。

【炮制品用名】酢浆草末、酢浆草汁。

【特殊要求用名】鲜酢浆草。

【备注】孕妇慎服酢浆草。

硬 紫 草
Yingzicao

为紫草科紫草属多年生草本植物紫草 *Lithospermum erythrorhizon* Sieb. et Zucc. 的干燥根,此为正品。

【生品用名】硬紫草。

【炮制品用名】硬紫草末、硬紫草油。

【备注】以往我国许多地区以硬紫草作紫草用。2020 年版《中华人民共和国药典》在紫草基原中未列入本植物,现分列之。紫草详见十二画该条。

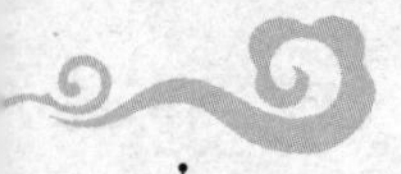

硫 黄

Liuhuang

为自然元素类矿物硫族自然硫，晶体结构属斜方晶系，主含硫(S)，杂有微量砷(As)、硒(Se)、钛(Ti)、铁(Fe)等，采挖后，加热熔化，除去杂质；或用含硫矿物经加工制得；或采自含硫温泉，升华凝结于岩石上的呈垂乳状的天然升华硫，再经加工制得。三者皆为药用正品。前者习称“石硫黄”，中者习称“倭硫黄”，后者习称“天生硫黄”。

【生品用名】硫黄。

【炮制品用名】硫黄粉、豆腐制硫黄(制硫黄)、豆腐制硫黄粉(制硫黄粉)。

【品种要求用名】自然硫(石硫黄)、倭硫黄、天生硫黄。

【备注】硫黄有毒，内服宜用制品，注意用量，不可久服，孕妇慎用。硫黄畏芒硝、玄明粉。

雄 黄

Xionghuang

为硫化物类矿物雄黄族雄黄，晶体结构属单斜晶系，主含二硫化二砷(As_2S_2)，此为正品。其中颜色鲜艳，半透明，有光泽者称“明雄黄”。

【炮制品用名】雄黄粉(雄黄)、醋制雄黄粉(醋雄黄)。

【特殊要求用名】明雄黄粉(明雄黄)。

【备注】雄黄有毒，注意用量，内服宜慎，通常入丸散膏丹，不可久用，孕妇禁用。雄黄粉为水飞制品。水飞或醋制均可降低雄黄毒性。

紫 贝

Zibei

为宝贝科绶贝属动物阿文绶贝 *Mauritia arabica*(Linnaeus)或宝贝属动物山猫眼宝贝 *Cypraea lynx*(Linnaeus)、虎斑宝贝 *Cypraea tigris* Linnaeus 的贝壳，此为正品。

【生品用名】生紫贝(生紫贝齿)。

【炮制品用名】生紫贝末、煅紫贝(紫贝)、煅紫贝末(紫贝末)、醋紫贝、盐紫贝。

【备注】紫贝入汤剂宜打碎先煎。紫贝生品质地坚硬，不利于粉碎和煎出有效成分，煅制后质地疏脆，便于粉碎和煎出有效成分，提高疗效，即使外用也可增强消炎、收敛功用。

紫 草

Zicao

为紫草科假紫草属多年生草本植物新疆紫草 *Arnebia euchroma*(Royle) Johnst. 或内蒙紫

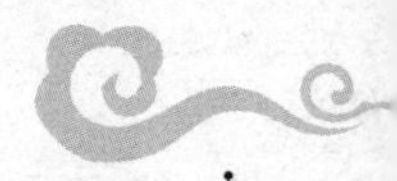

草 *Arnebia guttata* Bunge 的干燥根，此为正品。

【生品用名】紫草。

【炮制品用名】紫草末、紫草油。

【品种要求用名】新疆紫草（软紫草）、内蒙紫草。

【备注】以往我国许多地区以同科紫草属植物紫草作紫草用。2020 年版《中华人民共和国药典》未将此植物列入紫草基原之中，现分列之，详见十二画“硬紫草”条。

紫 菀

Ziwan

为菊科紫菀属多年生草本植物紫菀 *Aster tataricus* L. f. 的干燥根和根茎，此为正品。

【生品用名】紫菀。

【炮制品用名】紫菀末、蜜紫菀（炙紫菀）、炒紫菀、炒紫菀末。

紫 檀

Zitan

为豆科紫檀属乔木植物紫檀 *Pterocarpus indicus* Willd. 的干燥心材，此为正品。

【生品用名】紫檀（紫檀香）。

【炮制品用名】紫檀末。

紫石英

Zishiying

为氟化物类矿物萤石族萤石，晶体结构属等轴晶系，主含氟化钙（CaF_2），此为正品。

【生品用名】生紫石英。

【炮制品用名】生紫石英末、煅醋淬紫石英（煅紫石英、紫石英）、煅醋淬紫石英末（煅紫石英末、紫石英末）。

【备注】紫石英入汤剂时宜打碎先煎。《本草经疏》记载：“只可暂用，不宜久服。”紫石英的煅醋淬制品较之生品和单纯煅制品对人有损害的氟含量更低，且有利于水溶物的煎出。据 2002 年版《新编中药志》考证，古代至 20 世纪 50 年代药用“紫石英”的行销品种为氧化物类矿物石英族石英（紫色），主含二氧化硅（SiO_2）。50 年代后市售“紫石英”的主流品种逐渐改为紫色萤石。今按 2020 年版《中华人民共和国药典》所载，萤石为“紫石英”的正品基原。参见五画“白石英”条。

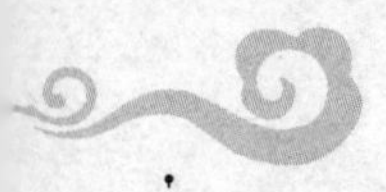

紫 苏 叶
Zisuye

为唇形科紫苏属一年生草本植物紫苏 *Perilla frutescens*（L.）Britt. 的叶或嫩枝叶，此为正品。

本植物的成熟果实（紫苏子）、茎（紫苏梗）、宿萼（紫苏苞）、根和近根的老茎（紫苏头）亦供药用。

【生品用名】紫苏叶、生紫苏子、紫苏梗、紫苏苞、紫苏头。

【炮制品用名】紫苏叶末、生紫苏子末、炒紫苏子（紫苏子）、炒紫苏子末（紫苏子末）、蜜紫苏子（炙紫苏子）、紫苏子霜。

【特殊要求用名】鲜紫苏叶。

【常用并开药用名】紫苏子叶（炒紫苏子、紫苏叶）、紫苏叶梗（紫苏叶、紫苏梗）、紫苏子梗（炒紫苏子、紫苏梗）、广藿紫苏梗（广藿香梗、紫苏梗）。

【备注】并开药应注明各多少克。紫苏叶入汤剂时不宜久煎。紫苏子生品滑肠，炒制后辛散之性较为缓和且有利于有效成分的煎出。因同属药用植物尚有白苏、野苏、回回苏等，也以叶、子、茎、根茎入药，与紫苏基原不同，功用有异，为避免歧义，紫苏各药用部位名称中的“紫”字在处方中不可省略。

紫 杜 鹃
Zidujuan

为杜鹃花科杜鹃花属常绿灌木植物广东紫花杜鹃 *Rhododendron mariae* Hance 的花、叶、嫩枝和根，此为正品。

本植物的花（紫杜鹃花）、叶（紫杜鹃叶）、嫩枝叶（紫杜鹃枝叶）、根（紫杜鹃根）还单供药用。

【生品用名】紫杜鹃（紫花杜鹃）、紫杜鹃花、紫杜鹃叶、紫杜鹃枝叶、紫杜鹃根。

【炮制品用名】紫杜鹃花末。

【特殊要求用名】鲜紫杜鹃、鲜紫杜鹃花、鲜紫杜鹃叶、鲜紫杜鹃枝叶。

紫 河 车
Ziheche

为人科健康产妇除去羊膜和脐带的胎盘，此为正品。商品紫河车为净制后经蒸或沸水略煮后的干燥品。

人发制成的炭化物（血余炭）、健康哺乳期妇女的乳汁（人乳汁）、健康人剪下来的指甲

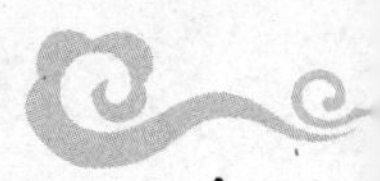

(人指甲)、健康人的中段尿(人尿)、十岁以下健康儿童的小便(童便)、健康人尿自然沉结的固体物净制品(人中白)、将甘草末置竹筒内于人粪坑中浸渍一定时间后的制品(人中黄)亦供药用。

【生品用名】人乳汁、人指甲、人尿、童便。

【炮制品用名】紫河车、紫河车粉、酒炒紫河车(酒紫河车)、滑石粉炒紫河车、土炒紫河车、银花甘草制紫河车、银花黄酒制紫河车、甘草制紫河车、血余炭、血余炭末、人指甲末、烫人指甲末、煅人指甲末、人指甲烧灰、人中白、人中白末、煅人中白、煅人中白末、水飞人中白、人中黄、人中黄末。

【特殊要求用名】新鲜紫河车、孕妇中段尿、自身中段尿、男性中段尿、男童便。

【备注】人中黄入煎剂宜布包。

紫 荆 皮
Zijingpi

为豆科紫荆属落叶小乔木或大灌木植物紫荆 *Cercis chinensis* Bunge 的干燥树皮,此为正品。

本植物的花(紫荆花)、果实(紫荆果)、木部(紫荆木)、根(紫荆根)、根皮(紫荆根皮)亦供药用。

【生品用名】紫荆皮、紫荆花、紫荆果、紫荆木、紫荆根、紫荆根皮。

【炮制品用名】紫荆皮末、紫荆花末。

【特殊要求用名】鲜紫荆根、鲜紫荆根皮。

【备注】孕妇禁服紫荆皮、紫荆木、紫荆根、紫荆根皮。

紫 草 茸
Zicaorong

为胶蚧科紫胶虫属动物紫胶虫 *Laccifer lacca* Kerr 在树枝上所分泌的干燥胶质,此为正品。

【生品用名】紫草茸。

【炮制品用名】紫草茸末。

【备注】孕妇慎服紫草茸。

紫 珠 叶
Zizhuye

为马鞭草科紫珠属灌木植物杜虹花 *Callicarpa formosana* Rolfe 的叶,此为正品。

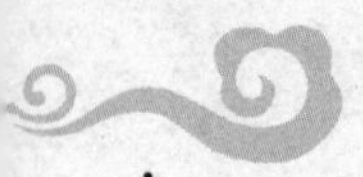

【生品用名】紫珠叶(紫珠草、紫珠)。

【炮制品用名】紫珠叶末。

【特殊要求用名】鲜紫珠叶、鲜紫珠头叶(鲜紫珠草头)。

紫梢花
Zishaohua

为简骨海绵科针海绵属动物脆针海绵 *Spongilla fragilis*(Leidy)的干燥群体,此为正品。

【生品用名】紫梢花。

【炮制品用名】紫梢花末。

紫硇砂
Zinaosha

为氯化物类矿物石盐族紫色石盐晶体,晶体结构属等轴晶系,主含氯化钠(NaCl),此为正品。

【生品用名】生紫硇砂(生硇砂)。

【炮制品用名】生紫硇砂末、醋紫硇砂(紫硇砂、硇砂)、醋紫硇砂末(紫硇砂末、硇砂末)、醋煅紫硇砂、醋煅紫硇砂末。

【备注】紫硇砂有毒,经醋制可减毒。不入汤剂,可入丸散内服,临床须注意用量,孕妇、消化道溃疡、肝肾功能不全者禁服。以往紫硇砂与同类矿物卤砂族卤砂(白硇砂)有共同名称“硇砂”,二者基原不同,功用有异,现分列之。因紫硇砂毒性小于白硇砂,基于用药安全考虑,今后处方中未作特殊要求的“硇砂”用名,常规给付毒性相对较小的醋制紫硇砂。白硇砂详见五画该条。2006 年第二版《中药大辞典》所载“硇砂”实为白硇砂,供查阅。

紫薇花
Ziweihua

为千屈菜科紫薇属落叶灌木或小乔木植物紫薇 *Lagerstroemia indica* L. 的干燥花,此为正品。

本植物的叶(紫薇叶)、根(紫薇根)、树皮(紫薇树皮)、根皮(紫薇根皮)、树皮和根皮(紫薇皮)亦供药用。

【生品用名】紫薇花、紫薇叶、紫薇根、紫薇树皮、紫薇根皮、紫薇皮。

【炮制品用名】紫薇花末、紫薇叶末、紫薇根末、紫薇树皮末、紫薇根皮末、紫薇皮末。

【特殊要求用名】鲜紫薇叶、鲜紫薇根。

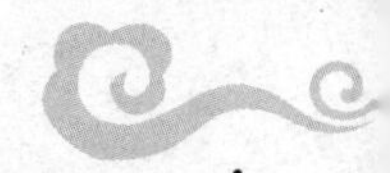

紫 花 地 丁
Zihuadiding

为堇菜科堇菜属多年生草本植物紫花地丁 *Viola yedoensis* Makino 的全草，此为正品。

【生品用名】紫花地丁。

【炮制品用名】紫花地丁末。

【特殊要求用名】鲜紫花地丁。

【备注】以往苦地丁亦有“紫花地丁”异名，且石龙胆、龙胆地丁、东北堇菜、瓜子金、铧尖草、犁头草、少花米口袋、新疆香堇等也有“紫花地丁”异名，而蒲公英则有“黄花地丁”异名。为避免歧义和混乱，今后除了紫花地丁的基原应该严格按照 2020 年版《中华人民共和国药典》所载执行外，在处方中废止使用“黄紫花地丁”“二地丁”并开药名。苦地丁详见八画该条。蒲公英详见十三画该条。

紫 花 前 胡
Zihuaqianhu

为伞形科前胡属多年生草本植物紫花前胡 *Peucedanum decursivum*（Miq.）Maxim. 的干燥根，此为正品。

【生品用名】紫花前胡。

【炮制品用名】紫花前胡末、炒紫花前胡、炒紫花前胡末、蜜紫花前胡（炙紫花前胡）。

【备注】以往我国许多地区以紫花前胡作前胡使用。现按 2020 年版《中华人民共和国药典》所载分列之。前胡详见九画该条。

紫 萁 贯 众
Ziqiguanzhong

为紫萁科紫萁属多年生草本植物紫萁 *Osmunda japonica* Thunb. 的根茎和叶柄残基，此为正品。

本植物的嫩苗或幼叶柄上的绵毛（紫萁苗）亦供药用。

【生品用名】紫萁贯众、紫萁苗。

【炮制品用名】紫萁贯众末、紫萁贯众炭、紫萁贯众汁、紫萁苗末。

【特殊要求用名】鲜紫萁贯众、幼嫩紫萁贯众、鲜紫萁苗。

【备注】紫萁贯众有小毒，临床须注意用量。参见十一画“绵马贯众”、八画“狗脊贯众”、九画“荚果蕨贯众”诸条。

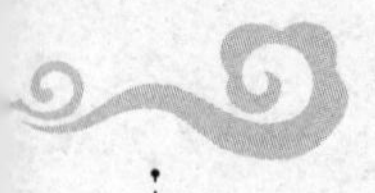

蛤　壳

Geqiao

为帘蛤科文蛤属动物文蛤 *Meretrix meretrix* Linnaeus 或青蛤属动物青蛤 *Cyclina sinensis* Gmelin 的贝壳，此为正品。

其中文蛤的肉（文蛤肉）亦供药用。

【生品用名】蛤壳（海蛤壳）、文蛤肉。

【炮制品用名】蛤壳粉、煅蛤壳、煅蛤壳粉。

【品种要求用名】文蛤壳、文蛤壳粉、青蛤壳、青蛤壳粉。

【特殊要求用名】鲜文蛤肉。

【常用调剂药用名】黛蛤散（青黛、蛤壳粉，二者按 1∶10 配比）。

【备注】蛤壳入汤剂时宜先煎，蛤壳粉入汤剂时宜纱布包煎。黛蛤散古方用煅蛤壳，2020 年版《中华人民共和国药典》规定用蛤壳。黛蛤散入汤剂时宜布包。

蛤　蚧

Gejie

为壁虎科壁虎属动物蛤蚧 *Gekko gecko* Linnaeus 除去内脏的干燥体，此为正品。

本动物的尾（蛤蚧尾）还单供药用。

【生品用名】蛤蚧、蛤蚧尾。

【炮制品用名】蛤蚧末、酒蛤蚧（炙蛤蚧）、酥蛤蚧、蜜蛤蚧、砂烫蛤蚧、滑石粉烫蛤蚧、蛤蚧尾末。

黑芝麻

Heizhima

为脂麻科脂麻属一年生草本植物脂麻 *Sesamum indicum* L. 的黑色干燥成熟种子，此为正品。

脂麻的花（芝麻花）、叶（芝麻叶）、茎（芝麻秸）、白色的种子（白芝麻）、种子的果壳（芝麻壳）、种子榨取之脂肪油（芝麻油）、种子榨去脂肪油后的渣滓（芝麻滓）、种子和合绿豆真粉的加工制成品（芝麻腐）亦供药用。

【生品用名】黑芝麻（黑脂麻）、芝麻花（脂麻花）、芝麻叶（脂麻叶）、芝麻秸、芝麻壳。

【炮制品用名】炒黑芝麻、炒黑芝麻末、芝麻花末、芝麻叶末、芝麻叶汁、芝麻秸烧灰末、芝麻壳烧灰末、芝麻油（香油）、芝麻滓、煅芝麻滓、芝麻腐。

【品种要求用名】白芝麻（白脂麻）、白芝麻花。

【特殊要求用名】鲜芝麻叶。

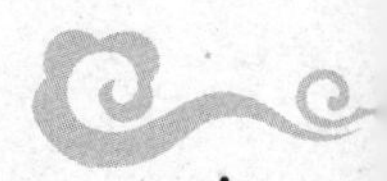

【备注】目前脂麻的科属名称存在争议，本规范采用2020年版《中华人民共和国药典》所载名称。为与《中华人民共和国药典》"芝麻"的用名相一致，脂麻的其他药用部位及加工品处方正名本规范也均以"芝麻"一词冠名。

黑种草子
Heizhongcaozi

为毛茛科黑种草属一年生草本植物腺毛黑种草 *Nigella glandulifera* Freyn et Sint. 的干燥成熟种子，此为正品。

本植物的全草（黑种草）亦供药用。

【生品用名】黑种草子、黑种草。

【炮制品用名】黑种草子末。

【备注】黑种草子为维吾尔医习用药材，孕妇及热性病患者禁用。

锁阳
Suoyang

为锁阳科锁阳属多年生肉质寄生草本植物锁阳 *Cynomorium songaricum* Rupr. 的干燥肉质茎，此为正品。

【生品用名】锁阳。

筋骨草
Jingucao

为唇形科筋骨草属多年生草本植物筋骨草 *Ajuga decumbens* Thunb. 的全草，此为正品。

【生品用名】筋骨草。

【特殊要求用名】鲜筋骨草。

鹅不食草
Ebushicao

为菊科石胡荽属一年生匍匐状草本植物鹅不食草 *Centipeda minima*（L.）A. Br. et Aschers. 的全草，此为正品。

【生品用名】鹅不食草。

【炮制品用名】鹅不食草末、鹅不食草汁。

【特殊要求用名】鲜鹅不食草。

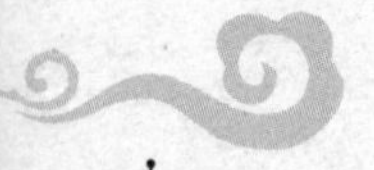

【备注】鹅不食草对黏膜有刺激作用,胃病患者慎服。鹅不食草末可搐鼻用之。

番 泻 叶

Fanxieye

为豆科山扁豆属草本状小灌木植物狭叶番泻 *Cassia angustifolia* Vahl 或尖叶番泻 *Cassia acutifolia* Delile 的干燥小叶,此为正品。

【生品用名】番泻叶。

【炮制品用名】番泻叶末。

【备注】孕妇及妇女经期慎服番泻叶。番泻叶有回乳之功,哺乳期妇女禁服。

番 石 榴 叶

Fanshiliuye

为桃金娘科番石榴属乔木植物番石榴 *Psidium guajava* L. 的叶,此为正品。

本植物的干燥幼果(番石榴干)、成熟果实(番石榴果)、种子(番石榴子)、树皮(番石榴树皮)、根(番石榴根)、根皮(番石榴根皮)亦供药用。

【生品用名】番石榴叶、番石榴干、番石榴果、番石榴子、番石榴树皮、番石榴根、番石榴根皮。

【炮制品用名】番石榴叶末、番石榴干烧灰末、番石榴果末、番石榴果烧灰末、番石榴树皮炭、番石榴树皮炭末、番石榴根汁。

【特殊要求用名】鲜番石榴叶、番石榴嫩叶芽、鲜番石榴果、鲜番石榴根。

猴 枣

Houzao

为猴科猕猴属动物猕猴 *Macaca mulatta* Zimmermann 等的内脏结石,此为正品。

本动物或同属动物短尾猴 *M. speciosa* F. Cuvier 的肉(猕猴肉)、骨(猕猴骨)亦供药用。

【生品用名】猴枣、猕猴肉、猕猴骨(猴骨)。

【炮制品用名】猴枣粉、炒猕猴骨、酒酥猕猴骨、醋酥猕猴骨、猕猴骨烧灰末。

【备注】猕猴为国家二级保护动物,禁止捕猎。

湖 北 贝 母

Hubeibeimu

为百合科贝母属多年生草本植物湖北贝母 *Fritillaria hupehensis* Hsiao et K. C. Hsia 的干

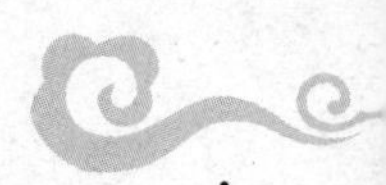

燥鳞茎，此为正品。

【生品用名】湖北贝母。

【炮制品用名】湖北贝母粉。

【备注】湖北贝母反乌头类药材。

滑　石

Huashi

为硅酸盐类矿物滑石族滑石，晶体结构属单斜晶系，主含含水硅酸镁[$Mg_3(Si_4O_{10})(OH)_2$]，此为正品。原矿物有滑石（习称“北滑石”）和黏土质滑石（习称“南滑石”）两种，同供药用。

【生品用名】滑石（滑石块）。

【炮制品用名】滑石粉、水飞滑石粉。

【品种要求用名】北滑石（硬滑石）、南滑石（软滑石）。

【常用调剂药用名】六一散（滑石、甘草，二者按 6：1 配比）、益元散（滑石、甘草、朱砂，三者按 6：1：0.3 配比）、碧玉散（六一散、青黛）、鸡苏散（六一散、薄荷叶）。

【备注】入汤剂时滑石宜先煎，滑石粉或各种调剂药散入汤剂宜用纱布包煎。

寒 水 石

Hanshuishi

一为碳酸盐类矿物方解石族方解石（习称“南寒水石”），晶体结构属三方晶系，主含碳酸钙（$CaCO_3$）。二为硫酸盐类矿物石膏族红石膏含有杂质的粉红色或灰白色晶体（习称“北寒水石”），晶体结构属单斜晶系，主含含水硫酸钙（$CaSO_4 \cdot 2H_2O$）。二者目前皆供寒水石药用。

【生品用名】生寒水石。

【炮制品用名】生寒水石末、煅寒水石（寒水石）、煅寒水石末（寒水石末）。

【品种要求用名】南寒水石、北寒水石。

【备注】寒水石入汤剂时宜打碎先煎。蒙藏地区尚有寒水石的酒制、奶制、酸奶制、炒制、盐制、包兹（民族传统饮料）制等多种炮制品。寒水石辛、咸、大寒，煅制可缓和其药性，使质地疏松，易于粉碎和煎出有效成分。

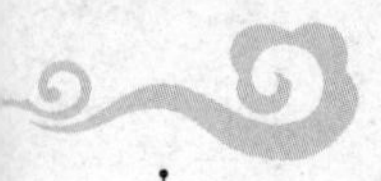

十 三 画

瑞 香 花

Ruixianghua

为瑞香科瑞香属常绿灌木植物瑞香 *Daphne odora* Thunb. 的花，此为正品。

本植物的叶（瑞香叶）、枝叶（瑞香枝叶）、树皮（瑞香树皮）、根（瑞香根）、根皮（瑞香根皮）亦供药用。

【生品用名】瑞香花、瑞香叶、瑞香枝叶、瑞香树皮、瑞香根、瑞香根皮。

【炮制品用名】瑞香花末、瑞香花汁、瑞香叶末、瑞香根末。

【特殊要求用名】鲜瑞香花、鲜瑞香叶、嫩瑞香枝叶、鲜瑞香根。

瑞 香 狼 毒

Ruixianglangdu

为瑞香科狼毒属多年生草本植物瑞香狼毒 *Stellera chamaejasme* L.[*Passerina chamaejasme* Fisch.]的根，此为正品。

【生品用名】生瑞香狼毒（生红狼毒）。

【炮制品用名】生瑞香狼毒末、醋瑞香狼毒（瑞香狼毒）、醋瑞香狼毒末（瑞香狼毒末）、炒瑞香狼毒、炒瑞香狼毒末。

【特殊要求用名】鲜瑞香狼毒。

【备注】瑞香狼毒有毒，内服、生用均宜慎重，临床须注意用量，孕妇禁服。瑞香狼毒经醋制可降低毒性。瑞香狼毒畏密陀僧。瑞香狼毒以往一些地区作“狼毒”使用，按 2020 年版《中华人民共和国药典》所载，狼毒的基原为大戟科大戟属植物月腺大戟或狼毒大戟的根，与瑞香狼毒基原不同，功用有异，现分列之。狼毒详见十画该条。

蓍 草

Shicao

为菊科蓍属多年生草本植物蓍 *Achillea alpina* L. 的地上部分，此为正品。

本植物的果实（蓍实）亦供药用。

【生品用名】蓍草、蓍实。

【炮制品用名】蓍草末、蓍草绒、蓍草汁。

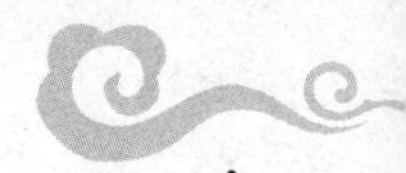

【特殊要求用名】鲜蓍草。

蓝布正
Lanbuzheng

为蔷薇科水杨梅属多年生草本植物路边青 *Geum aleppicum* Jacq. 或柔毛路边青 *Geum japonicum* Thunb. var. *chinense* Bolle 的全草，此为正品。

上述两种植物的叶（蓝布正叶）、根（蓝布正根）、柔毛路边青的花（蓝布正花）还单供药用。

【生品用名】蓝布正、蓝布正叶、蓝布正根、蓝布正花。

【炮制品用名】蓝布正末、蓝布正叶末、蓝布正叶汁、蓝布正根末、蓝布正根汁、蓝布正花末。

【特殊要求用名】鲜蓝布正、蓝布正鲜叶、蓝布正鲜根。

墓头回
Mutouhui

为败酱科败酱属多年生草本植物糙叶败酱 *Patrinia rupestris*（Pall.）Juss. subsp. *scabra*（Bunge）H. J. Wang［*Patrinia scabra* Bunge］或异叶败酱 *Patrinia heterophylla* Bunge 的根，此为正品。

【生品用名】墓头回。

【炮制品用名】墓头回末、墓头回炭。

【特殊要求用名】鲜墓头回。

蓖麻子
Bimazi

为大戟科蓖麻属在北方一年生高大草本，在南方多年生常绿灌木或小乔状植物蓖麻 *Ricinus communis* L. 的干燥成熟种子，此为正品。

本植物的叶（蓖麻叶）、根（蓖麻根）、种子所榨取的油脂（蓖麻油）亦供药用。

【生品用名】生蓖麻子、蓖麻叶、蓖麻根。

【炮制品用名】生蓖麻子泥、炒蓖麻子（蓖麻子）、炒蓖麻子末（蓖麻子末）、蓖麻子霜、蓖麻油。

【品种要求用名】红茎蓖麻根、白茎蓖麻根。

【特殊要求用名】鲜蓖麻叶、鲜蓖麻根。

【备注】蓖麻子有毒，生品多外用，炮制品可减毒、去毒，但内服仍应注意用量。孕妇禁

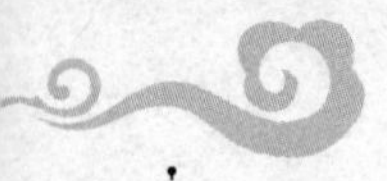

服蓖麻子、蓖麻油。蓖麻叶、蓖麻根有小毒,内服须注意用量。

蒺 藜

Jili

为蒺藜科蒺藜属一年生草本植物蒺藜 *Tribulus terrestris* L. 的干燥成熟果实,此为正品。

本植物的花(蒺藜花)、茎叶(蒺藜苗)、根(蒺藜根)亦供药用。

【生品用名】生蒺藜(生刺蒺藜)、蒺藜花、蒺藜苗、蒺藜根。

【炮制品用名】生蒺藜末、炒蒺藜(蒺藜)、炒蒺藜末(蒺藜末)、盐蒺藜、蒺藜花末、蒺藜苗汁、蒺藜根末。

【特殊要求用名】鲜蒺藜苗。

【常用并开药用名】二蒺藜或刺潼蒺藜(炒蒺藜、沙苑子)。

【备注】并开药应注明各多少克。孕妇慎服蒺藜。以往蒺藜和沙苑子都有"白蒺藜"异名,为避免歧义,今后处方中取消"白蒺藜"用名。蒺藜生品辛、散,炒制后性较缓和,故目前临床以炒品最为多用。2020 年版《中华人民共和国药典》收载的炮制品种也是炒蒺藜。

蒲 黄

Puhuang

为香蒲科香蒲属多年生草本植物水烛香蒲 *Typha angustifolia* L.、东方香蒲 *Typha orientalis* Presl 或同属植物的干燥花粉,此为正品。

上述植物的花粉经筛选蒲黄后剩下的花蕊毛茸等杂质(蒲黄滓)、果穗茸毛(蒲棒)、带有部分嫩茎的根茎(蒲蒻)、全草(香蒲)亦供药用。

【生品用名】生蒲黄(蒲黄)、蒲黄滓、蒲棒、蒲蒻、香蒲(蒲黄草)。

【炮制品用名】蒲黄炭、炒蒲黄、酒蒲黄、醋蒲黄、蒲黄滓末、炒蒲黄滓、蒲蒻汁、香蒲末、香蒲烧灰末。

【特殊要求用名】鲜蒲蒻、鲜香蒲。

【备注】孕妇慎服蒲黄,入汤剂时宜用纱布包煎。生蒲黄长于散瘀止痛,制炭后散瘀力锐减。临床患者见瘀血证者多,而出血证者相对较少,且蒲黄无论生品、制炭又都有止血之功,故临床处方中无特殊要求的"蒲黄"用名,应付给生蒲黄。

蒲 公 英

Pugongying

为菊科蒲公英属多年生草本植物蒲公英 *Taraxacum mongolicum* Hand.-Mazz.、碱地蒲公英 *Taraxacum borealisinense* Kitam. 或同属数种植物的全草,此为正品。

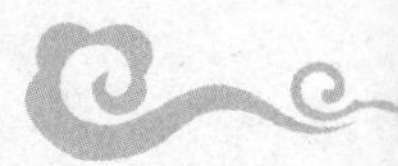

【**生品用名**】蒲公英。

【**炮制品用名**】蒲公英末、炒蒲公英、蒲公英炭、蒲公英汁。

【**特殊要求用名**】鲜蒲公英。

【**备注**】蒲公英有异名"黄花地丁"。但"黄花地丁"也是鸦葱、多头苦荬、黄花堇菜、响铃豆等的异名。另苦地丁等亦有"紫花地丁"异名，为避免混淆，今后处方中不再使用"黄紫花地丁""二地丁"的并开药名。紫花地丁详见十二画该条。苦地丁详见八画该条。

椿　皮

Chunpi

为苦木科臭椿属落叶乔木植物臭椿 *Ailanthus altissima*（Mill.）Swingle 的干燥根皮和树干皮，此为正品。

本植物的干燥成熟果实（臭椿荚）、叶（臭椿叶）亦供药用。本植物的根（臭椿根）还单供药用。

【**生品用名**】生椿皮（生樗白皮、生臭椿皮）、臭椿荚（凤眼草）、臭椿叶（樗叶）、臭椿根（樗根）。

【**炮制品用名**】生椿皮末，麸炒椿皮（椿皮）、麸炒椿皮末（椿皮末）、醋椿皮、蜜椿皮、清炒椿皮、清炒椿皮末、椿皮炭、臭椿荚末、炒臭椿荚末、蜜臭椿荚、臭椿荚烧末、臭椿叶汁、臭椿根汁。

【**特殊要求用名**】鲜臭椿叶、鲜臭椿根。

【**备注**】椿皮生品有难闻气味，麸炒后能矫臭，并可缓和其苦寒之性。

椿　白　皮

Chunbaipi

为楝科香椿属落叶乔木植物香椿 *Toona sinensis*（A. Juss.）Roem.［*Cedrela sinensis* A. Juss.］的树皮和根皮，此为正品。

本植物的花（香椿花）、果实（香椿子）、叶（香椿叶）、枝叶（香椿枝叶）、树干流出的液汁（香椿树油）亦供药用。本植物的树皮（香椿树皮）、根皮（香椿根皮）还单供药用。

【**生品用名**】椿白皮（香椿皮）、香椿树皮、香椿根皮、香椿花（椿树花）、香椿子、香椿叶（椿叶）、香椿枝叶。

【**炮制品用名**】椿白皮末、香椿树皮末、香椿根皮末、香椿花末、香椿子末、香椿叶汁、香椿树油（春尖油）。

【**特殊要求用名**】鲜椿白皮、鲜香椿树皮、鲜香椿根皮、香椿嫩叶、香椿嫩枝叶。

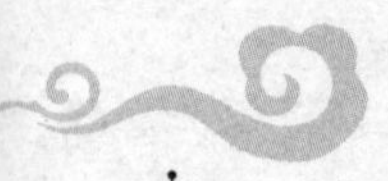

槐　花

Huaihua

为豆科槐属落叶乔木植物槐 *Sophora japonica* L. 的干燥花及花蕾，此为正品。花蕾又习称“槐米”。

本植物的成熟果实（槐角）、叶（槐叶）、嫩枝（槐枝）、嫩枝经火烤后流出的液汁（槐枝沥）、树皮或根皮的韧皮部（槐白皮）、树脂（槐胶）、根（槐根），亦供药用。

【生品用名】生槐花、生槐米、生槐角、槐叶、槐枝、槐白皮、槐胶、槐根。

【炮制品用名】生槐花末、生槐米末、炒槐花（槐花）、炒槐花末（槐花末）、炒槐米（槐米）、炒槐米末（槐米末）、蜜槐花、蜜槐米、醋槐花、醋槐米、槐花炭、槐米炭、生槐角末、蜜槐角（槐角、炙槐角）、蒸槐角、炒槐角、炒槐角末（槐角末）、槐角炭、槐角汁、槐叶末、槐叶汁、槐枝末、槐枝烧灰末、槐枝沥、槐白皮末。

【特殊要求用名】陈槐花、嫩槐角、鲜槐叶、鲜槐枝、鲜槐白皮。

【常用并开药用名】生炒槐花（生槐花、炒槐花）、槐米角（炒槐米、蜜槐角）。

【备注】并开药应注明各多少克。槐角孕妇慎服。槐花和槐米炒制可缓和其苦寒之性，增强止血功效又不致伤中。槐角蜜制可缓和其苦寒之性，免伤脾气且能润肠通便。

硼　砂

Pengsha

为硼酸盐类矿物硼砂族硼砂经精制而成的干燥结晶体，晶体结构属单斜晶系，主含四硼酸钠（$Na_2B_4O_7 \cdot 10H_2O$），此为正品。

【炮制品用名】硼砂、硼砂末、煅硼砂、煅硼砂末。

雷　丸

Leiwan

为白蘑科卷边菇属腐生菌类真菌雷丸 *Omphalia lapidescens* Schroet. 的干燥菌核，此为正品。

【生品用名】雷丸。

【炮制品用名】雷丸粉。

【备注】雷丸不宜入煎剂，不宜蒸煮或高温烘烤，否则驱虫的有效物质易被破坏、失效，一般研粉调服或装胶囊服，或入丸剂。

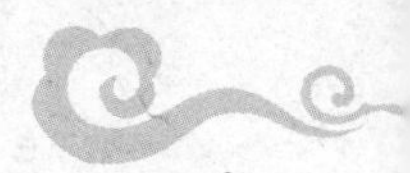

雷公藤
Leigongteng

为卫矛科雷公藤属落叶蔓性灌木植物雷公藤 *Tripterygium wilfordii* Hook. f. 的根去皮后的木质部，此为正品。

本植物的叶（雷公藤叶）、带皮的根（雷公藤根）、根皮（雷公藤根皮）亦供药用。

【生品用名】雷公藤、雷公藤叶、雷公藤根、雷公藤根皮。

【炮制品用名】雷公藤粉、雷公藤根皮末。

【特殊要求用名】鲜雷公藤、雷公藤鲜叶、雷公藤鲜根皮。

【备注】雷公藤有大毒，临床须注意用量。入煎剂宜先煎 1~2 小时，煎煮时间短毒性大，煎煮时间过长疗效降低。心、肝、肾有器质性疾病或白细胞减少者慎服，孕妇禁服。雷公藤的皮部毒性更强，多供外用，内服宜慎之又慎。雷公藤的茎叶有剧毒，只可外用，禁止内服。

路路通
Lulutong

为金缕梅科枫香树属落叶乔木植物枫香树 *Liquidambar formosana* Hance 的干燥成熟果序，此为正品。

本植物的叶（枫香树叶）、树皮（枫香树皮）、树脂（枫香脂）、根（枫香树根）亦供药用。

【生品用名】路路通、枫香树叶、枫香树皮、枫香脂（白胶香）、枫香树根。

【炮制品用名】路路通末、煅路路通、煅路路通末、枫香树叶末、枫香树叶汁、枫香树皮末、煅枫香树皮末、枫香脂末、枫香树根汁。

【特殊要求用名】鲜枫香树叶、枫香树嫩叶芽、鲜枫香树皮、枫香树鲜根。

【备注】孕妇忌服枫香脂。

蜈蚣
Wugong

为蜈蚣科蜈蚣属动物少棘巨蜈蚣 *Scolopendra subspinipes mutilans* L. Koch 的干燥全体，此为正品。

【生品用名】蜈蚣。

【炮制品用名】蜈蚣末、焙蜈蚣、焙蜈蚣末、炒蜈蚣、酒蜈蚣、蜈蚣烧末。

【备注】蜈蚣有毒，内服须注意用量，孕妇禁服。

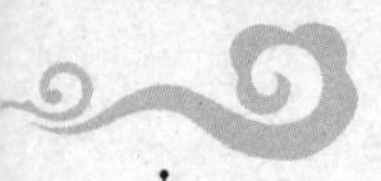

蜂　房

Fengfang

为胡蜂科胡蜂属昆虫果马蜂 *Polistes olivaceous*（DeGeer）、日本长脚胡蜂 *Polistes japonicus* Saussure 或异腹胡蜂科昆虫异腹胡蜂 *Parapolybia varia* Fabricius 除去死蜂死蛹的干燥蜂巢，此为正品。

【生品用名】生蜂房（生露蜂房）。

【炮制品用名】生蜂房末、蒸蜂房（蜂房）、蒸蜂房末（蜂房末）、炒蜂房、炒蜂房末、煅蜂房、煅蜂房末、酒蜂房、蜂房烧灰末。

【备注】蜂房有小毒，临床须注意用量。生品多外用。内服多用炮制品，可降低毒性，增强疗效。

蜂　胶

Fengjiao

为蜜蜂科蜜蜂属昆虫意大利蜂 *Apis mellifera* L. 工蜂采集的植物树脂与其上颚腺、蜡腺等分泌物混合形成的具有黏性的固体胶状物，此为正品。

【生品用名】蜂胶。

【炮制品用名】酒制蜂胶（制蜂胶）。

【备注】蜂胶内服多用醇制剂、片剂、丸、散、胶囊等制剂，或加蜂蜜适量冲服，过敏体质者慎用。

蜂　蜡

Fengla

为蜜蜂科蜜蜂属昆虫中华蜜蜂 *Apis cerana* Fabricius 或意大利蜂 *Apis mellifera* Linnaeus 分泌的蜡，经人工精制而成，此为正品。

上述两种昆虫所酿的蜜糖（蜂蜜）、工蜂尾部螯刺腺体中的毒液（蜂毒）、工蜂咽腺及咽后腺分泌的乳白色胶状物（蜂乳）、未成熟的幼虫（蜜蜂子）、蜂巢（蜜蜂房）亦供药用。

【生品用名】蜂蜡、蜂蜜、蜂毒、蜂乳（蜂王浆）、生蜜蜂子、蜜蜂房。

【炮制品用名】炼蜂蜜、炒蜜蜂子（蜜蜂子）、炒蜜蜂子末（蜜蜂子末）、蜜蜂子浆、蜜蜂房末、蜜蜂房烧末。

【品种要求用名】蜂黄蜡、蜂白蜡、蜂白蜜、蜂黄蜜、油菜花蜜、槐花蜜、荆条花蜜、枣花蜜、枇杷蜜、紫云英蜜、荷花蜜、椴树蜜、杂花蜜。

【特殊要求用名】春蜂蜜、秋蜂蜜、鲜蜜蜂房。

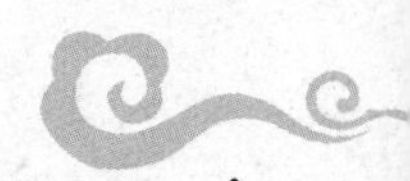

【备注】蜂蜡内服应溶化后调服或入丸剂。蜂毒有毒,不作内服,临床常用于穴位或皮内、皮下注射,尚有用活蜂螫刺皮肤的疗法,肝肾功能不全、有出血倾向或对蜂毒过敏者禁用,用前须做过敏试验。

蜣 螂
Qianglang

为金龟子科蜣螂属动物屎壳螂 *Catharsius molossus*(Linnaeus)的干燥全虫,此为正品。

【生品用名】蜣螂。

【炮制品用名】蜣螂末、制蜣螂、制蜣螂末、蜣螂烧灰末。

【特殊要求用名】雄蜣螂、雌蜣螂。

【备注】蜣螂有毒,内服须注意用量,孕妇禁服。

锦 灯 笼
Jindenglong

为茄科酸浆属多年生草本植物酸浆 *Physalis alkekengi* L. var. *franchetii*(Mast.)Makino 的宿萼或带果实的宿萼,此为正品。

本植物的根(酸浆根)、全草(酸浆)亦供药用。

【生品用名】锦灯笼、酸浆根、酸浆。

【炮制品用名】酸浆末、酸浆汁、焦酸浆末。

【特殊要求用名】鲜锦灯笼、鲜酸浆根、鲜酸浆。

【备注】孕妇慎服锦灯笼、酸浆根。

矮 地 茶
Aidicha

为紫金牛科紫金牛属常绿半灌木植物紫金牛 *Ardisia japonica*(Thunb.)Blume 的全株,此为正品。

本植物的叶(矮地茶叶)还单供药用。

【生品用名】矮地茶、矮地茶叶。

【炮制品用名】矮地茶汁。

【特殊要求用名】鲜矮地茶、鲜矮地茶叶。

【备注】矮地茶有多个异名,其中使用较广的有“紫金牛”和“平地木”。因“紫金牛”同时也是射干的异名,“平地木”同时也是朱砂根的异名,为避免混淆,不应再使用。正名应使用 2020 年版《中华人民共和国药典》中的名称矮地茶。

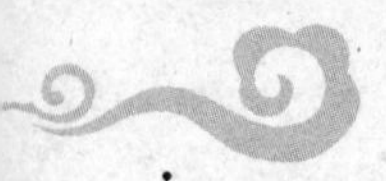

鼠　妇
Shufu

为卷甲虫科平甲虫属动物普通卷甲虫 *Armadillidium vurgare*（Latrelle）或潮虫科鼠妇属动物鼠妇 *Porcellio scaber* Latreille 的全体，此为正品。

【生品用名】 鼠妇。

【炮制品用名】 鼠妇末、焙鼠妇、焙鼠妇末、鼠妇汁。

【特殊要求用名】 活鼠妇、鲜鼠妇。

【备注】 孕妇禁服鼠妇。

腹 水 草
Fushuicao

为玄参科腹水草属多年生草本植物爬红岩 *Veronicastrum axillare*（Sieb. et Zucc.）Yamazaki［*Paederota axillaris* Sieb. et Zucc.］或毛叶腹水草 *Veronicastrum villosulum*（Miq.）Yamazaki［*Paederota villosula* Miq.］的全草，此为正品。

【生品用名】 腹水草。

【炮制品用名】 腹水草末、腹水草汁。

【特殊要求用名】 鲜腹水草。

【备注】 腹水草有小毒，内服令人吐、泻，临床须注意用量，孕妇慎服。

慈　姑
Cigu

为泽泻科慈姑属多年生直立水生草本植物慈姑 *Sagittaria trifolia* L. var. sinensis（Sims）Makino 或野慈姑 *Sagittaria trifolia* L. 的球茎，此为正品。

上述两种植物的地上部分（慈姑叶）、慈姑的花（慈姑花）亦供药用。

【生品用名】 慈姑、慈姑花、慈姑叶。

【炮制品用名】 慈姑粉、慈姑汁、慈姑叶末、慈姑叶汁。

【特殊要求用名】 鲜慈姑、鲜慈姑花、鲜慈姑叶。

【备注】 孕妇慎服慈姑、慈姑花、慈姑叶。慈姑有抑制受精作用，欲生育的夫妇慎服。

满 山 红
Manshanhong

为杜鹃花科杜鹃花属半常绿灌木植物兴安杜鹃 *Rhododendron dauricum* L. 的叶，此为

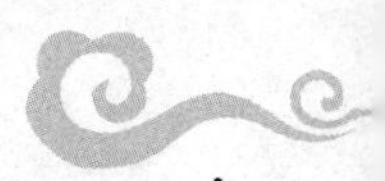

正品。

本植物的根（满山红根）、叶提取的挥发油（满山红油）亦供药用。

【生品用名】满山红、满山红根。

【炮制品用名】满山红末、满山红根末、满山红油。

【特殊要求用名】鲜满山红、鲜满山红根。

滇鸡血藤
Dianjixueteng

为木兰科内南五味子属攀缘灌木植物内南五味子 *Kadsura interior* A. C. Smith 的干燥藤茎，此为正品。

【生品用名】滇鸡血藤。

【备注】滇鸡血藤以往有多个异名，如：凤庆鸡血藤、顺宁鸡血藤、云南鸡血藤等。今后处方中应使用 2020 年版《中华人民共和国药典》中的名称滇鸡血藤。

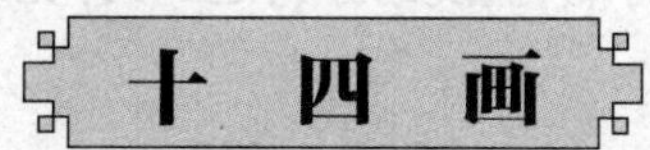

十四画

蔷薇花
Qianweihua

为蔷薇科蔷薇属攀缘灌木植物野蔷薇 *Rosa multiflora* Thunb. 的干燥花，此为正品。

本植物的果实（蔷薇子）、叶（蔷薇叶）、枝（蔷薇枝）、根（蔷薇根）、花的蒸馏液（蔷薇露）亦供药用。

【生品用名】蔷薇花、蔷薇子（营实）、蔷薇叶、蔷薇枝、蔷薇根。

【炮制品用名】蔷薇子末、炒蔷薇子、炒蔷薇子末、焙蔷薇叶末、蔷薇根末、蔷薇根汁、蔷薇露。

【特殊要求用名】鲜蔷薇子、鲜蔷薇叶、嫩蔷薇枝、鲜蔷薇根。

【备注】蔷薇子有泻下、利水之功，孕妇慎服。

蔓荆子
Manjingzi

为马鞭草科牡荆属落叶灌木植物单叶蔓荆 *Vitex trifolia* L. var. *simplicifolia* Cham. 或蔓荆 *Vitex trifolia* L. 的干燥成熟果实，此为正品。

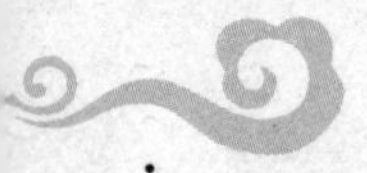

本植物的叶或枝叶（蔓荆叶）亦供药用。

【生品用名】蔓荆子、蔓荆叶。

【炮制品用名】蔓荆子末、炒蔓荆子、炒蔓荆子末、蔓荆子炭、酒蔓荆子、蔓荆叶汁。

【品种要求用名】单叶蔓荆子。

【特殊要求用名】鲜蔓荆叶。

【备注】蔓荆子入汤剂宜捣碎入煎。

蓼大青叶

Liaodaqingye

为蓼科蓼属一年生草本植物蓼蓝 *Polygonum tinctorium* Ait. 的叶，此为正品。

本植物的花（蓼蓝花）、果实（蓼蓝实）、全草（蓼蓝全草）亦供药用。

【生品用名】蓼大青叶、蓼蓝花、蓼蓝实（蓝实）、蓼蓝全草（蓼蓝）。

【炮制品用名】蓼大青叶汁、蓼蓝实末、蓼蓝实烧灰末、蓼蓝全草汁。

【特殊要求用名】鲜蓼大青叶、鲜蓼蓝花、鲜蓼蓝全草。

【备注】蓼蓝的茎叶是制造青黛、蓝靛的原料之一，详见八画“青黛”条。

榧　子

Feizi

为红豆杉科榧树属常绿乔木植物榧 *Torreya grandis* Fort. 的干燥成熟种子，此为正品。

本植物的花（榧花）、鲜枝叶（榧枝叶）、根皮（榧根皮）亦供药用。种仁（榧子仁）还单供药用。

【生品用名】榧子、榧子仁、榧花、榧枝叶、榧根皮。

【炮制品用名】炒榧子仁、榧子油。

【备注】榧子入汤剂宜打碎入煎。炒榧子仁可直接嚼服。

榼藤子

Ketengzi

为豆科榼藤子属常绿木质大藤本植物榼藤子 *Entada phaseoloides*（Linn.）Merr. 的干燥成熟种子，此为正品。

本植物的藤茎（榼藤）亦供药用。

【生品用名】生榼藤子、榼藤。

【炮制品用名】生榼藤子末、炒榼藤子（榼藤子）、炒榼藤子末（榼藤子末）、榼藤子炭、榼藤末。

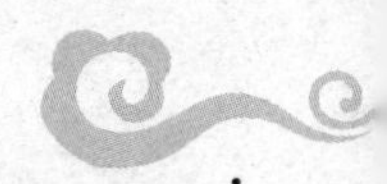

【特殊要求用名】鲜榼藤。

【备注】榼藤子为民族医习用药材，有小毒，炒制可减毒，临床须注意用量。榼藤亦有毒，临床须注意用量。

槟　榔

Binlang

为棕榈科槟榔属乔木植物槟榔 *Areca catechu* L. 的干燥成熟种子，此为正品。

本植物的雄花蕾（槟榔花）、果皮（大腹皮、大腹毛）、未成熟的果实（枣槟榔）亦供药用。

【生品用名】槟榔、槟榔花、大腹皮、枣槟榔。

【炮制品用名】槟榔末、炒槟榔、炒槟榔末、焦槟榔、盐槟榔、煨槟榔、槟榔炭、大腹皮末、酒大腹皮、姜大腹皮、甘草制大腹皮（制大腹皮）、枣槟榔末。

【特殊要求用名】大腹毛。

【备注】未成熟槟榔的果皮（冬季至次春采制者）称“大腹皮”，成熟槟榔的果皮（春末至秋初采制、打松者）习称“大腹毛”。

榕 树 须

Rongshuxu

为桑科无花果属（一说：榕属）常绿大乔木植物榕树 *Ficus microcarpa* L. f.[*F. retusa* auct. Non L.]的气生根，此为正品。

本植物的果实（榕树果）、叶（榕树叶）、树皮（榕树皮）、树脂（榕树胶汁）亦供药用。

【生品用名】榕树须（榕须）、榕树果、榕树叶、榕树皮。

【炮制品用名】榕树须末、酒榕树须末、榕树叶末、焙榕树叶末、榕树胶汁。

【特殊要求用名】鲜榕树须、鲜榕树果、鲜榕树叶。

酸 枣 仁

Suanzaoren

为鼠李科枣属落叶灌木或小乔木植物酸枣 *Ziziphus jujuba* Mill. var. *spinosa*（Bunge）Hu ex H. F. Chou 的干燥成熟种子，此为正品。

本植物的果肉（酸枣肉）、花（棘刺花）、叶（棘叶）、棘刺（棘针）、树皮（酸枣树皮）、根（酸枣根）、根皮（酸枣根皮）亦供药用。

【生品用名】生酸枣仁、酸枣肉、棘刺花、棘叶、棘针、酸枣树皮、酸枣根、酸枣根皮。

【炮制品用名】生酸枣仁末、炒酸枣仁（酸枣仁）、炒酸枣仁末（酸枣仁末）、焦酸枣仁、朱酸枣仁、酸枣肉粉、棘叶末、棘针末、炒棘针、炒棘针末、棘针烧灰末、酸枣树皮末、酸枣根末、

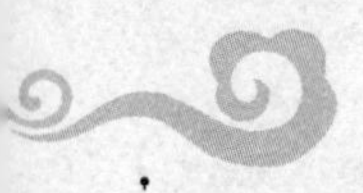

焙酸枣根皮。

【特殊要求用名】鲜棘刺花、鲜棘叶、腐棘针、鲜酸枣根、鲜酸枣根皮。

【备注】酸枣仁微炒后质地酥脆，有利于煎出有效成分，提高疗效。酸枣仁入汤剂宜打碎入煎。腐棘针指落地棘刺之朽者。

磁　石

Cishi

为氧化物类矿物尖晶石族磁铁矿，晶体结构属等轴晶系，主含四氧化三铁（Fe_3O_4），此为正品。其中具有吸铁能力者习称“活磁石”，无吸铁能力者习称“死磁石”。

【生品用名】生磁石。

【炮制品用名】生磁石末、煅磁石（磁石）、煅磁石末（磁石末）。

【品种要求用名】活磁石（灵磁石）、死磁石（呆磁石）。

【备注】磁石入汤剂时宜打碎先煎。磁石生品含有一定量的砷，煅透醋淬有利于除砷和有效成分的煎出。

豨　莶　草

Xixiancao

为菊科豨莶属一年生草本植物豨莶 *Siegesbeckia orientalis* L.、腺梗豨莶 *Siegesbeckia pubescens* Makino 或毛梗豨莶 *Siegesbeckia glabrescens* Makino 的地上部分，此为正品。

上述三种植物的果实（豨莶果）、根（豨莶根）亦供药用。叶（豨莶叶）还单供药用。

【生品用名】豨莶草（豨莶）、豨莶叶、豨莶果、豨莶根。

【炮制品用名】豨莶草末、酒豨莶草、蜜豨莶草、酒蜜制豨莶草、豨莶草汁、豨莶叶末、豨莶根末。

【特殊要求用名】鲜豨莶草、鲜豨莶叶、鲜豨莶根。

雌　黄

Cihuang

为硫化物类矿物雌黄族雌黄矿石，晶体结构属单斜晶系，主含三硫化二砷（As_2S_3），此为正品。

【炮制品用名】雌黄粉（雌黄）。

【备注】本品有毒，内服通常入丸散用，临床须注意用量，孕妇禁用。

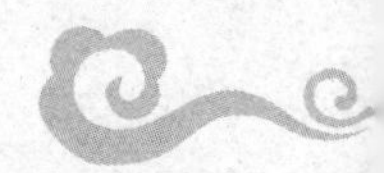

蜻　蜓
Qingting

为蜓科伟蜓属（一说：马大头属）昆虫碧尾蜓 *Anax parthenope* Selys 和蜻科红蜻属昆虫赤蜻蛉 *Crocothemis servilia*（Drury），赤卒属昆虫夏赤卒 *Sympetrum darwinianum*（Selys）、褐顶赤卒 *Sympetrum infuscatum*（Selys），黄蜻属昆虫黄衣 *Plantala flavescens*（Fabricius）等的干燥全体，此为正品。

【生品用名】蜻蜓。

【炮制品用名】蜻蜓末。

蜘　蛛
Zhizhu

为圆蛛科圆网蛛属动物大腹圆蛛 *Aranea ventricosa*（L. Koch）的全体，此为正品。

本动物的网丝（蜘蛛网）、蜕壳（蜘蛛蜕壳）亦供药用。

【生品用名】蜘蛛、蜘蛛网、蜘蛛蜕壳。

【炮制品用名】蜘蛛末、焙蜘蛛、焙蜘蛛末、蜘蛛烧末、蜘蛛绞汁、蜘蛛网末、蜘蛛蜕壳末。

【特殊要求用名】活蜘蛛。

蜘 蛛 香
Zhizhuxiang

为败酱科缬草属多年生草本植物蜘蛛香 *Valeriana jatamansi* Jones 的干燥根茎和根，此为正品。

【生品用名】蜘蛛香。

【炮制品用名】蜘蛛香末。

蝉　蜕
Chantui

为蝉科黑蚱属昆虫黑蚱 *Cryptotympana pustulata* Fabricius 的若虫羽化时脱落的皮壳，此为正品。

本昆虫的干燥全体（蚱蝉）、麦角菌科棒束孢属真菌蝉棒束孢菌的孢梗束或虫草属真菌大蝉草的子座及其所寄生的蝉幼虫干燥虫体（蝉花）亦供药用。

【生品用名】蝉蜕（蝉退）、蚱蝉、蝉花。

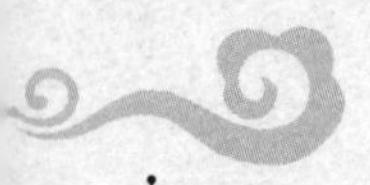

【炮制品用名】蝉蜕末、焙蝉蜕末、蝉蜕烧末、炒蚱蝉、炒蚱蝉末、焙蚱蝉、焙蚱蝉末、蝉花末、炒蝉花、炒蝉花末。

【备注】蚱蝉如要求去翅、足,应在处方中加脚注说明。

罂粟壳
Yingsuqiao

为罂粟科罂粟属一年或二年生草本植物罂粟 *Papaver somniferum* L. 的干燥成熟果壳,此为正品。

本植物的成熟种子(罂粟)、果实中的浆汁经干燥而得的制品(阿片)、初生茎叶(罂粟嫩苗)亦供药用。

【生品用名】生罂粟壳(生米壳)、罂粟、罂粟嫩苗。

【炮制品用名】生罂粟壳末、蜜罂粟壳(罂粟壳)、醋罂粟壳、炒罂粟壳、炒罂粟壳末、罂粟末、炒罂粟、炒罂粟末、阿片(鸦片)。

【备注】罂粟类药材均有毒,易成瘾,不宜常服,儿童、孕妇、哺乳期妇女禁用。罂粟壳蜜制后兼有补润之功,处方中无特殊要求的"罂粟壳"用名在调剂时常规给付蜜制品。

辣椒
Lajiao

为茄科辣椒属一年或有限多年生草本植物辣椒 *Capsicum annuum* L. 或其栽培变种的成熟果实,此为正品。

本植物的叶(辣椒叶)、茎(辣椒茎)、根(辣椒根)亦供药用。

【生品用名】辣椒、辣椒叶、辣椒茎、辣椒根(辣椒头)。

【炮制品用名】辣椒末、辣椒叶末。

【特殊要求用名】鲜辣椒、鲜辣椒叶。

漆姑草
Qigucao

为石竹科漆姑草属一年生小草本植物漆姑草 *Sagina japonica* (Sw.) Ohwi [*Spergula japonica* Sw.]的全草,此为正品。

【生品用名】漆姑草。

【炮制品用名】漆姑草末、漆姑草汁。

【特殊要求用名】鲜漆姑草。

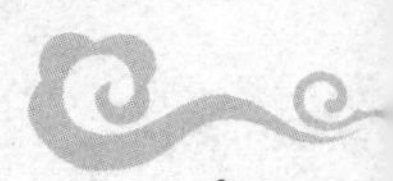

漏　芦

Loulu

为菊科漏芦属多年生草本植物祁州漏芦 *Rhaponticum uniflorum*（L.）DC. 的根，此为正品。

【生品用名】漏芦。

【炮制品用名】漏芦末、麸炒漏芦。

【特殊要求用名】鲜漏芦。

【备注】孕妇慎服漏芦。以往同科植物禹州漏芦亦作漏芦使用，因基原不同，功用有异，现按 2020 年版《中华人民共和国药典》所载分列之，禹州漏芦详见九画该条。

熊　胆

Xiongdan

为熊科黑熊属动物黑熊 *Selenarctos thibetanus* G. Cuvier 或熊属动物棕熊 *Ursus arctos* Linnaeus 的干燥胆囊，此为正品。天然熊胆产于云南者习称“云胆”，产于东北者习称“东胆”。胆囊中的干燥胆汁或人工引流熊胆汁的干燥品称“熊胆仁”，因色泽和质地不同，分别习称“金胆”（铜胆）、“墨胆”（铁胆）、菜花胆。

上述动物的肉（熊肉）、骨骼（熊骨）、脂肪油（熊脂）、脑髓（熊脑）、足掌（熊掌）、筋腱（熊筋）亦供药用。

【生品用名】熊胆、熊胆仁、熊肉、熊骨、熊脑、熊掌、熊筋。

【炮制品用名】熊胆粉、烫熊骨、酒酥熊骨、熊脂。

【产地要求用名】云熊胆、东熊胆。

【特殊要求用名】熊胆汁、熊金胆（熊铜胆、熊琥珀胆）、熊金胆粉、熊菜花胆、熊菜花胆粉、熊墨胆（熊铁胆）、熊墨胆粉。

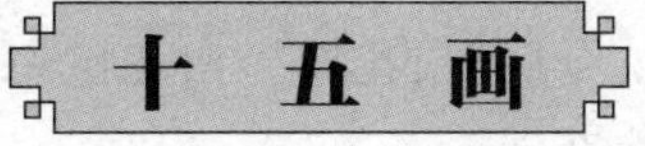

十五画

赭　石

Zheshi

为氧化物类矿物刚玉族赤铁矿矿石，晶体结构属三方晶系，主含三氧化二铁（Fe_2O_3），此为正品。其中一面有许多圆形突起者习称“钉头赭石”，品质为佳。

【生品用名】生赭石（生代赭石）。

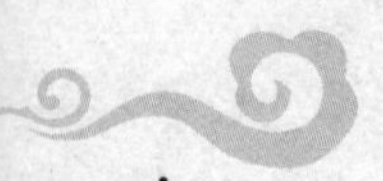

【炮制品用名】生赭石末、煅赭石(赭石)、煅赭石末(赭石末)。

【特殊要求用名】钉头赭石。

【备注】赭石入汤剂时宜打碎并先煎久煎,孕妇慎服。赭石火煅醋淬后杂质砷的含量明显减少,更加安全,且质地较生品酥脆,利于有效成分的煎出。

蕤　仁

Ruiren

为蔷薇科扁核木属落叶灌木植物蕤核(别名:单花扁核木)*Prinsepia uniflora* Batal. 或齿叶扁核木 *Prinsepia uniflora* Batal. var. *Serrator* Rehd 的干燥成熟果核,此为正品。

本植物的成熟去壳核仁(蕤核仁)还单供药用。

【生品用名】蕤仁(蕤核)、蕤核仁。

【炮制品用名】蕤仁末、炒蕤仁、炒蕤仁末、蕤核仁末、蕤仁霜。

【备注】蕤仁入汤剂时宜打碎入煎。

蕲　蛇

Qishe

为蝰科蝮蛇属动物五步蛇(别名:尖吻腹)*Agkistrodon acutus*(Güenther)除去内脏的干燥体,此为正品。

本动物的头部(蕲蛇头)、眼睛(蕲蛇目睛)、肉(蕲蛇肉)还单供药用。

【生品用名】生蕲蛇、生蕲蛇头、蕲蛇目睛。

【炮制品用名】生蕲蛇末、酒蕲蛇(炙蕲蛇、蕲蛇)、酒蕲蛇末(炙蕲蛇末、蕲蛇末)、酒蕲蛇肉(蕲蛇肉)、生蕲蛇头末、炙蕲蛇头(蕲蛇头)、炙蕲蛇头末(蕲蛇头末)、蕲蛇目睛末。

【备注】蕲蛇的毒腺在头部,故蕲蛇药材在加工时要求去头、鳞,切成寸段。蕲蛇头有大毒,内服只入丸、散,须注意用量,孕妇禁服。蕲蛇、蕲蛇头、蕲蛇肉经黄酒炮制后能减少腥气且有利于难溶于水成分的煎出。蕲蛇以往有“白花蛇”异名,因“白花蛇”同时是金钱白花蛇、百花锦蛇等的异名,为避免混乱,今后“白花蛇”“白花蛇头”“白花蛇目睛”名称在处方中停止使用。金钱白花蛇详见八画该条。

樱 桃 核

Yingtaohe

为蔷薇科樱属落叶灌木或乔木植物樱桃 *Cerasus pseudocerasus*(Lindl.)G. Don 的干燥果核,此为正品。

本植物的新鲜果实(樱桃)、新鲜果实经加工取得的浓汁(樱桃水)、花(樱桃花)、叶(樱桃

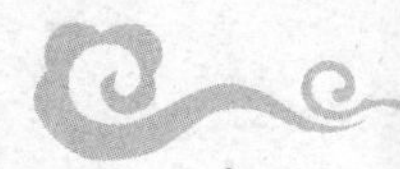

叶）、枝条（樱桃枝）、根（樱桃根）亦供药用。果仁（樱桃核仁）还单供药用。

【生品用名】樱桃核、樱桃核仁、樱桃、樱桃花、樱桃叶、樱桃枝、樱桃根。

【炮制品用名】樱桃核末、焙樱桃核、醋樱桃核、醋樱桃核末、樱桃核仁末、焙樱桃核仁、樱桃水、樱桃叶汁、樱桃枝烧灰末。

【特殊要求用名】干樱桃、鲜樱桃叶、鲜樱桃枝、鲜樱桃根。

槲寄生
Hujisheng

为桑寄生科槲寄生属寄生性常绿小灌木植物槲寄生 *Viscum coloratum*（Komar.）Nakai 的带叶茎枝，此为正品。

【生品用名】槲寄生。

【炮制品用名】槲寄生汁。

【特殊要求用名】鲜槲寄生。

暴马子皮
Baomazipi

为木犀科丁香属落叶小乔木植物暴马丁香 *Syringa reticulata*（Bl.）Hara var. *mandshurica*（Maxim.）Hara 的干皮和枝皮，此为正品。

【生品用名】暴马子皮。

【特殊要求用名】鲜暴马子皮。

蝼蛄
Lougu

为蝼蛄科蝼蛄属昆虫非洲蝼蛄 *Gryllotalpa africana* Palisot et Beauvois 或华北蝼蛄 *Gryllotalpa unispina* Saussure 的全虫，此为正品。

【生品用名】蝼蛄。

【炮制品用名】蝼蛄末、焙蝼蛄、焙蝼蛄末、焦蝼蛄、蝼蛄肉。

【特殊要求用名】活蝼蛄。

【备注】孕妇禁服蝼蛄。蝼蛄肉为鲜品去掉甲壳的虫肉。蝼蛄入煎如果要求去头、足、翅，应在处方中加脚注说明。

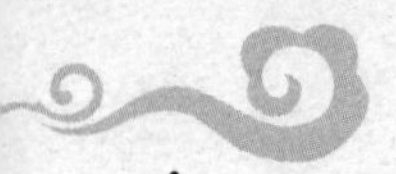

墨旱莲
Mohanlian

为菊科鳢肠属一年生草本植物鳢肠 *Eclipta prostrata* L. 的地上部分，此为正品。

【生品用名】墨旱莲（旱莲草）。

【炮制品用名】墨旱莲末、墨旱莲绒、墨旱莲炭、墨旱莲汁。

【特殊要求用名】鲜墨旱莲。

稻芽
Daoya

为禾本科稻属一年生草本植物稻 *Oryza sativa* L. 的成熟果实经发芽干燥而得，此为正品。

本植物的去壳种仁（粳米）、储存年久的粳米（陈仓米）、淘洗粳米时第二次滤出之米泔水（粳米泔）、煮米粥时浮于上层的浓稠液体（粳米油）、新米或稻花的蒸馏液（稻米露）、颖果经加工脱下的果皮（稻米皮糠）、米皮糠用炭烧制的黑棕色油（稻米皮糠油）、果实上的细芒刺（稻谷芒）、茎（稻秆）、茎叶（稻草）、麦角菌科绿核菌属真菌稻绿核菌寄生于稻小穗上的菌核和分生孢子（粳谷奴）、稻的另一品种籼稻的种仁（籼米）亦供药用。

【生品用名】生稻芽、粳米、陈仓米、稻米皮糠、稻谷芒、稻秆、稻草、粳谷奴、籼米。

【炮制品用名】生稻芽末、炒稻芽（稻芽）、炒稻芽末（稻芽末）、焦稻芽、土炒陈仓米、巴豆伴炒陈仓米、粳米泔、粳米油、稻米露、稻米皮糠油、炒稻谷芒末、稻秆烧灰、稻草烧灰、粳谷奴末、焦粳谷奴、焦粳谷奴末、粳谷奴烧末。

【常用并开药用名】生熟稻芽（生稻芽、炒稻芽）、生稻麦芽（生稻芽、生麦芽）、生稻谷芽（生稻芽、生谷芽）、生稻麦谷芽（生稻芽、生麦芽、生谷芽）、稻麦芽（炒稻芽、炒麦芽）、稻谷芽（炒稻芽、炒谷芽）、稻麦谷芽（炒稻芽、炒麦芽、炒谷芽）、焦稻麦芽（焦稻芽、焦麦芽）、焦稻谷芽（焦稻芽、焦谷芽）、焦稻麦谷芽（焦稻芽、焦麦芽、焦谷芽）。

【备注】并开药应注明各多少克。以往除华北以外的许多地区，尤其是南方地区稻芽习称“谷芽”，而谷芽习称“粟芽”。今后应按 2020 年版《中华人民共和国药典》所载名称使用。稻芽炒后药性较生品缓和，消食而不伤脾胃之气。

僵蚕
Jiangcan

为蚕蛾科蚕属昆虫家蚕 *Bombyx mori* Linnaeus 4~5 龄的幼虫感染（或人工接种）白僵菌 *Beauveria bassiana*（Bals.）Vuillant 而僵死的干燥全虫，此为正品。

本昆虫幼虫的干燥粪便（蚕沙）、幼虫的蜕皮（蚕蜕）、蛹（蚕蛹）、蚕蛹经白僵菌接种和发

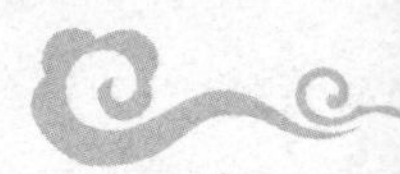

酵后的制成品(僵蛹)、茧壳(蚕茧)、卵子(原蚕子)、卵子孵化后的卵壳(蚕退纸)、雄性全虫(原蚕蛾)亦供药用。

【生品用名】生僵蚕(生白僵蚕)、晚蚕沙(蚕沙)、蚕蜕、蚕蛹、僵蛹、蚕茧、蚕退纸、原蚕子、原蚕蛾。

【炮制品用名】生僵蚕末、麸炒僵蚕(僵蚕)、麸炒僵蚕末(僵蚕末)、清炒僵蚕(炒僵蚕)、盐炒僵蚕、姜僵蚕、酒僵蚕、醋僵蚕、甘草制僵蚕、蜜炙僵蚕、糯米炒僵蚕、米泔水制僵蚕、晚蚕沙末、炒晚蚕沙、晚蚕砂炭、蚕蜕末、蚕蜕烧灰末、蚕蛹末、炒蚕蛹、蚕蛹汁、蚕茧末、煅蚕茧、煅蚕茧末、蚕茧烧灰末、原蚕子末、原蚕子烧灰末、蚕退纸末、蚕退纸烧灰末、原蚕蛾末、焙原蚕蛾、焙原蚕蛾末、炒原蚕蛾、炒原蚕蛾末、原蚕蛾烧灰。

【特殊要求用名】鲜蚕蛹、未连原蚕蛾。

【备注】夏季家蚕幼虫二眠至三眠时排出的粪便习称"晚蚕沙",品质良。相对于此的早蚕粪便不堪入药。蚕沙入汤剂时宜纱布包煎。僵蚕制用一可矫正腥臭气味,二可缓和其辛散猛性。原蚕蛾如果要求去头、翅、足,应在处方中加脚注说明。"未连原蚕蛾"指尚未交尾的原蚕蛾。

鲤　鱼

Liyu

为鲤科鲤属淡水动物鲤 *Cyprinus carpio* Linnaeus 的新鲜全体,此为正品。

本动物的新鲜脑髓(鲤鱼脑)、眼球(鲤鱼目)、皮(鲤鱼皮)、鲜肉(鲤鱼肉)、新鲜血(鲤鱼血)、新鲜肠子(鲤鱼肠)、牙齿(鲤鱼齿)、胆囊(鲤鱼胆)、脂肪(鲤鱼脂)、鳞片(鲤鱼鳞)还单供药用。

【生品用名】鲤鱼、鲤鱼脑、鲤鱼目、鲤鱼皮、鲤鱼肉、鲤鱼齿、鲤鱼胆、鲤鱼血、鲤鱼肠、鲤鱼脂、鲤鱼鳞。

【炮制品用名】鲤鱼干、鲤鱼烧灰、鲤鱼目烧灰、鲤鱼皮末、鲤鱼齿末、鲤鱼齿烧灰末、鲤鱼胆末、鲤鱼胆汁、鲤鱼干胆汁末、鲤鱼脂油、油炸鲤鱼鳞、鲤鱼鳞烧灰末。

【品种要求用名】红鲤鱼、金鲤鱼。

【特殊要求用名】鲜鲤鱼胆。

【备注】鲤鱼入药内服通常应去除内脏和鳃,也有要求去鳞、须者,皆应在处方中加脚注说明。鲤鱼胆有毒,大多外用,临床须注意用量,肝肾功能不全者及孕妇禁服。

鲫　鱼

Jiyu

为鲤科鲫鱼属淡水动物鲫鱼 *Carassius auratus*(Linnaeus)的新鲜全体,此为正品。

本动物的头(鲫鱼头)、新鲜脑髓(鲫鱼脑)、鲜肉(鲫鱼肉)、骨(鲫鱼骨)、新鲜胆(鲫鱼

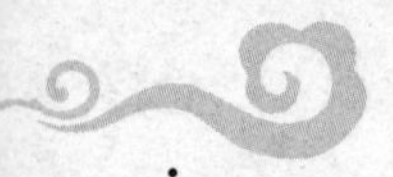

胆）、新鲜卵子（鲫鱼子）亦供药用。

【生品用名】鲫鱼、鲫鱼头、鲫鱼脑、鲫鱼肉、鲫鱼骨、鲫鱼胆、鲫鱼子。

【炮制品用名】鲫鱼干、煅鲫鱼末、焙鲫鱼头末、鲫鱼头烧灰末、鲫鱼骨烧灰。

【特殊要求用名】鲜鲫鱼头。

【备注】鲫鱼入药内服通常应去除内脏和鳃，也有要求去鳞者，皆应在处方中加脚注说明。鲫鱼胆有毒，大多外用，临床须注意用量，肝肾功能不全者及孕妇禁用。

鹤　虱

Heshi

为菊科天名精属多年生草本植物天名精 *Carpesium abrotanoides* L. 的干燥成熟果实，此为正品。本品习称“北鹤虱”。

本植物的叶（天名精叶）、全草（天名精）亦供药用。

【生品用名】鹤虱（北鹤虱）、天名精叶、天名精。

【炮制品用名】鹤虱末、天名精末、天名精汁。

【特殊要求用名】鲜天名精、天名精鲜叶。

【备注】鹤虱有小毒，孕妇慎服。“南鹤虱”详见九画该条。

缬　草

Xiecao

为败酱科缬草属多年生高大草本植物缬草 *Valeriana pseudofficinalis* C. Y. Cheng、黑水缬草 *Valeriana amurensis* Smir. ex Kom. 或宽叶缬草 *Valeriana officinalis* L. var. *latifolia* Miq. 的干燥根和根茎，此为正品。

【生品用名】缬草。

【炮制品用名】缬草末。

【品种要求用名】黑水缬草、宽叶缬草。

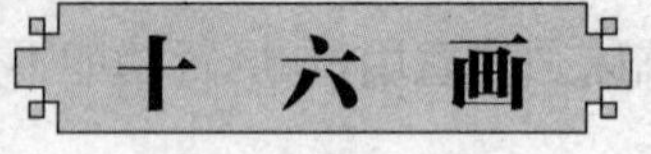

十六画

燕　窝

Yanwo

为雨燕科金丝燕属动物金丝燕 *Collocalia esculenta* Linnaeus 的唾液与绒羽等混合凝结所

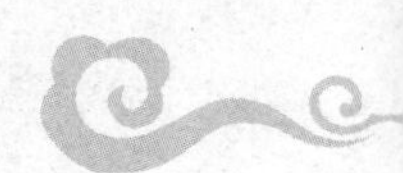

筑成的鸟巢,此为正品。其中每年4月间产卵前所筑新巢色白洁净,习称“白燕”(官燕),品质最佳。若被采去,金丝燕会马上二次筑巢,往往夹杂一些绒羽,颜色较暗,习称“毛燕”。若其中见有血迹者,习称“血燕”。

【生品用名】燕窝。

【特殊要求用名】白燕窝(官燕窝)、血燕窝、毛燕窝。

薤　白
Xiebai

为百合科葱属多年生草本植物小根蒜 *Allium macrostemon* Bge. 或薤 *Allium chinense* G. Don 的鳞茎,此为正品。

上述两种植物的叶(薤叶)亦供药用。

【生品用名】薤叶。

【炮制品用名】薤白、炒薤白、薤白汁。

【特殊要求用名】鲜薤白、鲜薤叶。

【备注】薤白原药材于产地净制后再经过沸水烫透或蒸透、干燥才成为市场供应的薤白药材,故已非生品。

薏　苡　仁
Yiyiren

为禾本科薏苡属一年或多年生草本植物薏米 *Coix lacryma-jobi* L. var. *Mayuen* (Roman.) Stapf 的干燥成熟种仁,此为正品。

本植物的叶(薏苡叶)、根(薏苡根)亦供药用。

【生品用名】薏苡仁、薏苡叶、薏苡根。

【炮制品用名】薏苡仁粉、麸炒薏苡仁(炒薏苡仁)、麸炒薏苡仁粉(炒薏苡仁粉)、清炒薏苡仁、土炒薏苡仁、蒸薏苡仁、盐薏苡仁、焦薏苡仁、薏苡根汁。

【特殊要求用名】鲜薏苡叶、鲜薏苡根。

【常用并开药用名】生炒薏苡仁(薏苡仁、麸炒薏苡仁)。

【备注】并开药应注明各多少克。孕妇慎服薏苡仁、薏苡根。薏苡仁临床多用于祛邪,故生用为多。

薄　荷
Bohe

为唇形科薄荷属多年生芳香草本植物薄荷 *Mentha haplocalyx* Briq. 的地上部分,此为正

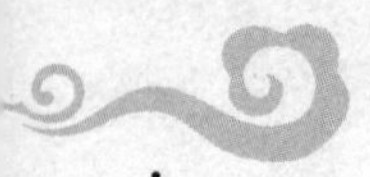

品。薄荷一年通常收割两次。小暑后大暑前收割者习称“头刀”,霜降前收割者习称“二刀”。

本植物的鲜茎叶经蒸馏而得的蒸馏液(薄荷露)、挥发油(薄荷油)、全草提取的薄荷油析出的结晶(薄荷脑)亦供药用。本植物的叶(薄荷叶)还单供药用。

【生品用名】薄荷、薄荷叶。

【炮制品用名】薄荷末、蜜薄荷、薄荷汁、薄荷露、薄荷油、薄荷脑(薄荷冰)。

【产地要求用名】太仓薄荷、苏薄荷、兴安薄荷、滇薄荷。

【特殊要求用名】鲜薄荷、鲜薄荷叶、头刀薄荷、二刀薄荷、野生薄荷。

【备注】薄荷、薄荷叶入汤剂时宜后下。

颠茄草

Dianqiecao

为茄科颠茄属多年生草本植物颠茄 *Atropa belladonna* L. 的干燥全草,此为正品。

本植物的根(颠茄根)还单供药用。

【生品用名】颠茄草、颠茄根。

【炮制品用名】颠茄草末、颠茄根末。

【备注】青光眼患者禁服颠茄草、颠茄根。目前临床常使用的通常是本植物的片剂、酊剂、流浸膏、浸膏等制剂。

薜荔

Bili

为桑科榕属常绿攀缘或匍匐灌木植物薜荔 *Ficus pumila* L. 的茎、叶,此为正品。

本植物的果实(木馒头)、割破茎皮流出的乳白色汁或叶汁(薜荔汁)、根(薜荔根)亦供药用。本植物的茎(薜荔茎)、叶(薜荔叶)还单供药用。

【生品用名】薜荔、薜荔茎、薜荔叶、木馒头(薜荔果)、薜荔根。

【炮制品用名】薜荔末、薜荔叶末、焙木馒头末、炒木馒头、麸炒木馒头、木馒头烧末、薜荔汁。

【特殊要求用名】鲜薜荔、鲜薜荔茎、鲜薜荔叶、鲜木馒头、鲜薜荔根。

壁虎

Bihu

为壁虎科壁虎属动物无蹼壁虎 *Gekko swinhonis* Güenther、多疣壁虎 *Gekko japonicus* (Dumeril et Bibron)或蹼趾壁虎 *Gekko subpalmatus* Güenther 的全体,此为正品。

本动物的尾部(壁虎尾)还单供药用。

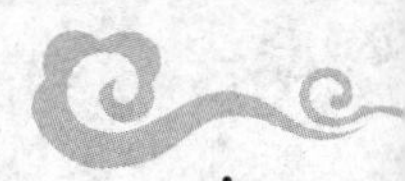

【生品用名】壁虎、壁虎尾。

【炮制品用名】壁虎末、滑石炒壁虎(炒壁虎)、滑石炒壁虎末(炒壁虎末)、焙壁虎、焙壁虎末、面煨壁虎、焦壁虎、壁虎尾末。

【特殊要求用名】活壁虎、鲜壁虎、壁虎尾尖。

【备注】壁虎如果要求去除内脏、头、足、尾、鳞片等应在处方中加脚注说明。壁虎以往有"守宫""天龙"等异名。因"守宫"同时又是石龙子和蜥虎等的异名,而天龙同时又是蜈蚣和蜥虎等的异名,为避免混淆,这些异名今后停止在处方中使用。

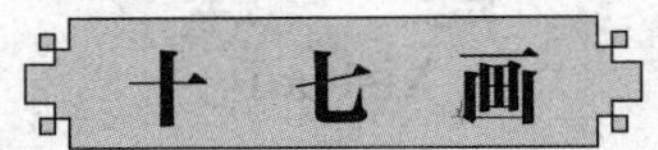

十七画

藏菖蒲
Zangchangpu

为天南星科菖蒲属多年生草本植物藏菖蒲 *Acorus calamus* L. 的根茎,此为正品。

【生品用名】藏菖蒲(水菖蒲)。

【炮制品用名】藏菖蒲末、藏菖蒲汁。

【特殊要求用名】鲜藏菖蒲。

【备注】藏菖蒲为藏医习用药材,汉族地区习称"菖蒲""水菖蒲""白菖蒲""泥菖蒲""臭蒲"等,但以"水菖蒲"名称使用较广泛,故异名"水菖蒲"暂予保留使用。

藁本
Gaoben

为伞形科藁本属多年生草本植物藁本(别名:西芎藁本)*Ligusticum sinense* Oliv. 或辽藁本 *Ligusticum jeholense* Nakai et Kitag. 的干燥根茎和根,此为正品。

【生品用名】藁本。

【炮制品用名】藁本末。

【品种要求用名】辽藁本(北藁本)、西芎藁本。

檀香
Tanxiang

为檀香科檀香属常绿乔木植物檀香 *Santalum album* L. 树干的干燥心材,此为正品。其产于印度者称印度檀香(老山檀香),产于澳洲者称澳洲檀香(雪梨檀香),产于印度尼西亚者

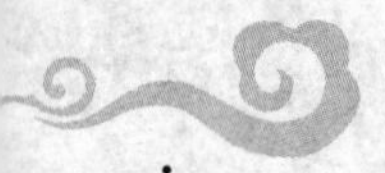

称印尼檀香(新山檀香)。

本植物心材中的树脂(檀香泥)和心材经蒸馏所得的挥发油(檀香油)亦供药用。

【生品用名】檀香、檀香泥。

【炮制品用名】檀香丁、檀香镑、檀香面(末)、檀香汁、檀香油。

【产地要求用名】印度檀香(老山檀香)、澳洲檀香(雪梨檀香)、印尼檀香(新山檀香)。

【备注】檀香汁为檀香末用水研磨所得的汁。檀香以往有异名"白檀香",因"白檀"同时又是植物白檀的植物学名和黄檀的异名,为避免歧义,今后处方中停止使用这一异名。

蟋 蟀

Xishuai

为蟋蟀科蟋蟀属昆虫蟋蟀 *Scapsipedus aspersus* Walker 的干燥成虫,此为正品。

【生品用名】蟋蟀。

【炮制品用名】蟋蟀末、焙蟋蟀、焙蟋蟀末。

【备注】蟋蟀有小毒,孕妇忌服。

爵 床

Juechuang

为爵床科爵床属一年生草本植物爵床 *Rostellularia procumbens* (L.) Nees [*Justicia procumbens* L.]的全草,此为正品。

【生品用名】爵床。

【炮制品用名】爵床末、爵床汁。

【特殊要求用名】鲜爵床。

【备注】爵床苦、咸、辛、寒,孕妇及脾胃虚寒者慎服。

糠 谷 老

Kanggulao

为霜霉科指梗霉属真菌禾生指梗霉 *Sclerospora graminicola* (Sacc.) Schrot. 寄生在粟(俗称:谷子)上形成的干燥病菌穗,此为正品。

【生品用名】糠谷老。

【炮制品用名】糠谷老末、炒糠谷老、焦糠谷老、焦糠谷老末。

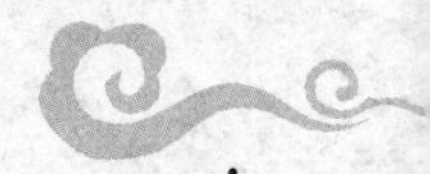

翼首草

Yishoucao

为川续断科翼首花属多年生草本植物匙叶翼首草（藏文译名:榜孜毒乌）*Pterocephalus hookeri*（C. B. Clarke）Höeck 的干燥全草,此为正品。

本植物的根（翼首草根）还单供药用。

【生品用名】翼首草、翼首草根。

【炮制品用名】翼首草末、翼首草根末。

【备注】翼首草、翼首草根有小毒,内服须注意用量。翼首草为藏医习用药材。

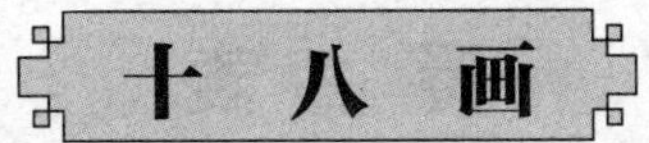

十八画

藜芦

Lilu

为百合科藜芦属多年生草本植物藜芦 *Veratrum nigrum* L. 的干燥根和根茎,此为正品。

【生品用名】藜芦。

【炮制品用名】藜芦末。

【备注】藜芦有毒,孕妇及体虚气弱者禁服。藜芦反细辛、芍药及诸参。服之吐不止者,可饮葱汤解。

藤黄

Tenghuang

为藤黄科藤黄属常绿乔木植物藤黄 *Garcinia hanburyi* Hook. f. 的干燥树脂,此为正品。

【生品用名】生藤黄（生藤黄块）。

【炮制品用名】生藤黄粉、制藤黄（藤黄、山羊血制藤黄、荷叶制藤黄、豆腐制藤黄、清水制藤黄、高压蒸藤黄）、制藤黄粉（藤黄粉）。

【备注】藤黄生品有大毒,多作外用,炮制后毒性可降低,但仍以外用为主。内服可入片剂、丸剂等,临床须注意用量。孕妇及体虚者禁服。

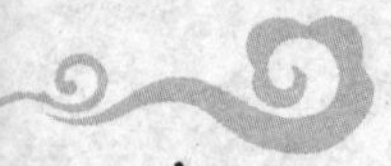

覆 盆 子

Fupenzi

为蔷薇科悬钩子属落叶灌木植物华东覆盆子 *Rubus chingii* Hu 已饱满未成熟的聚合果，此为正品。

本植物的叶（覆盆子叶）、根（覆盆子根）亦供药用。

【生品用名】覆盆子、覆盆子叶、覆盆子根。

【炮制品用名】覆盆子末、覆盆子汁、盐覆盆子（制覆盆子）、盐覆盆子末（制覆盆子末）、酒覆盆子、酒覆盆子末、覆盆子叶汁、覆盆子叶末、焙覆盆子叶末、覆盆子根澄粉。

【特殊要求用名】鲜覆盆子、鲜覆盆子叶、鲜覆盆子根。

瞿 麦

Qumai

为石竹科石竹属多年生草本植物瞿麦 *Dianthus superbus* L. 或石竹 *Dianthus chinensis* L. 的地上部分，此为正品。

瞿麦的穗（瞿麦穗）还单供药用。

【生品用名】瞿麦、瞿麦穗。

【炮制品用名】瞿麦末、瞿麦穗末。

【特殊要求用名】鲜瞿麦。

【备注】瞿麦有抗生育和兴奋子宫平滑肌作用，孕妇和欲生育妇女慎服。

蟛 蜞 菊

Pengqiju

为菊科蟛蜞菊属多年生矮小草本植物蟛蜞菊 *Wedelia chinensis*（Osbeck.）Merr.［*Solidago chinensis* Osbeck；*Wedelia calendulacea*（L.）Less.］的全草，此为正品。

【生品用名】蟛蜞菊。

【炮制品用名】蟛蜞菊汁。

【特殊要求用名】鲜蟛蜞菊。

翻 白 草

Fanbaicao

为蔷薇科委陵菜属多年生草本植物翻白草 *Potentilla discolor* Bge. 的带根全草，此为正品。

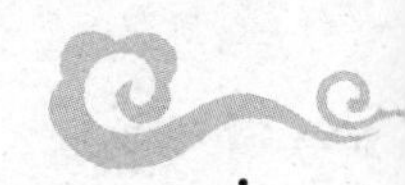

本植物的根(翻白草根)还单供药用。

【生品用名】翻白草、翻白草根。

【炮制品用名】翻白草汁。

【特殊要求用名】鲜翻白草、鲜翻白草根。

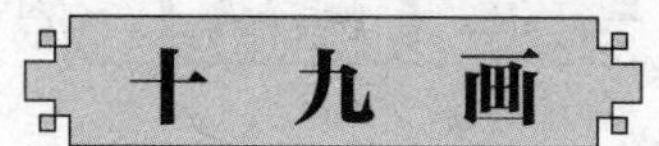

十九画

蟾酥

Chansu

为蟾蜍科蟾蜍属动物中华大蟾蜍 *Bufo bufo gargarizans* Cantor 或黑眶蟾蜍 *Bufo melanostictus* Schneider 耳后腺和皮肤腺的分泌物经加工干燥制成,此为正品。因其加工形式不同,形状亦有不同,大致有"团酥""片酥""棋子酥""饼酥"之分。

上述两种动物的全体(蟾蜍)、除去内脏的全体(蟾皮)、头部(蟾头)、舌(蟾舌)、肝(蟾蜍肝)、胆(蟾蜍胆)亦供药用。

【生品用名】生蟾酥、生干蟾蜍(生干蟾)、干蟾皮、蟾头、蟾舌、蟾蜍肝、蟾蜍胆。

【炮制品用名】生蟾酥粉、酒蟾酥粉(蟾酥粉、蟾酥)、乳蟾酥、制干蟾(干蟾)、制干蟾末(干蟾末)、干蟾皮末、制干蟾皮、制干蟾皮末、炙蟾头、蟾头烧灰末、蟾舌末、蟾蜍肝末、蟾蜍胆汁。

【特殊要求用名】团蟾酥、片蟾酥、棋子蟾酥、饼蟾酥、活蟾蜍、鲜蟾皮、鲜蟾舌、鲜蟾蜍肝、鲜蟾蜍胆。

【备注】蟾酥有毒,内服宜慎,通常入丸散使用,孕妇慎用。蟾酥经酒制可减毒增效,也有利于粉碎。蟾蜍、蟾皮亦有毒,表热、体虚者慎用。干蟾蜍制用既可矫臭矫味,又有利于有效成分的煎出。

鳖　甲

Biejia

为鳖科鳖属动物鳖 *Trionyx sinensis* Wiegmann 的背甲,此为正品。

本动物的头(鳖头)、肉(鳖肉)、新鲜血液(鳖血)、胆(鳖胆)、卵(鳖卵)、脂肪(鳖脂)、背甲煎熬而成的胶块(鳖甲胶)亦供药用。

【生品用名】生鳖甲、鳖头、鳖肉、鳖血、鳖胆、鳖卵、鳖脂。

【炮制品用名】生鳖甲末、醋鳖甲(鳖甲)、醋鳖甲末(鳖甲末)、酒鳖甲、砂炒鳖甲(炒鳖甲)、鳖甲烧末、焙鳖头末、鳖头烧灰末、鳖胆汁、鳖甲胶。

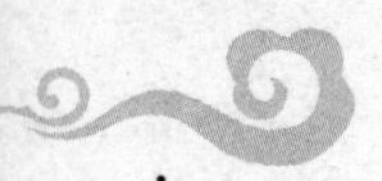

【备注】 鳖甲用时宜打碎，入煎剂时宜先煎。鳖甲经沙烫醋淬后（醋鳖甲）质地酥脆，既可矫臭矫味又有利于有效成分的煎出。鳖甲胶入汤剂宜用开水或烫黄酒先烊化，后兑入内服。

二十画以上

鳝　鱼　血
Shanyuxue

为合鳃科鳝属动物黄鳝 *Monopterus albus*（Zuiew）的新鲜血液，此为正品。

本动物的鲜活体（鳝鱼）、肉（鳝鱼肉）、皮（鳝鱼皮）、骨（鳝鱼骨）、头（鳝鱼头）亦供药用。

【生品用名】 鳝鱼血、鳝鱼、鳝鱼肉、鳝鱼皮、鳝鱼骨、鳝鱼头。

【炮制品用名】 干鳝鱼血、焙鳝鱼血末、干鳝鱼、干鳝鱼末、干鳝鱼肉、干鳝鱼肉末、酒制鳝鱼、鳝鱼皮烧灰末、鳝鱼骨烧灰末、焙鳝鱼头末。

獾　油
Huanyou

为鼬科獾属动物狗獾 *Meles meles* Linnaeus 的脂肪所炼的脂肪油，此为正品。

本动物的鲜肉（獾肉）亦供药用。

【生品用名】 獾肉。

【炮制品用名】 獾油。

糯　稻　根
Nuodaogen

为禾本科稻属一年生草本植物糯稻 *Oryza sativa* L. var. *glutinosa* Matsum. 的根和根茎，此为正品。

本植物的种仁（糯米）、种仁第二次淘洗的米泔水（糯米泔）、茎（糯稻秆）、茎叶（糯稻草）亦供药用。

【生品用名】 糯稻根、糯米、糯稻秆、糯稻草。

【炮制品用名】 糯米粉、炒糯米、麸炒糯米、糯米烧灰、糯米泔、糯稻秆烧灰、糯稻草烧灰。

【特殊要求用名】 鲜糯稻根、陈糯米、糯稻草梢。

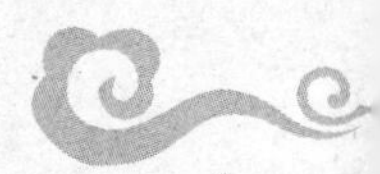

麝 香

Shexiang

为鹿科麝属动物林麝 *Moschus berezovskii* Flerov、马麝 *Moschus sifanicus* Przewalski 或原麝 *Moschus moschiferus* Linnaeus 成熟雄体香囊中的干燥分泌物，此为正品。其中猎捕野麝获取的连皮腺囊的阴干品习称“毛壳麝香”，剖开香囊，除去囊壳的麝香习称“麝香仁”，其中呈块状颗粒者习称“麝香当门子”。

本动物的鲜肉（麝肉）、雄性动物香囊的外层皮（麝香壳）、雄性动物香囊的内层薄皮（麝香银皮）亦供药用。

【生品用名】麝香、麝肉、麝香壳、麝香银皮。

【炮制品用名】麝香末、焙麝肉末、麝香壳末、麝香银皮末。

【特殊要求用名】毛壳麝香、麝香仁、麝香当门子。

【备注】麝香用时宜研碎，通常入丸散膏丹使用，一般不入汤剂，孕妇禁用。目前麝香的人工合成制备品（人工麝香）已研制成功并投入生产，用于临床。

中药名索引

（按拼音排序）

A

阿片　228

阿魏　105

矮地茶　221

矮地茶叶　221

艾纳香　45

艾纳香根　45

艾纳香茎叶　45

艾纳香叶　45

艾片　45

艾实　45

艾叶　45

菴蕳　183

菴蕳子　183

安息香　81

桉叶　163

B

巴豆　41

巴豆壳　41

巴豆树根　41

巴豆叶　41

巴豆油　41

巴戟天　41

八角茴香　2

菝葜　183

菝葜叶　183

白扁豆　60

白唇鹿茸　193

白矾　56

白茯苓　137

白附子　58

白果　56

白果仁　56

白荷花露　160

白花菜　61

白花菜根　61

白花菜叶　61

白花菜子　61

白花蛇舌草　61

白及　54

白降丹　60

白蔹　57

白蔹子　57

白马骨　58

白马骨根　58

白马骨茎叶　58

白马骨叶　58

白马阴茎　23

白曼陀罗根　156

白曼陀罗根皮　156

白曼陀罗全草　156

白曼陀罗叶　156

白曼陀罗子　156

白茅根　59

白茅花　59

白毛藤根　56

白茅叶　59

白茅针　59

白梅　40

白梅肉　40

白面　176

白硇砂　59

白前　57

白屈菜　60

白屈菜根　60

白砂糖　79

白芍　55

白石英　58

白头翁　58

白头翁花　58

白头翁茎叶　58

白头翁全草　58

白头翁叶　58

白臀鹿茸　193

白薇　57

白鲜皮　61

白药子　60

白英　56

白英根　56

白英果　56

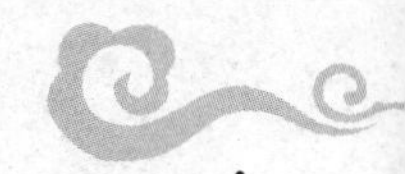

白英叶 56
白芝麻 210
白芷 55
白芷叶 55
白术 54
白术苗 55
百部 71
百草霜 71
百合 71
百合花 71
百合子 71
百药煎 72
柏子仁 122
败酱 120
败酱根 120
斑蝥 199
斑蝥头 200
板蓝根 115
半边莲 64
半夏 64
半夏曲 65
半枝莲 64
半枝莲根 64
蚌粉 133
蚌泪 133
蚌肉 133
暴马子皮 231
北败酱 51
北豆根 51
北刘寄奴 52
北沙参 51
北洋金花 52
荜茇 134
荜茇根 134
荜澄茄 134
壁虎 236
壁虎尾 237
薜荔 236
薜荔根 236
薜荔茎 236
薜荔叶 236
薜荔汁 236
蓖麻根 215
蓖麻叶 215
蓖麻油 215
蓖麻子 215
碧桃干 161
萹蓄 202
萹蓄根 202
萹蓄叶 202
扁豆根 60
扁豆花 60
扁豆藤 60
扁豆叶 60
扁豆衣 60
蝙蝠 128
蝙蝠葛藤 51
蝙蝠葛叶 51
鳖胆 241
鳖甲 241
鳖甲胶 241
鳖卵 241
鳖肉 241
鳖头 241
鳖血 241
鳖脂 241
槟榔 225
槟榔花 225
冰凉花 80
冰片 79
冰糖 79
播娘蒿 201
薄荷 235
薄荷露 236
薄荷脑 236
薄荷叶 236
薄荷油 236
补骨脂 104
布渣叶 49

C

蚕茧 233
蚕沙 233
蚕蜕 233
蚕退纸 233
蚕蛹 233
苍耳草 92
苍耳根 92
苍耳花 92
苍耳叶 92
苍耳子 92
苍术 91
草白前 57
草豆蔻 136
草果 135
草乌 135
草乌叶 135
侧柏根白皮 122
侧柏叶 121
侧柏脂 122
侧柏枝节 122
侧子 16
茶膏 137
茶花 137
茶树根 137
茶树根内层皮 137
茶芽 137
茶叶 137

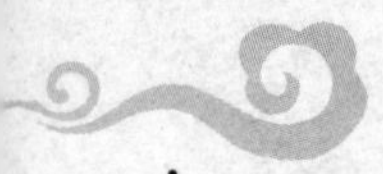

茶子　137
柴胡　163
柴黄姜　164
蟾蜍　241
蟾蜍胆　241
蟾蜍肝　241
蝉花　227
蟾皮　241
蟾舌　241
蟾酥　241
蟾头　241
蝉蜕　227
常山　187
车前草　35
车前子　34
陈仓米　232
陈葫芦瓢　106
陈芥菜卤汁　91
陈皮　105
沉香　103
沉香曲　103
柽柳　70
橙皮　143
橙叶　143
赤茯苓　137
赤砂糖　79
赤芍　88
赤石脂　89
赤小豆　88
赤小豆花　88
赤小豆芽　88
赤小豆叶　88
茺蔚子　172
虫白蜡　73
重楼　152
重楼全草　152
臭椿根　217
臭椿荚　217
臭椿叶　217
臭灵丹草　168
臭灵丹根　168
臭藤子　30
臭梧桐　167
臭梧桐根　168
臭梧桐根皮　168
臭梧桐梗　168
臭梧桐花　168
臭梧桐叶　168
臭梧桐子　168
楮茎　202
楮皮间白汁　202
楮实子　202
楮树白皮　202
楮树根　202
楮叶　202
川贝母　17
川楝子　18
川木通　17
川木香　17
川牛膝　18
穿山甲　156
穿山龙　156
川射干　18
川乌　16
穿心莲　157
穿心莲叶　157
川芎　16
垂盆草　121
椿白皮　217
春柴胡　164
椿皮　217
春砂花　147
慈姑　222
慈姑花　222
慈姑叶　222
雌黄　226
磁石　226
刺桐花　175
刺桐叶　175
刺猬皮　116
刺猬油　116
刺五加　115
刺五加叶　116
葱白　201
葱花　201
葱实　201
葱须　201
葱叶　201
葱汁　201
粗叶榕根　32
酢浆草　203

D

大豆根　197
大豆黄卷　197
大腹毛　225
大腹皮　225
大高良姜　85
大黄　9
大黄茎　9
大蓟　10
大蓟根　10
大金钱白花蛇　125
大麦　87
大麦秸　87
大麦苗　87
大青盐　10
大青叶　115

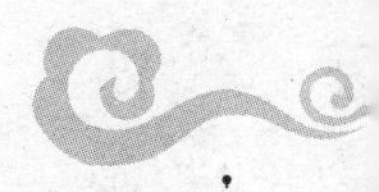

大蒜　9
大血藤　10
大血藤根　10
大叶紫珠　11
大叶紫珠根　11
大叶紫珠叶　11
大枣　9
大枣肉　9
大皂角　99
玳玳花　132
玳玳花枳壳　132
黛蛤散　109
玳瑁　132
玳瑁肉　132
带皮茯苓　137
带心石莲肉　160
丹参　39
胆矾　154
淡豆豉　196
淡花当药　197
淡竹根　75
淡竹壳　75
淡竹笋　75
淡竹叶　196
淡竹叶全草　196
当归　72
当药　72
党参　164
刀豆　4
刀豆根　4
刀豆荚　4
刀豆壳　4
稻草　232
稻秆　232
稻谷芒　232
倒扣草　7
稻米露　232
稻米皮糠　232
稻米皮糠油　232
稻芽　232
灯心草　81
灯心草根　81
灯心草全草　81
灯盏细辛　81
地耳草　67
地枫皮　67
地肤苗　68
地肤子　68
地骨皮　68
地黄　66
地黄花　67
地黄实　67
地黄叶　67
地锦草　68
地骷髅　159
地龙　66
地笋　130
地榆　67
地榆叶　67
滇鸡血藤　223
颠茄草　236
颠茄根　236
丁公藤　1
丁香　1
丁香根　1
丁香露　1
丁香树皮　1
丁香油　1
丁香枝　1
冬虫夏草　63
冬瓜　62
冬瓜皮　62
冬瓜瓤　62
冬瓜肉　62
冬瓜藤　62
冬瓜叶　62
冬瓜子　62
冬瓜子仁　62
冬葵根　63
冬葵果　63
冬葵叶　63
冬葵子　63
冬凌草　63
冬青根皮　53
冬青皮　53
冬青树皮　53
冬青子　53
豆豉姜　135
豆腐　197
豆腐泔水　197
豆腐浆　197
豆腐皮　197
豆腐渣　197
豆黄　197
豆蔻　95
豆蔻花　95
豆蔻仁　95
豆油　197
独活　154
独行菜　201
独一味　154
独一味根　155
独一味全草　155
杜仲　94
杜仲叶　94
断血流　195
断血流全草　196

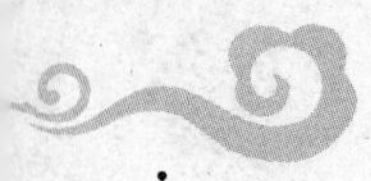

E

阿胶 105
鹅不食草 211
鹅管钟乳石 150
莪术 160
儿茶 3

F

翻白草 240
翻白草根 241
番石榴干 212
番石榴根 212
番石榴根皮 212
番石榴果 212
番石榴树皮 212
番石榴叶 212
番石榴子 212
番泻叶 212
防风 83
防风花 83
防风叶 83
防己 82
飞扬草 22
榧根皮 224
榧花 224
榧枝叶 224
榧子 224
榧子仁 224
分心木 162
粉萆薢 171
粉葛 171
粉葛粉 171
粉葛谷 171
粉葛花 171
粉葛蔓 171
粉葛叶 171
蜂毒 220
蜂房 220
蜂胶 220
蜂蜡 220
蜂蜜 220
蜂乳 220
枫香树根 219
枫香树皮 219
枫香树叶 219
枫香脂 219
凤凰衣 106
凤尾草 40
凤尾草根 40
凤尾草根茎 40
凤尾草叶 40
凤仙根 155
凤仙花 155
凤仙透骨草 155
凤仙叶 155
佛手 100
佛手根 100
佛手花 100
佛手露 100
伏龙肝 76
扶芳藤 95
扶芳藤茎 95
扶芳藤茎皮 95
扶芳藤叶 95
浮海石 176
茯苓 136
茯苓皮 137
浮萍 176
茯神 137
茯神木 137
浮石 175
浮小麦 176
覆盆子 240
覆盆子根 240
覆盆子叶 240
蝮蛇 189
蝮蛇毒 189
蝮蛇骨 189
蝮蛇皮 189
蝮蛇脂 189
腹水草 222
鳆鱼 47
附子 16

G

甘草 44
甘草节 44
甘草梢 44
甘草头 44
干姜 53
干姜皮 53
甘菊花露 185
干漆 6
甘松 44
甘遂 44
甘蔗 79
杠板归 94
杠板归根 94
杠板归全草 94
杠板归叶 94
高良姜 169
高山辣根菜 170
高山辣根菜全草 170
藁本 237
葛粉 200
葛根 200
葛谷 200
葛花 200

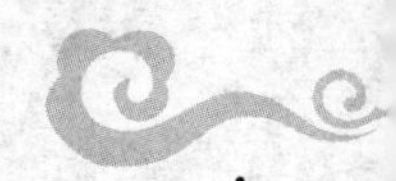

蛤蚧 210
蛤蚧尾 210
葛蔓 200
蛤壳 210
葛叶 200
功劳木 43
功劳子 43
钩藤 150
钩藤根 150
钩藤钩 150
枸骨根 144
枸骨嫩叶 144
枸骨树皮 144
枸骨叶 144
枸骨枝叶 144
枸骨子 144
狗脊 127
狗脊贯众 127
狗脊贯众鳞片 127
枸杞叶 68
枸杞子 144
谷精草 101
骨碎补 149
谷芽 100
谷芽露 100
羖羊角 170
瓜蒌 62
瓜蒌茎叶 62
瓜蒌皮 62
瓜蒌子 62
瓜子金 62
拐枣 143
关白附 80
关黄柏 80
关木通 80
贯叶金丝桃 131
贯叶金丝桃全草 132
贯叶金丝桃叶 132
贯叶金丝桃叶尖 132
光白扁豆 60
广东紫珠 20
广东紫珠叶 20
广防己 19
广藿香 19
广藿香梗 19
广藿香叶 19
广金钱草 20
广金钱草全草 20
广枣 19
广枣根 19
广枣核 19
广枣仁 19
龟胆汁 101
龟甲 101
龟甲胶 101
龟肉 101
龟血 101
鬼箭羽 153
鬼箭羽茎皮 153
鬼箭羽枝叶 153
鬼针草 152
鬼针草全草 152
桂枝 73
桂枝尖 73
桂枝木 73

H

哈蟆油 149
哈士蟆 149
海豹油 175
海带根 118
海风藤 174
海狗肾 174
海金沙 174
海金沙草 174
海金沙根 174
海金沙藤 174
海金沙叶 174
海龙 173
海马 173
海螵蛸 175
海松子 115
海松子仁 115
海桐皮 175
海藻 174
蚶肉 35
寒水石 213
汉中防己 65
诃子 104
诃子核 104
诃子肉 104
诃子叶 104
荷梗 160
合欢花 78
合欢米 78
合欢皮 78
何首乌 98
核桃楸果 162
核桃楸果皮 162
核桃楸果仁 162
核桃楸皮 162
核桃仁 162
荷叶 160
荷叶蒂 160
鹤虱 234
鹤虱风 140
黑大豆 197
黑大豆花 197

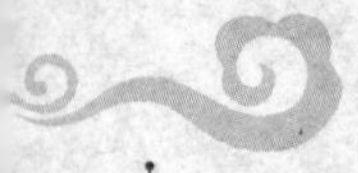

黑大豆皮　197
黑大豆叶　197
黑豆馏油　197
黑芝麻　210
黑种草　211
黑种草子　211
荭草　42
荭草根　42
荭草花　42
荭草叶　42
红大戟　84
红大戟全草　84
红豆蔻　85
红粉　84
红粉底　84
红花　83
红花龙胆　86
红花龙胆根　86
红花苗　83
红花子　83
红景天　86
洪连　155
洪连根　155
洪连叶　155
红娘子　85
红芪　83
红曲　83
红升丹　84
红药子　85
猴枣　212
厚朴　146
厚朴果　146
厚朴花　146
湖北贝母　212
胡黄连　138
胡椒　138
葫芦　106
胡芦巴　138
葫芦花　106
葫芦瓤　106
葫芦须　106
葫芦秧　106
葫芦叶　106
葫芦子　106
胡桃　162
胡桃根　162
胡桃根皮　162
胡桃果　162
胡桃花　162
胡桃壳　162
胡桃青皮　162
胡桃树皮　162
胡桃叶　162
胡桃油　162
胡桃枝　162
胡颓子　139
胡颓子根　139
胡颓子叶　139
虎刺　117
虎刺根　117
虎耳草　118
虎耳草叶　118
琥珀　199
虎杖　117
虎杖叶　117
槲寄生　231
花椒　90
花椒根　90
花椒茎　90
花椒叶　90
花蕊石　90
华山参　77
滑石　213
化橘红　38
槐白皮　218
槐根　218
槐花　218
槐胶　218
槐角　218
槐米　218
槐叶　218
槐枝　218
槐枝沥　218
獾肉　242
獾油　242
黄柏　180
黄大豆　197
黄独零余子　182
黄花铁线莲　182
黄花铁线莲叶　182
黄精　180
黄荆根　181
黄荆根皮　181
黄荆沥　182
黄荆叶　181
黄荆枝　181
黄荆子　181
黄连　180
黄连须　180
黄连叶　180
黄连渣　180
黄明胶　37
黄牛角　37
黄芪　179
黄芪茎叶　179
黄芩　179
黄芩子　179
黄山药　181

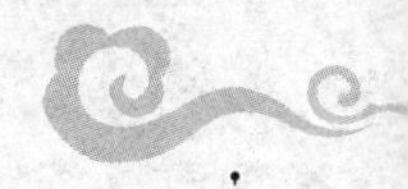

黄梢蛇 189
黄蜀葵根 182
黄蜀葵花 182
黄蜀葵茎 182
黄蜀葵茎皮 182
黄蜀葵叶 182
黄蜀葵子 182
黄藤 181
黄藤根 181
黄藤叶 181
黄药子 182
火麻仁 41
火腿 192

J

鸡肠 106
鸡胆 106
鸡胆汁 106
鸡肝 106
鸡骨草 107
鸡冠花 107
鸡冠花全草 107
鸡冠苗 107
鸡冠子 107
鸡翮羽 107
鸡脑 106
鸡内金 106
鸡肉 106
鸡屎白 106
鸡嗉 106
鸡头 106
积雪草 167
积雪草叶 167
鸡血 106
鸡血藤 107
鸡子 106
鸡子白 106
鸡子黄 106
鸡子黄油 107
鸡子壳 106
棘刺花 225
蒺藜 216
蒺藜根 216
蒺藜花 216
蒺藜苗 216
急性子 155
棘叶 225
棘针 225
荠菜 137
荠菜根 137
荠菜花 137
荠菜子 137
鲫鱼 233
鲫鱼胆 234
鲫鱼骨 234
鲫鱼脑 234
鲫鱼肉 234
鲫鱼头 234
鲫鱼子 234
荚果蕨贯众 134
夹竹桃 72
夹竹桃花 72
夹竹桃叶 72
夹竹桃枝皮 72
剪口连 180
建曲 131
僵蚕 232
姜黄 116
姜露 53
姜叶 53
僵蛹 233
降香 131
椒目 90
绞股蓝 158
接骨木 186
接骨木根 187
接骨木根皮 187
接骨木花 187
接骨木叶 187
桔梗 161
桔梗芦头 161
芥菜 91
芥菜杆 91
芥菜叶 91
芥子 91
金沸草 122
津枸杞子 68
筋骨草 211
金果榄 122
金环蛇 189
金莲花 123
金龙胆草 125
金礞石 124
金钱白花蛇 125
金钱草 123
金钱松叶 7
金荞麦 123
金荞麦茎叶 123
金荞麦全草 123
金荞麦叶 123
金铁锁 123
金银花 124
金银花露 124
金银花叶 124
金银花子 124
金樱根 124
金樱花 124
金樱叶 124

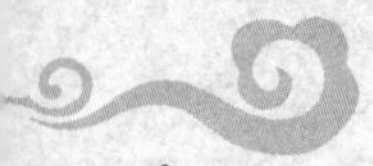

金樱子　124

金樱子肉　124

金针菜　202

金针菜全草　202

锦灯笼　221

京大戟　128

粳谷奴　232

荆芥　133

荆芥根　133

荆芥穗　133

荆芥叶　133

粳米　232

粳米泔　232

粳米油　232

韭菜　148

韭菜根　148

韭菜子　148

九节菖蒲　4

九里香　3

九里香根　3

九里香花　3

九里香叶　3

九香虫　3

救必应　187

驹胞衣　23

橘　105

橘白　105

橘饼　106

橘根　105

橘核　105

橘红　105

橘红珠　39

菊花　185

菊花根　185

菊花苗　185

菊花叶　185

菊苣　184

菊苣根　184

橘络　105

橘叶　105

卷柏　129

爵床　238

决明根　79

决明花　79

决明全草　79

决明叶　79

决明子　79

K

糠谷老　238

榼藤　224

榼藤子　224

壳砂仁　147

苦地丁　112

苦丁茶　111

苦楝花　113

苦楝皮　113

苦楝叶　113

苦楝枝叶　113

苦楝子　113

苦木　111

苦木根　111

苦木木　111

苦木叶　111

苦木枝　111

苦参　111

苦参实　111

苦石莲　112

苦树皮　111

苦杏仁　113

苦玄参　112

苦竹根　113

苦竹沥　113

苦竹茹　113

苦竹笋　113

苦竹叶　112

款冬花　200

昆布　118

昆明山海棠　118

昆明山海棠根皮　119

昆明山海棠茎枝　119

昆明山海棠木心　119

L

辣椒　228

辣椒根　228

辣椒茎　228

辣椒叶　228

莱菔　159

莱菔叶　159

莱菔子　159

蓝桉根皮　163

蓝桉果　163

蓝布正　215

蓝布正根　215

蓝布正花　215

蓝布正叶　215

蓝刺头　153

蓝靛　109

烂茶叶　137

狼毒　169

老鹳草　66

老鹳草根　66

老丝瓜　66

老鸦胆根　148

老鸦胆叶　148

雷公藤　219

雷公藤根　219

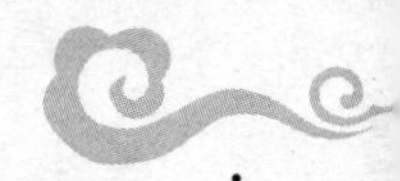

雷公藤根皮 219
雷公藤叶 219
雷丸 218
梨 191
梨花 191
藜芦 239
梨木灰 191
梨木皮 191
梨皮 191
梨树根 191
梨叶 191
梨枝 191
鲤鱼 233
鲤鱼肠 233
鲤鱼齿 233
鲤鱼胆 233
鲤鱼鳞 233
鲤鱼目 233
鲤鱼脑 233
鲤鱼皮 233
鲤鱼肉 233
鲤鱼血 233
鲤鱼脂 233
荔枝 139
荔枝草 139
荔枝草根 139
荔枝草全草 139
荔枝根 139
荔枝核 139
荔枝花 139
荔枝壳 139
荔枝肉 139
荔枝叶 139
莲房 160
莲花 160
连皮草果 135
连钱草 97
连翘 96
连翘根 96
连翘茎叶 96
莲须 160
莲衣 160
莲子 159
莲子肉 160
莲子心 160
两面针 96
两面针根皮 96
两面针枝叶 96
两头尖 96
蓼大青叶 224
蓼蓝花 224
蓼蓝全草 224
蓼蓝实 224
铃兰 166
鲮鲤肉 156
凌霄花 169
羚羊角 195
羚羊肉 195
灵药渣 84
零余子 11
灵芝 104
灵芝孢子粉 104
硫黄 204
柳白皮 145
柳根 145
柳根皮 145
柳根须 145
柳花 145
柳树皮 145
柳屑 145
柳絮 145
柳叶 145
柳枝 145
柳枝皮 145
六轴子 129
龙齿 49
龙胆 49
龙骨 49
龙葵 50
龙葵根 50
龙葵果 50
龙葵茎叶 50
龙葵叶 50
龙葵子 50
龙脷叶 50
龙脷叶花 50
龙眼根 50
龙眼根二层皮 50
龙眼根皮 50
龙眼核 50
龙眼花 50
龙眼壳 50
龙眼肉 50
龙眼树二层皮 50
龙眼树皮 50
龙眼叶 50
蝼蛄 231
漏篮子 16
漏芦 229
炉甘石 129
芦根 93
芦花 93
芦荟 93
芦荟根 93
芦荟花 93
芦荟叶 93
芦茎 93
芦笋 93

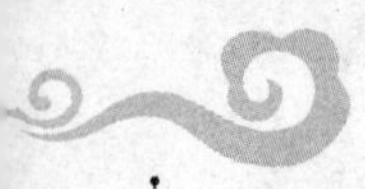

芦苇箨 93
芦叶 93
鹿鞭 193
鹿齿 193
鹿胆 193
鹿骨 193
鹿角 193
鹿角胶 193
鹿角霜 193
鹿筋 193
路路通 219
鹿皮 193
鹿茸 193
鹿茸血 193
鹿肉 193
鹿髓 193
鹿胎 193
鹿蹄肉 193
鹿头肉 193
鹿尾 193
鹿衔草 194
鹿心 193
鹿血 193
鹿靥 193
鹿脂 193
驴骨 105
驴骨髓 105
驴毛 105
驴肉 105
驴乳 105
驴蹄 105
驴头 105
驴阴茎 105
驴脂 105
葎草 200
葎草叶 201
绿豆 199
绿豆粉 199
绿豆花 199
绿豆皮 199
绿豆芽 199
绿豆叶 199
罗布麻根 120
罗布麻叶 120
萝芙木 184
萝芙木茎叶 184
萝芙木叶 184
罗汉果 119
罗汉果根 119
罗汉果叶 119
萝藦 183
萝藦根 183
萝藦茎藤 183
萝藦茎叶 183
萝藦子 183
络石藤 158

M

麻蕡 41
麻根 41
麻花 41
麻黄 193
麻黄根 193
麻皮 41
麻叶 41
马宝 23
马鞭草 25
马鞭草根 25
马鞭草全草 25
马勃 23
马齿 23
马齿苋 24
马齿苋根 24
马齿苋全草 24
马齿苋子 24
马兜铃 24
马肝 23
马骨 23
马蔺 25
马蔺根 25
马蔺花 25
马蔺子 25
马皮 23
马鬐膏 23
马钱子 24
马肉 23
马乳 23
马乳酪 23
马蹄甲 23
马尾连 23
马心 23
马悬蹄 23
蚂蚁 149
马鬃 23
麦冬 86
麦冬须 86
麦饭石 87
麦芽 87
满山红 222
满山红根 223
满山红油 223
蔓荆叶 224
蔓荆子 223
芒硝 69
猫爪草 192
猫爪草全草 192
猫爪草叶 192
毛冬青 38

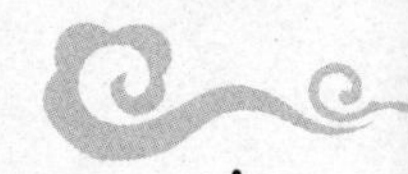

毛冬青叶 38
毛冬青枝叶 38
毛诃子 38
毛曼陀罗根 52
毛曼陀罗根皮 52
毛曼陀罗全草 52
毛曼陀罗叶 52
毛曼陀罗子 52
梅根 40
梅根皮 40
梅梗 40
梅核仁 40
玫瑰根 111
玫瑰花 110
玫瑰露 111
梅花 40
梅花冰片 185
梅叶 40
美商陆叶 195
美商陆子 195
虻虫 148
猕猴梨根 192
猕猴梨叶 192
猕猴桃 192
猕猴桃根 192
猕猴桃藤 192
猕猴桃叶 192
猕猴桃枝叶 192
蘼芜 16
蜜蜂房 220
蜜蜂子 220
密蒙花 197
密陀僧 166
绵萆薢 198
棉花 203
棉花根 203
棉花根皮 203
棉花壳 203
棉花油 203
棉花子 202
绵马贯众 198
櫋芽 94
明党参 119
墨旱莲 232
没食子 103
没药 103
牡丹花 98
牡丹皮 98
母丁香 1
牡荆根 98
牡荆茎 98
牡荆茎叶 98
牡荆沥 98
牡荆叶 98
牡荆油 98
牡荆子 98
牡蛎 97
牡蛎肉 97
木鳖根 31
木鳖子 31
木防己 30
木防己花 30
木防己藤 30
木芙蓉根 32
木芙蓉根皮 32
木芙蓉花 32
木芙蓉叶 32
木瓜 29
木瓜根 29
木瓜核 29
木瓜花 29
木瓜树皮 29
木瓜枝 29
木蝴蝶 31
木蝴蝶树皮 31
木槿根 31
木槿根皮 31
木槿花 31
木槿皮 31
木槿叶 31
木槿子 31
木馒头 236
木棉根 30
木棉根皮 30
木棉花 30
木棉皮 30
木通 30
木通根 30
墓头回 215
木香 29
木贼 29

N

南板蓝根 142
南板蓝叶 142
南荜澄茄 141
南瓜 140
南瓜蒂 140
南瓜根 140
南瓜花 140
南瓜瓤 140
南瓜藤 140
南瓜须 140
南瓜叶 140
南瓜子 140
南瓜子油 140
南鹤虱 140
南刘寄奴 141

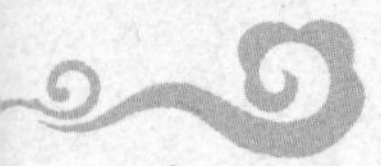

南刘寄奴穗实 141
南沙参 140
南蛇簕根 112
南蛇簕苗 112
南酸枣树二层皮 19
南五味子 141
南五味子根 141
闹羊花 129
嫩丝瓜 66
牛蒡根 37
牛蒡茎叶 37
牛蒡叶 37
牛蒡子 37
牛胞衣 37
牛鼻 37
牛鞭 36
牛草结 37
牛肠 37
牛齿 37
牛胆 37
牛胆汁 37
牛肚 37
牛肺 37
牛肝 37
牛骨 37
牛喉咙 37
牛黄 36
牛角䚡 37
牛筋 37
牛口涎 37
牛酪 37
牛脑 37
牛皮 37
牛脾 37
牛肉 37
牛乳 37
牛肾 37
牛酥 37
牛髓 37
牛蹄甲 37
牛膝 36
牛膝茎 36
牛膝茎叶 36
牛膝叶 36
牛血 37
牛靥 37
牛脂 37
女贞根 20
女贞皮 20
女贞叶 20
女贞枝叶 20
女贞子 20
糯稻草 242
糯稻秆 242
糯稻根 242
糯米 242
糯米泔 242

O

藕 160
藕粉 160
藕节 160
藕蔤 160

P

盘肠草 140
盘羊角 12
胖大海 154
佩兰 122
佩兰花 122
佩兰叶 122
硼砂 218
蟛蜞菊 240
砒石 146
砒霜 146
枇杷 114
枇杷根 114
枇杷核 114
枇杷花 114
枇杷木白皮 114
枇杷肉 114
枇杷叶 114
枇杷叶露 114
片姜黄 160
平贝母 51
蒲棒 216
蒲公英 216
蒲黄 216
蒲黄滓 216
蒲蒻 216
朴硝 69

Q

漆姑草 228
漆树根 6
漆树木心 6
漆树皮 6
漆叶 6
漆子 6
奇蒿 141
蕲蛇 230
蕲蛇目睛 230
蕲蛇肉 230
蕲蛇头 230
铅 166
铅丹 166
铅粉 166
铅灰 166

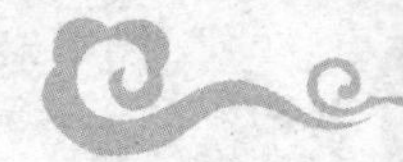

千斤拔 15
千金子 15
千金子仁 16
千里光 15
千年健 15
牵牛子 147
铅霜 166
千子连 180
前胡 155
茜草 134
茜草藤 134
茜草叶 134
芡实 92
芡实根 92
芡实茎 92
芡实叶 92
羌活 102
蜣螂 221
蔷薇根 223
蔷薇花 223
蔷薇露 223
蔷薇叶 223
蔷薇枝 223
蔷薇子 223
茄蒂 114
茄根 114
茄梗 114
茄花 114
茄稞虫 114
茄秧 114
茄叶 114
茄子 114
秦艽 158
秦皮 158
青黛 109
轻粉 147
青风藤 109
青果 108
青果根 108
青果核 108
青果露 108
青果仁 108
青蒿 108
青蒿蠹虫 108
青蒿根 108
青蒿梗 108
青蒿露 108
青蒿叶 108
青蒿子 108
青胡桃果 162
青梅 40
青礞石 110
青木香 24
青皮 105
青萍 108
青蒜 9
蜻蜓 227
青葙 110
青葙根 110
青葙花 110
青葙茎叶 110
青葙全草 110
青葙子 110
青羊胆 12
青羊胆汁 12
青叶胆 109
苘麻 114
苘麻根 114
苘麻果 114
苘麻叶 114
苘麻子 114
瞿麦 240
瞿麦穗 240
全蝎 78
拳参 170

R

人工牛黄 36
人工培植牛黄 36
人尿 207
人乳汁 207
人参 2
人参花 2
人参芦 2
人参条 2
人参须 2
人参叶 2
人参子 2
人指甲 207
人中白 207
人中黄 207
忍冬藤 124
榕树果 225
榕树胶汁 225
榕树皮 225
榕树须 225
榕树叶 225
肉苁蓉 74
肉豆蔻 74
肉豆蔻衣 74
肉桂 73
肉桂叶 73
肉桂油 73
肉桂子 73
乳香 125
软枣子 192
蕤核仁 230
蕤仁 230

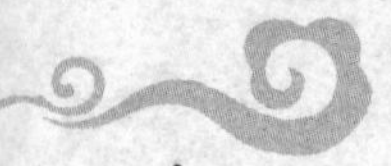

瑞香根 214
瑞香根皮 214
瑞香花 214
瑞香狼毒 214
瑞香树皮 214
瑞香叶 214
瑞香枝叶 214

S

三白草 5
三白草根 5
三白草叶 5
三颗针 5
三颗针根皮 5
三颗针茎 5
三颗针茎皮 5
三颗针全株 5
三棱 5
三七 4
三七花 4
三七叶 4
桑白皮 178
桑柴灰 178
桑耳 178
桑根 178
桑寄生 178
桑沥 178
桑皮汁 178
桑螵蛸 178
桑椹 178
桑椹酒 178
桑霜 178
桑叶 177
桑叶露 178
桑叶汁 178
桑瘿 178
桑枝 178
莎草 150
沙棘 102
砂仁 147
砂仁壳 147
砂仁米 147
沙苑子 102
山苍子叶 135
山慈菇 14
山慈菇花 14
山慈菇茎叶 14
山慈菇叶 14
山豆根 13
珊瑚 133
珊瑚鹅管石 133
山林果皮 188
山绿茶 14
山麦冬 13
山柰 12
山柰叶 12
山忍冬藤 14
山香圆根 15
山香圆叶 14
山羊肝 12
山羊角 12
山羊肉 12
山羊血 12
山羊油 12
山药 11
山药藤 11
山银花 14
山银花子 14
山楂 12
山楂糕 12
山楂根 12
山楂核 12
山楂花 12
山楂木 12
山楂肉 12
山楂叶 12
山茱萸 13
鳝鱼 242
鳝鱼骨 242
鳝鱼皮 242
鳝鱼肉 242
鳝鱼头 242
鳝鱼血 242
商陆 194
商陆花 195
商陆叶 195
蛇床子 190
蛇胆 189
蛇胆汁 189
蛇莓 189
蛇莓根 189
蛇莓叶 189
蛇蜕 189
射干 168
麝肉 243
射罔 135
麝香 243
麝香壳 243
麝香银皮 243
伸筋草 99
神曲 157
肾精子 37
肾炎草 118
生姜 53
生姜皮 53
升麻 38
生漆 6
蓍草 214

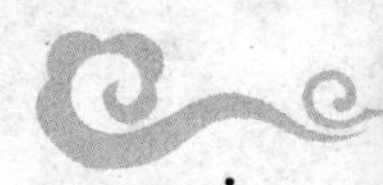

蓍实　214

石菖蒲　48

石菖蒲花　48

石菖蒲全株　48

石菖蒲叶　48

十大功劳根　43

十大功劳树皮　43

十大功劳叶　43

石吊兰　47

石膏　46

石斛　46

石见穿　46

石见穿根　47

石见穿叶　47

石决明　47

石莲肉　160

石莲子　160

石榴根　48

石榴根内层皮　48

石榴根皮　48

石榴花　48

石榴皮　48

石榴叶　48

石榴子　48

石楠　48

石楠根　48

石楠根皮　48

石楠实　48

石南藤　47

石南藤全株　47

石南藤叶　47

石楠叶　48

石首鱼　126

石首鱼胆　126

石首鱼头　126

石首鱼鲞　126

石韦　45

石韦根　46

石韦毛　46

使君子　121

使君子根　121

使君子仁　121

使君子叶　121

柿饼　145

柿蒂　145

柿根　145

柿根皮　145

柿花　145

柿木皮　145

柿皮　145

柿漆　145

柿霜　145

柿叶　145

柿子　145

首乌茎叶　98

首乌藤　98

首乌叶　98

秫米　100

鼠妇　222

蜀漆　187

薯蓣　11

霜茶叶　137

水飞蓟　42

水红花子　42

水鹿茸　193

水牛角　42

水牛尾　37

水蛭　42

丝瓜　65

丝瓜蒂　65

丝瓜根　65

丝瓜花　65

丝瓜络　65

丝瓜皮　65

丝瓜藤　65

丝瓜叶　65

丝瓜子　65

丝瓜子仁　65

四季青　53

松笔头　115

松根　115

松花　115

松花粉　115

松节油　115

松木皮　115

松球　115

松塔　115

松香　115

松叶　115

松油　115

松针　115

苏合香　94

苏木　93

粟糠　100

粟米　100

粟米泔汁　100

酸浆　221

酸浆根　221

酸石榴　48

酸枣根　225

酸枣根皮　225

酸枣仁　225

酸枣肉　225

酸枣树皮　225

蒜梗　9

娑罗子　172

锁阳　211

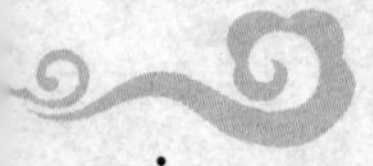

T

太子参　34
檀香　237
檀香泥　238
檀香油　238
螳螂　178
桃根　161
桃根白皮　161
桃花　161
桃胶　161
桃茎白皮　161
桃毛　161
桃仁　161
桃叶　161
桃叶芯　161
桃枝　161
桃子　161
藤黄　239
醍醐　37
体外培育牛黄　36
天冬　26
天花粉　62
天浆壳　183
天葵草　27
天葵种子　27
天葵子　27
天罗水　65
天麻　26
天麻茎叶　26
天麻子　26
天名精　234
天名精叶　234
天南星　27
天然冰片　28
天山雪莲　28
天仙藤　24
天仙子　26
天雄　16
天竺黄　27
甜橙　143
甜瓜　190
甜瓜蒂　190
甜瓜根　190
甜瓜花　190
甜瓜茎　190
甜瓜皮　190
甜瓜叶　190
甜瓜子　190
甜石榴　48
铁　165
铁冬青根皮　187
铁粉　165
铁华粉　165
铁浆　165
铁精　165
铁落　165
铁皮石斛　165
铁丝灵仙　166
铁锈　165
葶苈子　201
通草　177
通关藤　177
通关藤根　177
通关藤叶　177
通花根　177
通花根皮　177
通花花　177
通脱木花上粉　177
潼蒺藜　102
透骨草　167
透骨草根　167
透骨香　167
透骨香根　167
土阿魏　168
土贝母　6
土鳖虫　8
土大黄　6
土大黄叶　6
土茯苓　8
土藿香　8
土藿香梗　8
土藿香露　8
土藿香叶　8
土荆皮　7
土麦冬　7
土木香　6
土牛膝　7
兔肝　195
兔骨　195
兔脑　195
兔皮毛　195
兔肉　195
菟丝　184
菟丝子　184
兔胎　195
兔头骨　195
兔血　195
豚卵　191

W

瓦楞子　35
瓦松　35
瓦松全草　35
万年青　11
万年青花　11
万年青叶　11
王不留行　25
望月砂　195

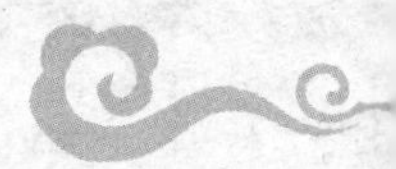

威灵仙 145
威灵仙全株 146
威灵仙叶 146
委陵菜 121
委陵菜根 121
猬胆 116
猬胆汁 116
卫矛 153
猬脑 116
猬肉 116
猬心肝 116
猬脂 116
文蛤肉 210
莴苣 161
莴苣叶 161
莴苣子 160
乌梅 40
乌梅肉 40
巫山淫羊藿 95
巫山淫羊藿根 95
乌梢蛇 40
乌梢蛇肉 40
乌蛇膏 40
乌蛇卵 40
乌蛇皮 40
乌头附子尖 16
乌药 39
乌药叶 39
乌药子 39
乌鱼蛋 175
乌贼鱼腹中墨 175
乌贼鱼墨囊 175
乌贼鱼肉 175
蜈蚣 219
梧桐白皮 185
梧桐根 185
梧桐花 185
梧桐叶 185
梧桐子 185
芜荑 89
芜荑酱 89
吴茱萸 97
吴茱萸根 97
吴茱萸根白皮 97
吴茱萸根皮 97
吴茱萸叶 97
五倍子 33
五倍子苗 34
五倍子内虫 34
五谷虫 32
五谷虫蜕 33
五加果 32
五加皮 32
五加叶 32
五灵脂 33
五味子 33
五香血藤 141
五爪龙 32
五指毛桃 34
五指毛桃果 34

X

西瓜 70
西瓜翠 70
西瓜根叶 70
西瓜皮 69
西瓜霜 70
西瓜藤 70
西瓜叶 70
西瓜子壳 70
西瓜子仁 70
西河柳 70
西河柳花 70
西河柳叶 70
西红花 70
菥蓂 179
菥蓂全草 179
菥蓂子 179
西青果 104
锡生藤 69
蟋蟀 238
豨莶草 226
豨莶根 226
豨莶果 226
豨莶叶 226
西洋参 70
西洋参花 71
西洋参茎叶 71
西洋参尾 71
西洋参须 71
细辛 131
霞天膏 37
夏枯草 163
夏枯草露 163
夏枯草全草 163
夏天无 163
夏天无全草 163
仙鹤草 54
仙鹤草根 54
仙鹤草芽 54
仙茅 53
籼米 232
仙人掌 54
仙人掌花 54
仙人掌子 54
仙人杖 75
鲜泽漆白浆 130
香椿根皮 217

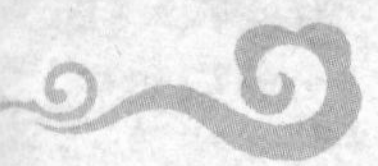

香椿花　217
香椿树皮　217
香椿树油　217
香椿叶　217
香椿枝叶　217
香椿子　217
香附　150
香加皮　151
香排草　152
香排草根　152
香蒲　216
香薷　151
相思藤　142
相思子　142
相思子根　142
香橼　151
香橼根　151
香橼露　151
香橼叶　151
香樟根　28
香樟根二层皮　28
消石　173
小驳骨　21
小驳骨根　21
小驳骨全草　21
小草　88
小粉　176
小茴香　22
小茴香根　22
小茴香茎叶　22
小茴香全草　22
小茴香叶　22
小蓟　21
小蓟根　21
小蓟全草　21
小蓟叶　21
小麦　176
小麦麸　176
小麦苗　176
小通草　22
小通草根　22
小通草叶　22
小叶莲　21
小叶莲根　21
蝎尾　78
缬草　234
薤白　235
薤叶　235
辛夷　101
杏花　113
杏树根　113
杏树皮　113
杏叶　113
杏枝　113
杏子　113
熊胆　229
熊骨　229
雄黄　204
雄鸡口涎　106
熊筋　229
熊脑　229
熊肉　229
熊掌　229
熊脂　229
徐长卿　168
徐长卿全草　168
续断　198
续随子茎中白汁　16
续随子叶　16
萱草根　201
萱草嫩苗　202
旋覆花　194
旋覆花根　194
玄精石　46
玄明粉　69
玄参　63
雪莲花　186
血竭　78
血余炭　207
寻骨风　82
寻骨风根　82

Y

鸦胆子　148
鸦胆子仁　148
鸭跖草　165
鸭跖草全草　165
鸭跖草叶　165
亚乎奴　69
亚麻　69
亚麻根　69
亚麻叶　69
亚麻子　69
岩白菜　119
岩白菜全草　119
盐肤木根　34
盐肤木根皮　34
盐肤木花　34
盐肤木皮　34
盐肤木叶　34
盐肤子　34
延胡索　76
眼镜蛇　189
眼镜蛇毒　189
眼镜蛇鲜血　189
燕窝　234
芫花　89
芫花根　89

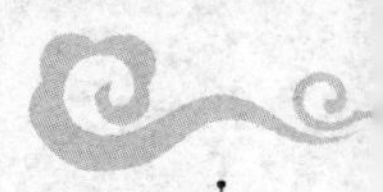

芫花根二层皮 89
芫花根皮 89
芫荽 90
芫荽根 90
芫荽茎 90
芫荽苗 90
芫荽子 90
羊胆 170
羊肚 170
羊耳朵叶 198
羊肺 170
羊肝 170
羊骨 170
羊胲子 170
羊黄 170
洋金花 156
羊酪 170
羊脑 170
羊脬 170
羊皮 170
阳起石 82
羊肉 170
羊乳 170
羊肾 170
羊酥 170
羊髓 170
羊胎 170
羊头蹄 170
羊外肾 170
羊心 170
羊须 170
羊血 170
羊靥 170
羊胰 170
羊脂 170
羊踯躅根 129
野胡萝卜根 140
野胡萝卜叶 140
野菊 188
野菊根 188
野菊花 188
野菊茎叶 188
野马追 188
野马追全草 188
野木瓜 188
野木瓜根 188
野木瓜根皮 188
野木瓜果 188
野木瓜叶 188
野山楂 187
野山楂根 188
野山楂核 188
野山楂木 188
野山楂叶 188
夜明砂 128
叶上珠 22
叶上珠根 22
叶下珠 53
叶下珠根 53
叶下珠叶 53
伊贝母 77
一枝黄花 1
一枝黄花根 1
饴糖 128
益母草 172
益母草根 172
益母草花 172
益母草叶 172
翼首草 239
翼首草根 239
薏苡根 235
薏苡仁 235
薏苡叶 235
益智 171
益智壳 171
益智仁 171
茵陈 136
殷孽 150
银柴胡 190
银杏根 56
银杏根皮 56
银杏叶 56
淫羊藿 196
淫羊藿根 196
隐豚卵 191
罂粟 228
罂粟壳 228
罂粟嫩苗 228
樱桃 231
樱桃根 231
樱桃核 230
樱桃核仁 231
樱桃花 231
樱桃水 231
樱桃叶 231
樱桃枝 231
硬紫草 203
油柑根 100
油柑树皮 100
油柑叶 100
油胡桃 162
油松节 115
柚 39
柚根 39
柚核 39
柚花 39
柚皮 39
柚叶 39

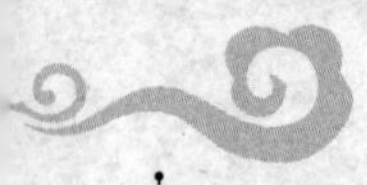

鱼鳔　126
余甘子　100
鱼脑石　126
鱼腥草　127
鱼腥草根　127
鱼腥草根茎　127
鱼腥草叶　127
禹余粮　153
禹州漏芦　153
玉芙蓉　54
郁金　116
郁李根　117
郁李仁　117
玉米花　43
玉米须　43
玉米油　43
玉米轴　43
玉蜀黍　43
玉蜀黍苞片　43
玉蜀黍根　43
玉蜀黍叶　43
预知子　30
玉竹　43
鸢尾　18
鸢尾叶　18
原蚕蛾　233
原蚕子　233
远志　88
远志肉　88
月季根　39
月季花　39
月季叶　39
芸香草　90
云芝　28

Z

藏菖蒲　237
枣槟榔　225
枣树根　9
枣树皮　9
枣树叶　9
皂矾　99
皂荚木皮　99
皂荚叶　99
皂荚子　99
皂角刺　99
泽兰　129
泽兰全草　130
泽兰叶　130
泽漆　130
泽漆根　130
泽漆叶　130
泽泻　130
泽泻花　130
泽泻全草　130
泽泻实　130
泽泻叶　130
蚱蝉　227
樟梨子　28
樟木子　28
樟脑　28
樟树二层皮　28
樟树皮　28
樟树叶　28
樟树枝　28
樟树枝叶　28
赭石　229
浙贝母　172
蔗鸡　79
珍珠　132
珍珠层　133
珍珠母　133
芝麻腐　210
芝麻花　210
芝麻秸　210
芝麻壳　210
芝麻叶　210
芝麻油　210
芝麻滓　210
知母　120
蜘蛛　227
蜘蛛蜕壳　227
蜘蛛网　227
蜘蛛香　227
栀子　144
栀子根　144
栀子花　144
栀子皮　144
栀子仁　144
栀子叶　144
枳椇根　143
枳椇木皮　143
枳椇木汁　143
枳椇叶　143
枳椇子　143
枳壳　142
枳实　143
钟乳石　150
肿节风　126
肿节风根　126
肿节风叶　126
猪肠　191
猪齿　191
猪胆　191
猪胆粉　191
猪胆汁　191
猪肚　191

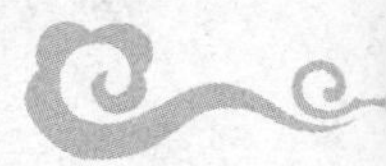

猪肺 191
猪肤 191
猪肝 191
猪骨 191
猪骨馏油 192
猪苓 191
猪毛 192
猪脑 191
猪脬 191
猪脾 191
猪肉 191
猪乳 191
朱砂 74
朱砂根 75
朱砂根全草 75
朱砂根叶 75
猪舌 191
猪肾 191
猪髓 191
猪蹄 191
猪蹄甲 191
猪心 191
猪血 191
猪牙皂 99
猪靥 191
猪胰 191
猪脂膏 192
珠子参 159
珠子参叶 159
竹节参 76
竹节参根 76
竹节参叶 76
竹卷心 75
竹沥 75
竹茹 75
竹实 75
竹叶 75
竹叶柴胡 76
竹叶柴胡全草 76
苎麻根 92
苎麻梗 92
苎麻花 92
苎麻皮 92
苎麻叶 92
梓白皮 186
紫贝 204
紫草 204
紫草茸 207
紫杜鹃 206
紫杜鹃根 206
紫杜鹃花 206
紫杜鹃叶 206
紫杜鹃枝叶 206
梓根白皮 186
梓根皮 186
紫河车 206
紫花地丁 209
紫花前胡 209
紫荆根 207
紫荆根皮 207
紫荆果 207
紫荆花 207
紫荆木 207
紫荆皮 207
梓木 186
紫硇砂 208
紫萁贯众 209
紫萁苗 209
紫梢花 208
梓实 186
紫石英 205
紫苏苞 206
紫苏梗 206
紫苏头 206
紫苏叶 206
紫苏子 206
紫檀 205
紫菀 205
紫葳根 169
紫薇根 208
紫薇根皮 208
紫薇花 208
紫葳茎叶 169
紫薇皮 208
紫薇树皮 208
紫葳叶 169
紫薇叶 208
梓叶 186
紫珠叶 207
自然铜 77
棕骨 203
棕榈 203
棕榈根 203
棕榈花 203
棕榈叶 203
棕榈子 203
棕树心 203
祖师麻 157
钻地风 165
钻地风藤 165
左旋龙脑 45